ACTIVIDADES DE APRENDIZAJE PARA LOS INFANTES Y LOS NIÑOS HASTA LOS TRES AÑOS

Una guía para uso cotidiano

Betsy Squibb con Sally J. Deitz

Illustraciones por Jean Iker

Editado por Carolyn Rutsch

Children's Resources International Inc., (CRI), una organización sin fines lucrativos localizada en Washington, D.C., promueve la implementación de prácticas educacionales sólidas desarrolladas en los Estados Unidos y al mismo tiempo trata de mantener las tradiciones culturales de los países que participan en el programa.

El Soros Foundations/Open Society Institute es una red de fundaciones, programas, e instituciones establecida y mantenida por el filántropo George Soros para fomentar el desarrollo de Sociedades Abiertas por el mundo, en particular en los países anteriormente comunistas de la Europa Central y la Europa Oriental y de la antigua Unión Soviética. Con este fin, el Soros Foundation coopera con Children's Resources International para desarrollar e implementar el proyecto llamado Paso a Paso: Un programa para niños y sus familias.

Children's Resources International, Inc.
5039 Connecticut Ave, NW, Suite One
Washington, DC 20008
202.363.9002 *teléfono*
202.363.9550 *fax*
correo electrónico: info@crinter.com
www.childrensresources.org

Library of Congress Control Number: 2002108129

Copyright © 2000, 2002 por Children's Resources International, Inc.

Derechos reservados. Se prohibe reproducir cualquier parte de este libro en manera alguna ni por ningún medio sin previo permiso escrito de Chidlren's Resources International, Inc.

PROLOGO

En el proceso de realizar entrenamiento de Children's Research International con los que cuidan a los niños en la Europa Oriental, las autoras de este libro, Betsy Squibb y Sally J. Deitz, descubrieron que muchos de los que cuidan a los niños quieren más que métodos de currículum. Tanto en nuestro trabajo internacional como en nuestro trabajo en los Estados Unidos, hemos visto que los que cuidan a los niños, especialmente los que son becarios de Early Head Start, quieren saber qué actividades ayudan a los infantes y a los niños de menos de tres años a desarrollarse en todos los campos: físico, emocional, social, lingüístico e intelectual. Además, quieren conectar el aprendizaje que ocurre en la escuela con el aprendizaje que ocurre en la casa. Quieren esta información disponible, en un formato que es fácil de usar. Para responder a esta necesidad, hemos producido Actividades de aprendizaje para infantes y los niños de menos de tres años: Una guía para uso cotidiano, en ediciones en inglés y en español.

Nuestro trabajo con comunidades diversas en los Estados Unidos exigió que nuestros materiales fueran disponibles a los que cuidan a los niños y a las familias de habla española. Escrita en lenguaje sencillo pero con la investigación más reciente, la publicación ha sido traducida a 27 idiomas y ahora está en español. Con la ayuda de muchos consejeros, Children's Research International ha adaptado el material para la gran diversidad de comunidades hispanas que viven dentro de nuestras fronteras. Omitiendo algunas actividades, creando algunas nuevas, y cambiando el vocabulario, hemos intentado crear un texto accesible y apropiado para la gran mayoría de los lectores.

Actividades de aprendizaje para infantes y los niños hasta los tres años incluye más de 125 actividades de aprendizaje basadas en las teorías más recientes y la investigación en el desarrollo del infante y del niño pequeño. La Dra. Squibb es profesora de la educación de los niños pequeños en la Universidad de Maine en Farmington, La Dra. Deitz es especialista en la intervención temprana y en la ceguera en Orbis International en la Ciudad de Nueva York. Las dos han pasado décadas ayudando a los que cuidan a los niños en culturas diversas y distintos entornos geográficos.

Juntos, este libro y *Creating Child-Centered Programs for Infants and Toddlers* dan una base comprensiva tanto de métodos como de actividades para usar con los niños pequeños. Aunque se dirigen a los que cuidan a los niños, estas publicaciones son igualmente útiles e informativas para los padres al experimentar el desarrollo de sus hijos.

Pam Coughlin
Children's Resources International

INDICE

Prólogo iii

Indice v

Lista de menciones xi

1. Introducción al aprendizaje de los infantes y los niños hasta tres años 1
Propósito de este libro 3
Como aprenden los infantes y los niños 4
Como aprenden los niños a edades diferentes 7
Como los que cuidan a los niños pueden fomentar el aprendizaje 9
Como usar este libro 20
Matriz de actividades 23

2. Del nacimiento hasta los ocho meses: El infante no móvil 27
¿Cómo es el niño desde el nacimiento hasta los ocho meses? 29

Comprensión de mí mismo
¡Mira, soy yo! 30
Tacto suave 32
Lo que soy yo y lo que no soy yo 34

Comprensión de otros
¡Puedo sonreír! 36
Escuchar el mundo alrededor mío 38
Reírse 40
Mirar el mundo alrededor mío 42
La gente y las cosas 44
Comunicarte lo que necesito 46

Comprensión del mundo
Las cosas favoritas 48
¡Causo cosas! 50
Aprender nuevas formas 52
Nuevas texturas y sensaciones 54
Golpear cosas 56

Comunicación con otros
Juegos sociales 58

Hacer sonidos 60

Moverme y causar cosas
Levantar la cabeza 62
Movernos juntos...64
¡Puedo levantar la cabeza! 66
Mirar alrededor mío 68

3. De los ocho a los diez y ocho meses: El infante móvil 71
¿Cómo es el niño de los ocho a los diez y ocho meses? 73

Comprensión de mí mismo
Encontrar algo nuevo 74
Mis emociones 76
Bailar con pañuelos 78

Cuidarme
¡Lavémonos las manos! 80
El librito de vestirme 82
Servir agua 84

Comprensión de otros
Un librito acerca de mí 86
Una pintura con mis amigos 88
Nuestra caja de cartón de colores 90

Comprensión del mundo
Puedo encontrarlo 92
Construir una torre 94
El círculo 96
Clasificar formas 98
Clasificar las latas por tamaño...100

Comunicación con otros
La visita del osito 102
Hacer sonidos de animales...104
Sonidos de la avispa 106
Libro de texturas 108
Encontrar cosas..110
Juegos de títeres 112

Moverme y causar cosas
Empujar juguetes 114
Tirar juguetes 116

Gatear 118
Vaciar y llenar 120
Rodar pelotas 122
Tirar pelotas 124
Cajas de ganchos de ropa 126

4. De los diez y ocho a los veinte y cuatro meses: El niño pequeño **129**
¿Cómo es el niño de los diez y ocho a los veinte y cuatro meses? 131

Comprensión de mí mismo
Sé mi nombre 132
Quiero hacerlo yo solo 134

Cuidarme
Poner las cosas en su sitio...136
Puedo vestirme yo solo..138

Comprensión de otros
Consolar a otros 140
Dame un abrazo 142
Jugar en grupos pequeños 144

Comprensión del mundo
Puedo hacer ese sonido..146
Texturas diferentes...148
Hora de pintar 150
Puedo adivinar qué es..152
Necesito su ayuda..154

Comunicación con otros
Comunicar lo que quiero 156
Cantar 158
Sé los nombres de las cosas 160
Mis primeras oraciones 162
Comunicar lo que siento..164

Moverme y causar cosas
Me encanta escalar..166
Moverme mucho 168
Pasar por un laberinto 170
Movimientos grandes, movimientos pequeños 172

5. El niño de dos años **175**
¿Cómo es el niño de dos años? 177

Comprensión de mí mismo
Una imagen de muchas caras 178
Estoy contento, triste, miedoso, furioso 180

Cuidarme
Juntar los calcetines 182
Vestirme 184
Lavar 186
Usar utensilios 188

Comprensión de otros
Celebrar los días festivos 190
Un picnic de ositos de peluche 192
Hacer regalos 194
Vagones del tren 196
¡A dormir! 198

Comprensión del mundo
Hacer masa para modelar 200
Un colaje de papel roto 202
Coleccionar tesoros de la naturaleza 204
Estampar círculos 206
Pájaros en el nido 208

Comunicación con otros
Escuchar un cuento 210
Binoculares 212
Teléfonos de juguete 214
Hacer un viaje 216

Moverme y causar cosas
Rompecabezas 218
Hacer gotas de lluvia 220
Dar de comer a los pájaros 222
Hacer ejercicios 224
Bolos con botellas 226
Pintar y fregar 228

6. Usar temas con niños pequeños y los de dos años 231
Planear con temas: Los niños pequeños y de dos años 233
Ejemplo de un tema-PAN 236
Ejemplo de un tema-PELOTAS 237
Pelotas y tubos 238
Juego de pelota 240

Canción de rodar una pelota 242
Canción de tirar una pelota 244

Ejemplo de un tema-ANIMALES DE LA FINCA 247
Títires de palo de animales..248
Encontrar los animales 250
Emparejar los animales 252
Hacer una finca 254

Ejemplo de un tema-BOLSILLOS 257
Emparejar los bolsillos 258
¿Qué hay en mi bolsillo?...260
Baile de los bolsillos 262

Ejemplo de un tema-AGUA 265
Hacer lluvia...266
Hacer burbujas 268
Pintar con agua..270
Saltar sobre los charcos...272

7. Familias y comunidades..275
Como incluir a las familias y las comunidades...277
¿Quién está en la foto? 278
Hacer un collar para mamá 280
Cuidar al bebé 282
La casa 284

Sonidos en la casa del abuelo..286
El cuento de la abuela 288
Visita de un músico de la familia 290
Subir la montaña para visitar...292

Telas y ropa familiar 294
Canciones y bailes familiares..296
Tarjetas para celebrar..298

Subir en el autobús 300
Escuchar mi vecindario...302
Oler mi vecindario..304

Hacer puré de manzana 306
Mi doctor y mi enfermero...308
Sombreros profesionales...310

Referencias 313

Apéndice A:
   Los hitos en el desarrollo del niño desde el nacimiento a los tres años 314

Apéndice B:
   Equipo y muebles para los salones de clase
      para los infantes y los niños de menos de tres años 316

Apéndice C:
   Materiales y juguetes para los salones de clase
      para los infantes y los niños de menos de tres años 317

Apéndice D:
   Lista de control para la selección de materiales y juguetes
      para los salones de clase para los infantes y los niños pequeños 319

Apéndice E:
   Tabla de ejemplos de metas de desarrollo para los infantes y los niños 320

LISTA DE MENCIONES

Las publicaciones de Children's Resources International (CRI) describen como traer un acercamiento concentrado en el niño a los programas para los infantes y los niños pequeños. Usadas en los Estados Unidos e internacionalmente, ayudan a los que cuidan a los niños a desarrollar ambientes de aprendizaje seguros, acogedores, y estimulantes para los niños jóvenes.

Las autoras de este libro, Betsy Squibb y Sally Deitz, reconocieron que los que cuidan a los niños necesitan saber más que métodos de currículo. Quieren incluir a los infantes y los niños pequeños en actividades que fomentan todas las áreas de desarrollo: físico, emocional, social, lingüístico, e intelectual. Y, quieren que esta información sea fácil de conseguir en un formato accesible. *Actividades de aprendizaje para los infantes y los niños hasta los tres años* incluye más de 125 actividades de aprendizaje basadas en las teorías e investigación recientes acerca del desarrollo infantil. La Dra. Squibb es profesora de la educación infantil en la Universidad de Maine en Farmington. La Dra. Deitz es especialista en la intervención temprana y en la ceguera en Orbis International en la Ciudad de Nueva York. Las dos han pasado décadas apoyando a los educadores de infantes y niños pequeños en culturas y sitios diversos.

Carolyn Rutsch guió la publicación y trabajó con las autoras para que el libro fuera ameno, fácil de usar, e informativo. Kirsta Clapp, Therese Klan, Josie Robins, Julie Empson, John Ordway, Zoe Bennington, Peggi Redalen, Jamie duPont, Kate Walsh, Marion Rutsch, and Diane Charnov contribuyeron las fotografías. Además, el personal del Centro Rosemount y de St. Patrick's Episcopal Day School generosamente nos permitieron capturar en fotos muchos momentos maravillosos de sus programas. Jean Iker animó el texto con sus ilustraciones, asegurando que los dibujos fueran tan instructivas como el texto. Cassie Marshall diseñó el formato y produjo un documento que da gusto mirar y leer. El Grupo Crosby diseñó el forro.

Para la traducción de la versión inglesa, hizo falta mucha atención a los matices de lengua, estilo, y cultura. Hemos tenido la gran fortuna de haber contratado a Sherry Rusher, lingüista y educadora, para traducir este texto con tanto cuidado, usando un español que es reconocido universalmente entre las diversas culturas de habla española. También agradecemos mucho a Rosalia Miller por repasar el texto una vez más y por incluir versos y canciones infantiles de su cultura.

CRI está en deuda con Montgomery County Early Childhood Initiative por haber visto la necesidad de un manual conciso y comprensivo en español para los que cuidan a los niños. Los alumnos de 150 países y que hablan 130 lenguas diferentes llenan las aulas de Montgomery County Public Schools. Más de uno en cuatro es hispano. Linda McCart, jefa de la iniciativa en todo el condado, fue la primera en reconocer la necesidad de una traducción en español, y sus persistencia la hizo realidad.

Este manual, y su compañero, *Creating Child-Centered Programs for Infants and Toddlers*, aportan una base comprensiva tanto de los métodos como de las actividades para usar con los niños pequeños. Aunque se dirigen a los que cuidan a los niños, estas publicaciones son también muy útiles e informativas para los padres mientras experimentan el período maravilloso de crecimiento y desarrollo en sus hijos.

Pam Coughlin
Children's Resources International

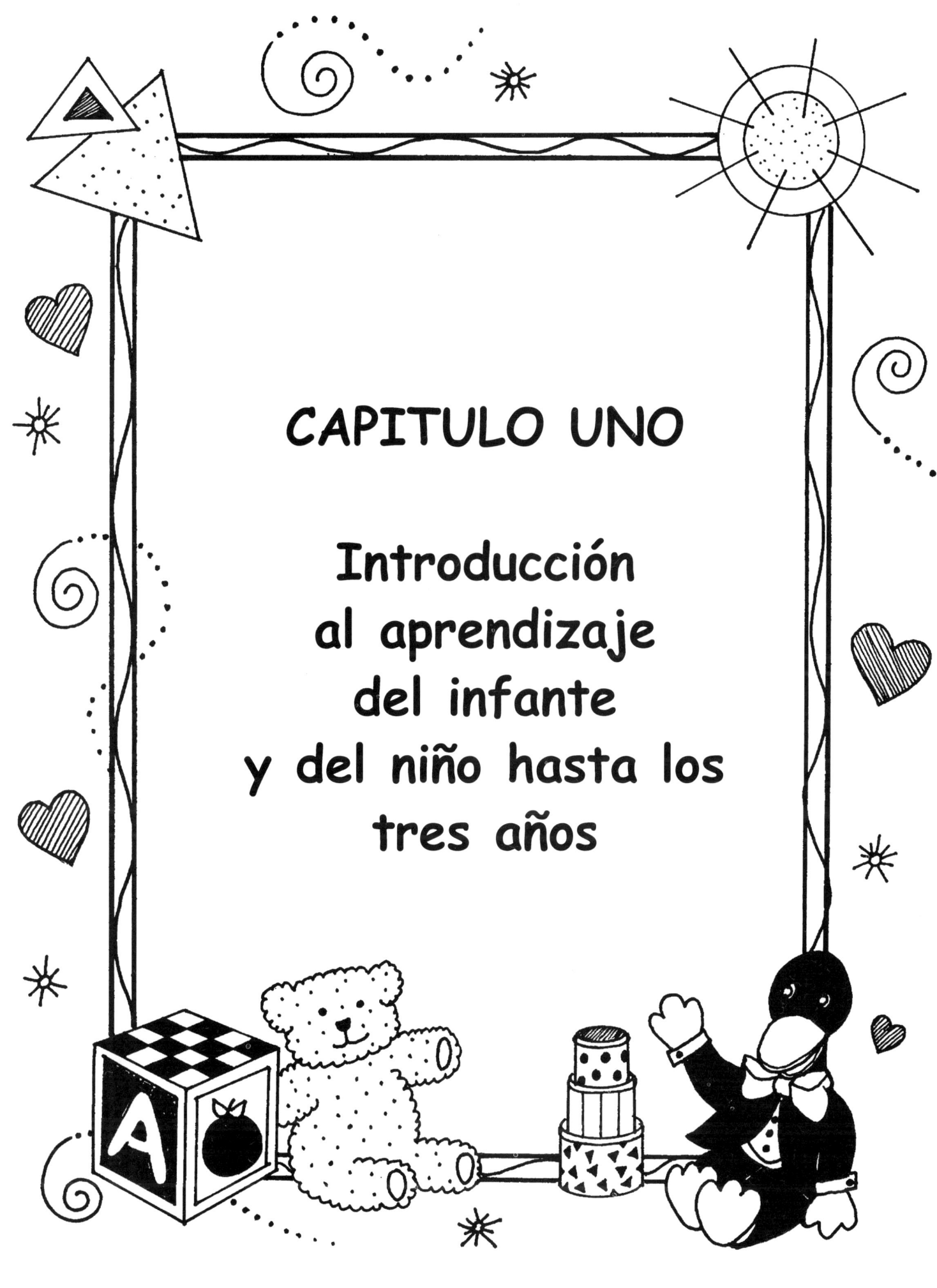

El propósito de este libro

Este libro les ofrece a los padres y a los que cuidan a los niños estrategias para fomentar el desarrollo del infante y del niño basándose en la información más reciente acerca de cómo aprenden los infantes y los niños. Ahora sabemos mucho más que en el pasado acerca de la conexión entre el desarrollo del cerebro y el aprendizaje en los primeros años. La investigación reciente muestra que el cerebro del infante es sumamente activo-más de dos veces la actividad del cerebro adulto. Mientras el cerebro de los niños se desarrolla, los niños aprenden a un paso extraordinario. En solo tres años, los infantes y los niños aprenden a caminar y a hablar. Empiezan a sentir emociones y a descubrir como jugar con otros. Estos años tempranos de la vida son muy importantes porque los niños aprenden tanto durante cada momento del día.

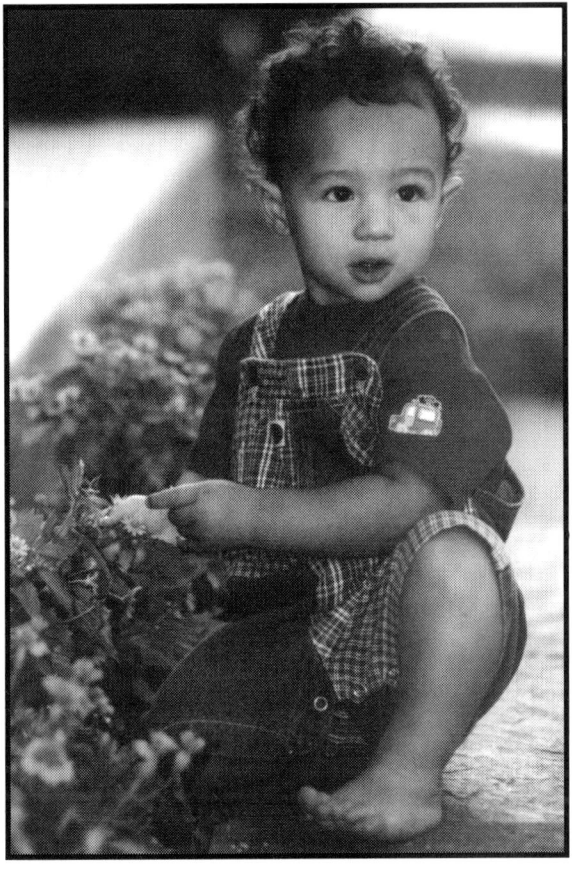

Los adultos son los maestros más importantes en la vida del infante y del niño. Durante esta etapa de vida, todos los adultos, especialmente los padres y los que cuidan a los niños tienen gran influencia en cómo y qué aprenden los niños. Los niños de esta edad dependen de los adultos para comer, dormir, y vestirse. Dependen de los adultos para aprender cómo funciona el mundo. También dependen de los adultos para organizar el ambiente para la actividad más importante-jugar.

Este libro está lleno de actividades para los adultos que cuidan a los niños. Los adultos pueden ser personas que pasan todo o parte del día con los niños en programas de guardería o en las aulas de clase. O, pueden ser padres o parientes que buscan actividades para fomentar el aprendizaje del niño. Las actividades en este libro facilitan el desarrollo del niño en todos los aspectos: físico, emocional, social, lingüístico, e intelectual. Se pueden usar como parte de un plan u horario diario, o se pueden incorporar en las actividades de rutina típica como cambiar el pañal o dar de comer.

El cariño y la orientación del adulto son esenciales para el desarrollo del infante y del niño. Esperamos que este libro les proporcione a los adultos un repertorio de actividades de aprendizaje que puedan ayudar a los niños pequeños a realizar su potencial completo.

Este capítulo presenta una breve introducción a cómo aprenden los infantes y los niños hasta los tres años, cómo son diferentes las varias edades, cómo los que cuidan a los niños pueden ayudar en el aprendizaje del niño, cómo trabajar bien con las familias, y cómo usar este libro.

Como aprenden los infantes y los niños pequeños
Introducción

Los infantes y los niños hasta los tres años son capaces de aprendizaje complejo y variado. En los primeros años, el niño aprende a moverse, comunicar, conectar experiencias, comprender las emociones, y cooperar con otros. Como el aprendizaje a esta edad tiene que ver con diferentes campos de desarrollo interrelacionados, el proceso de aprendizaje es muy complejo. Uno que cuida a los niños necesita considerar la naturaleza conectada del aprendizaje del niño pequeño. Por ejemplo, un niño de diecinueve meses empieza a usar lenguaje. Mientras tanto, está desarrollando un sentido de sí mismo como uno que habla además de desarrollar un orgullo en sus habilidades lingüísticas. De esta manera, sus capacidades sociales, emocionales y lingüisticas se desarrollan juntas.

El aprendizaje que un infante o un niño pequeño logra es holístico porque embarca todos los campos del desarrollo del niño: físico, emocional, social, lingüistico e intelectual. Todas estas áreas cambian rápidamente y muchas veces se cruzan mientras el niño madura. La importancia para el que cuida a los niños es que una sola actividad puede ser eficaz para fomentar múltiples campos de desarrollo. Por ejemplo, un niño de cinco meses que juega con un sonajero está aprendiendo lo que hace un sonajero. También está descubriendo como agarrar y agitar el sonajero. Está usando los ojos y está aprendiendo a mirar el objeto mientras se mueve. Los adultos necesitan planear actividades para cada área de desarrollo. (Véase el Apéndice A para una Tabla del desarrollo y aprendizaje del niño desde el nacimiento hasta los tres años.)

Teorías del aprendizaje

Las teorías acerca de cómo los niños aprenden pueden ayudarles a los que cuidan a los niños a comprender la naturaleza compleja de su aprendizaje. Tambien pueden ofrecer un marco para interpretar el comportamiento diario del niño. Por ejemplo, un niño que quiere ponerse los calcetines empieza a sentirse independiente y a desarrollar un sentido de sí mismo. Si la persona que cuida al niño puede reconocer las pautas distintas de aprendizaje que se relacionan a la edad del niño y su nivel de desarrollo, puede fomentar el nivel óptimo de desarrollo para el niño. Puede usar esta nueva información y las teorías de aprendizaje para planear las actividades más apropiadas para el niño. Lo siguiente es un repaso de la investigación en el desarrollo del cerebro, el temperamento y el aprendizaje.

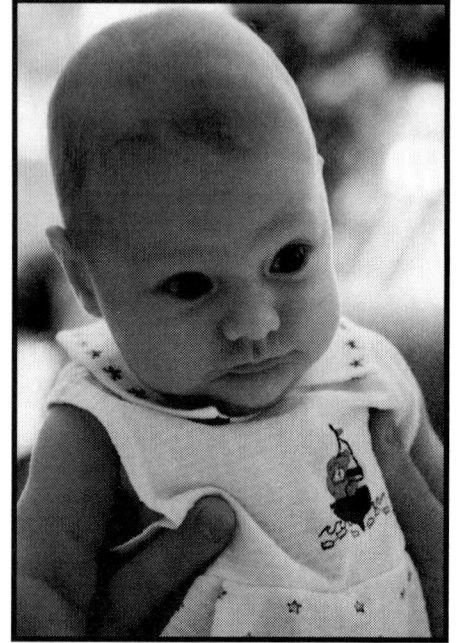

Sabemos que cuando nacen los niños, los cerebros todavía están creciendo y desarrollando. En los primeros ocho meses de vida, el cerebro madura. Se hacen las conexiones que forman 'el cableado' del cerebro. El niño experimenta el mundo y el cerebro formula esquemas de estas conexiones. Por ejemplo, el juego del infante se caracteriza por interacciones repetidas y exploración. Estas experiencias repetidas crean conexiones per-

Introducción

manentes en el cerebro. Saber la importancia de este tipo de juego para los infantes y los niños pequeños puede ayudarles a los adultos a elegir actividades para niños que puedan formentar la organización y el desarrollo del cerebro.

Las teorías de aprendizaje también pueden guiar a los adultos al planear actividades. Por ejemplo, algunas teorías nos explican como los niños aprenden del mundo y como desarrollan el uso de la lengua. Otras teorías explican como los niños llegan a tener un sentido de sí mismos y de otros.

Los infantes y los niños de menos de dos años aprenden por los sentidos. El psicólogo infantil, Jean Piaget, designó a los dos primeros años de vida la etapa 'motor-sensorial'. Los niños de esta edad usan los sentidos y abilidades físicas para comprender el mundo. Aprenden moviendo los objetos y examinando sus formas. El niño de menos de dos años repite las acciones una y otra vez para comprender lo que está pasando. Sus experimentos tempranos con los objetos son importantes para la solución de problemas más tarde.

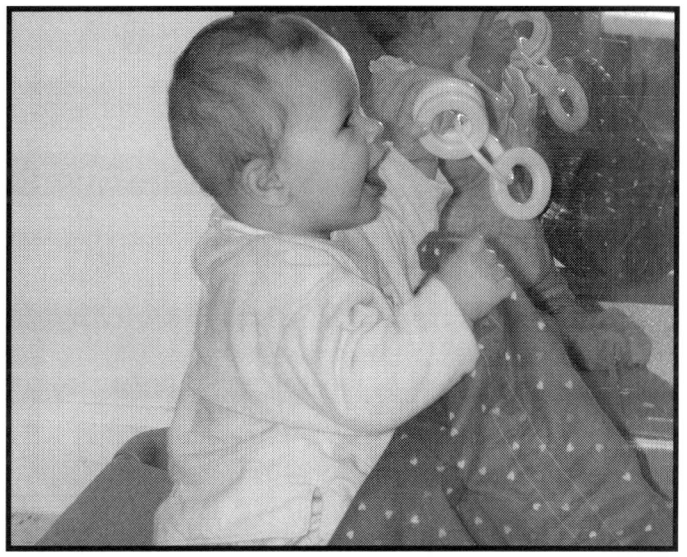

Un desarrollo importante para los infantes en el primer año de vida es la permanencia del objeto. En los primeros meses, el niño piensa que un objeto existe porque puede verlo. Si el adulto esconde un juguete debajo de un paño, el niño sin permanencia del objeto no lo buscará porque cree que el objeto ya no existe. A partir de los ocho meses, el niño comprende que el objeto existe aún cuando es invisible. El niño busca el juguete debajo del paño. La permanencia del objeto le ayuda al niño a acostumbrarse a la separación de los padres. También forma la base del aprendizaje más tarde de símbolos en leer y computar.

Otras teorías útiles ofrecen información acerca de las coneciones entre los adultos y el desarrollo de los niños. L.S. Vygotsky y otros teoristas del desarrollo infantil sugirieron que los adultos desempeñan un papel esencial en la estructura del aprendizaje, o el aprendizaje de andamiaje. Esto significa que el adulto describe el juego del niño y hace un andamiaje para este juego. La descripción del adulto, o el andamiaje, ayuda al niño a comprender y recordar su juego. El adulto en este papel se llama "el mediador" del aprendizaje. Los adultos también pueden ser "colaboradores" en el aprendizaje. Un buen ejemplo de esta colaboración es cuando un adulto y un niño leen un libro juntos. Leer con un niño pequeño en vez de leerle al niño es una actividad compartida, una experiencia colaborativa. El adulto y el niño hablan del libro y comparten ideas. Las experiencias colaborativas como leer son placenteras para el niño y este tipo de experiencia compartida le ayuda al niño a disfrutar de la lectura.

Otro ejemplo del aprendizaje de andamiaje se puede ver cuando un adulto le ayuda a un niño a aprender de formas geométricas con un clasificador de formas, o sea, un juguete donde un niño coloca las formas en agujeros con la misma forma. Al principio el niño intentará coger una forma y tratar de empujarla por un agujero de una forma diferente. El adulto puede ayudarle diciendo el nombre de la forma y entonces guiando físicamente la mano del niño al agujero de la forma correspondiente. Cuando el niño está más acostumbrado a esta actividad, el adulto puede nada más nombrar la forma y dejar que el niño busque el agujero correspondiente al mismo. Eventualmente, el niño podrá completar la actividad sin que el adulto nombre la forma ni guíe la mano del niño. De esta manera el adulto ha estructurado cuidadosamente el aprendizaje del niño, guiándole a la finalización independiente de esta actividad y fomentando la abilidad de reconocer y nombrar las formas geométricas.

Otras teorías que ayudan incluyen el desarrollo del ego. Los infantes y los niños pequeños aprenden que son seres separados de otros. M. S. Mahler y otros teoristas han descrito el proceso del aprendizaje del ego. Alrededor de siete a nueve meses, los infantes empiezan a mostrarnos que se "reconocen" como seres separados. Para la edad de dos años, descubren que son seres separados de los adultos. Los niños necesitan el amor y el apoyo de adultos atentos para poder desarrollarse como individuos.

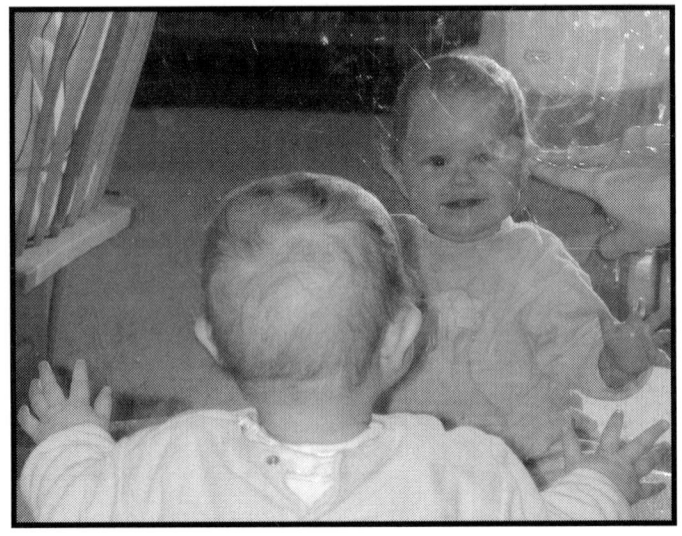

Los que cuidan a los niños también se benefician de las teorías acerca del temperamento. Los niños nacen con diferentes estilos de comportamiento o temperamentos. Este temperamento afecta el estilo particular de aprendizaje de cada niño. Un ejemplo de como el temperamento difiere entre los niños es el acercamiento de dos niños a un juguete nuevo. Tara es una niña de trato fácil y Bárbara es más cautelosa con los juguetes nuevos. Tara corre a jugar con el nuevo juguete mientras que Bárbara se niega a tocarlo. Para impedir que Bárbara se ponga alterada, los padres y los que la cuidan necesitan ofrecerle los nuevos juguetes con cuidado. Pueden animarle a mirar a los otros niños jugando y así darle mucho tiempo para empezar a jugar con los juguetes nuevos.

Las teorías acerca del desarrollo del pensamiento del niño y de su percepción de sí mismo le pueden ayudar a la persona que cuida al niño a comprender el comportamiento del niño. Por ejemplo, los adultos saben que cuando un niño de ocho meses se mira en el espejo, es un paso hacia la comprensión del niño de cómo darse de comer y vestirse. Las teorías tambien pueden ser útiles para guiar el comportamiento adulto con los niños. Por ejemplo, sabemos de la teoría de Vygotsky que lo que el adulto dice y hace tiene mucha influencia en el aprendizaje del niño. Por ejemplo, cuando un niño de diez y seis meses lucha para tirar un trencito con una cuerda, los adultos pueden describir el proceso de tirar y el niño comprenderá y recordará esta situación cuando se enfrente con nuevos obstáculos. Comprender cómo los niños aprenden les

Introducción

ayuda a los que cuidan a los niños a comprender a cada niño en particular y a ver claramente su papel como ayudante en el proceso de desarrollo del niño.

Como aprenden los niños a edades diferentes

Algunas personas piensan en sólo dos grupos de niños pequeños: los infantes, que tienen hasta un año de edad, y los pequeños, que tienen de uno a dos años de edad. Sin embargo, en este libro usamos una definición funcional, basada en lo que los niños de desarrollo típico pueden hacer. La definición funcional incluye cuatro grupos: 1)del nacimiento hasta los ocho meses, 2)de ocho a diez y ocho meses, 3)de diez y ocho a veinte y cuatro meses, 4)los niños de dos años. El infante en los primeros ocho meses de vida se mueve solo un poquito, así que se llama un niño no-móvil. El infante móvil tiene entre ocho y diez y ocho meses de edad. Este niño se mueve, e irá de gatear a caminar. El tercer grupo es los niños pequeños entre los diez y ocho y los veinte y cuatro meses de edad. Los niños de dos años, entre veinte y cuatro y treinta y seis meses, forman el cuarto grupo. Separar las actividades para estos dos grupos facilita el encuentro de las actividades más apropiadas para cada grupo. Los niños de dos años frecuentemente pueden usar algunos de los materiales de los niños mayores, pero lo hacen de una manera distinta.

El infante pequeño (0-8 meses)

El aprender para los infantes pequeños es diferente del de un infante mayor o de un niño pequeño. Los infantes dependen de los adultos para traerles experiencias. En particular:

- Aprenden a sentirse cómodos con los adultos y prefieren aprender en la compañía de adultos que les son familiares.
- Aprenden a confiar en los adultos mientras los adultos les dan de comer, les mantienen en brazos y los visten.
- Duermen frecuentemente y el aprendizaje ocurre cuando están despiertos y alertas.
- Tocan y agarran las cosas mientras aprenden de ellas.
- Se meten las cosas en la boca para explorarlas.

El infante móvil (8-18 meses)

El infante móvil experimenta cambios significativos, inclusive aprender las primeras palabras y tomar los primeros pasos. Los infantes móviles aprenden mejor de la interacción cariñosa con los adultos. En particular:

- Reconocen la diferencia entre los adultos conocidos y no conocidos y prefieren aprender en la compañía de los adultos familiares.
- Imitan a los adultos.
- Aprenden el lenguaje de los adultos. (El infante móvil comprende mucha de la lengua pero solo habla un poquito.)
- Se mueven y eligen entre los juguetes.
- Exploran las cosas activamente.

- Aprenden jugando con el mismo juguete una y otra vez, pero cambiando de acción un poquito cada vez.
- Pasan menos tiempo en la rutina de vestirse, dormir, y comer, y pasan más tiempo jugando.
- Son sociables y observan a otros con cuidado.
- Aprenden jugando juegos sencillos con una sola persona que les cuida. Poco a poco, pueden jugar juegos cooperativos con 2-3 niños.

El niño pequeño (18-24 meses)
Los niños pequeños aprenden de otra manera. Son exploradores e investigan el lenguaje, las ideas, y a la gente. Están aprendiendo a ser personas separadas y lo hacen mirando y jugando con otros. En particular:

- Tienen muchos conflictos con otros niños acerca de los juguetes. Estos conflictos son valiosos para aprender de sí mismos y de otros.
- Están aprendiendo de las emociones diferentes. Lo hacen observando sus sentimientos y los de los otros.
- Participan en juego paralelo con otros niños-o sea, juegan a la misma actividad uno junto al otro.
- Empiezan a hablar. Progresan de dos palabras a las conversaciones sencillas.
- Constantemente están descubriendo las cosas y como funcionan. Usan todos los sentidos para explorar los objetos.
- Entretienen a los adultos con el comienzo de juego imaginario.
- Hay menos desarrollo físico evidente que en el infante móvil. Se concentran en moverse ágilmente y en el equilibrio.
- Les fascina su propia independencia incipiente, como aprender a servirse jugo o el poder vestirse ellos sólos. Sus movimientos son torpes y frecuentemente tropiezan con cosas y derraman líquidos.

El niño de dos años (24-36 meses)
Los niños de dos años son similares y diferentes de los niños pequeños. Como los niños pequeños, los niños de dos años se ocupan en descubrir. Sin embargo, los niños de dos años son más independientes. Su juego es más organizado y puede durar más tiempo. En particular:
- Juegan con lo que les interesa en el momento. El juego en una actividad puede ser muy rápido.
- No funcionan bien en actividades planeadas muy largas. El tiempo pasado en una actividad puede variar de diez segundos a diez minutos o más.
- Aprenden por el contacto cariñoso con los adultos.
- Juegan sin adultos.
- Juegan solos y con otros niños. Con frecuencia participan en juego paralelo y en pequeños grupos de dos o tres que se forman naturalmente al elegir las actividades.
- Aprenden por temas sencillos que están conectados con su vida, como los animales, el agua, las pelotas.

Introducción

Como los que cuidan a los niños pueden fomentar el aprendizaje

Los que cuidan a los infantes, los niños pequeños, y los niños de dos años tienen un trabajo muy importante. Lo que aprenden los niños a esta edad proporciona la base del aprendizaje más tarde en la escuela. Los que los cuidan necesitan comprender cómo es cada grupo y cómo aprenden mejor. Es el trabajo del adulto planear las actividades que van bien con el temperamento individual y los intereses del niño. Los que cuidan a los niños pueden planear para el niño individual usando una variedad de acercamientos, inclusive: 1)relacionarse con los niños, 2)elegir juguetes y materiales, 3)organizar los juguetes y los materiales en la clase, 4)arreglar el espacio y el ambiente, 5)desarrollar el horario diario y la rutina, y 6)trabajar en coordinación con los padres.

Relacionarse con los niños

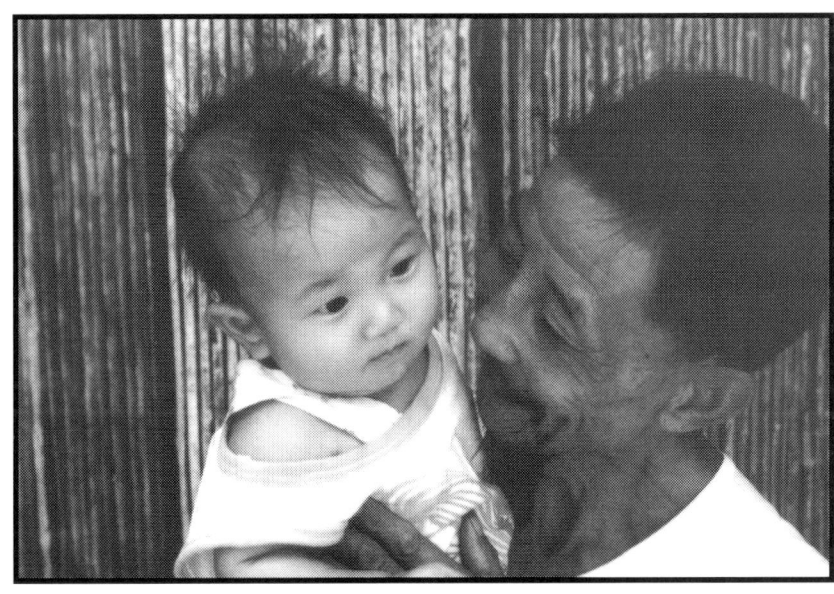

Los infantes y los niños aprenden jugando y hablando con los adultos. Aunque es valioso que los niños aprendan a jugar independientemente, aprenderán más si pasan tiempo con un adulto cariñoso. Los que cuidan a los infantes y a los niños deben colocarse cerca de los niños. Por ejemplo, pueden sentarse en el suelo, mantener al niño en las rodillas o arrodillarse y trabajar al nivel de los niños. Cuando está trabajando con un grupo, el que los cuida puede tener uno o dos niños muy cerca y otros dos niños un poco más apartados.

Los adultos se relacionan con los infantes y los niños pequeños hablándoles. Los adultos usan una forma de hablar especial llamada 'lengua de padres' con el infante pequeño. Hablan muy despacio y exageran los sonidos. Mientras que el niño empieza a crear sonidos, el adulto los repite. Los adultos varían el tono cuando hablan con los infantes, y como resultado, los niños aprenden los tonos altos y bajos.

El infante móvil empieza a aprender a decir palabras. En esta etapa, los adultos hablan del juego del niño. Algunas maneras en que el adulto puede apoyar verbalmente al niño móvil incluyen:

- Describir las acciones y selecciones del niño ("Has agarrado la pelota.")
- Repetir las palabras del niño ("Sí, estás tomando más jugo.")
- Simplificar las frases del niño ("Pelota baja el tobogán." O, "Comemos.")
- Hacer referencia a otro niño para tener conversación entre los niños.

("Ana está comiendo.")
- Hablar con los niños que todavía no hablan.

El lenguaje para los niños de dos años incluye todo lo mencionado ya y más. Por ejemplo, los adultos usan oraciones más complejas para describir el juego del niño. Participan en conversaciones bilaterales y hacen sugerencias mientras los niños juegan. El lenguaje de la persona que cuida al niño fomenta la comprensión del niño de las palabras y de sus acciones.

Los adultos también usan métodos no verbales para enseñar a los infantes y a los niños pequeños. El apoyo no verbal es importante para los niños de los cuatro grupos. Para el infante pequeño, la observación cuidadosa es clave. El adulto observa el comportamiento del niño para ver claves de como el niño aprende. Es importante que el adulto observe primero si el niño es alerta y tranquilo. Cuando el niño está relajado, es más fácil que se concentre y que aprenda. Hay más claves no verbales que el niño está comunicando durante el juego abajo.

El comportamiento del infante	Lo que el comportamiento significa	Reacción de la persona que lo cuida
Cara a cara, mirando al adulto	interesado en jugar o relacionarse	Hable con el niño, déle un objeto o inicie un juego
Cara a cara, sonriendo	interesado y contento	Continúe el juego
Con la cabeza a un lado	interesado, pero necesita que el adulto cambie de juego	Cambie el ritmo
Mirando alrededor	está perdiendo el interés	Varíe el juego, hable de lo que está mirando
Girando la cabeza de un lado al otro	le disgusta algo	Intente un juego nuevo
Con la cabeza baja	No está interesado o no quiere actividad	Pare la actividad. Está sobre-estimulado
Llora, arquea la espalda	afligido, descontento, enfermo o incómodo	Consuélelo con palabras y gestos suaves

Introducción

Los que cuidan a los niños usan estos comportamientos como guía para ayudarles con la observación de los niños, buscando los momentos alertas y tranquilos. Un infante que se siente sobre-estimulado o con tensión le hará señas al adulto.

Para el niño de más de ocho meses, el apoyo no verbal del adulto incluye:

- Observar el juego del niño para comprender las abilidades del niño
- Mostrar interés en el juego del niño
- Estar cerca del niño y accesible para ayudarle
- Escuchar y aceptar las palabras del niño y sus explicaciones de su juego

Seleccionar juguetes y equipo de clase

Los adultos fomentan el aprendizaje seleccionando el juguete apropiado en el momento apropriado. El que cuida a los niños trata de comprender el interés del niño y su nivel de abilidad. Otras guías para la selección de juguetes para un grupo de niños son las siguientes.

- Los juguetes y el equipo de la clase necesitan ser seguros. Las cuerdas deben ser de menos de 32 cm y todos los juguetes deben ser más grandes que la abertura de una lata de película de 35 mm. o de un rollo de papel higiénico.
- Debe haber suficientes juguetes y materiales para compartirse. Tener dos juguetes similares es buena idea, ya que los infantes y los niños pequeños son demasiado jóvenes para comprender el concepto de compartir. Es fácil ofrecer un juguete similar (por ejemplo, un segundo juguete que se tira) a un niño que está esperando. Es muy difícil que el niño espere para compartir.
- Debe haber suficientes juguetes, pero no demasiados. Saque unos pocos juguetes a la vez.
- Añadir diferentes tipos de juguetes le facilita al niño nuevas experiencias de aprendizaje.
- A los infantes y a los niños pequeños les gusta jugar con cosas cotidianas. Les interesan objetos familiares de la casa. A todos los grupos les gusta jugar con cucharas de madera y con tazones de metal y de plástico. Para el juego imaginario, a los niños pequeños y a los niños de dos años, les gusta usar ropa usada para vestir las muñecas y ollas viejas para una cocina imaginaria. Se disfrazan con bufandas, sombreros y ropa usada. Los niños pequeños harán música con ollas, cucharas de madera, tazones y campanas sencillas.

Los Apéndices B y C ofrecen sugerencias para el equipo, los muebles, y los juguetes para las clases de los infantes y los niños pequeños. El Apéndice D es una lista de control para la persona que cuida a los niños para usar para seleccionar juguetes y materiales apropiados y seguros.

Organizar los juguetes y los materiales en el salón de clase
Los adultos pueden facilitar el aprendizaje por medio de la organización de los juguetes y los otros materiales. Aquí siguen algunas sugerencias para organizar y arreglar los centros o zonas de juego para los infantes y los niños pequeños. Se encuentra más información en cuanto a la selección de materiales y juguetes en el Apéndice C, Sugerencias de materiales de juego y juguetes para los salones de clase de los infantes y los niños pequeños.

El infante no móvil (0-8 meses) Organizar los juguetes para el infante pequeño es diferente de organizarlos para los niños mayores. Dos métodos fáciles son 1)organizar por medio del nivel de desarrollo-por ejemplo, se agrupan los estantes y los cubos de juguetes para infantes de cero a cuatro meses y para infantes de cuatro a ocho meses, y 2)organizar por medio de acciones similares-por ejemplo, se agrupan en estantes o cubos los juguetes que usan las mismas abilidades. Algunos ejemplos de juguetes de abilidades similares son juguetes que se amontonan, juguetes musicales, juguetes blandos, juguetes que se anidan, juguetes visuales como los espejos, y juguetes que se ruedan, como las pelotas.

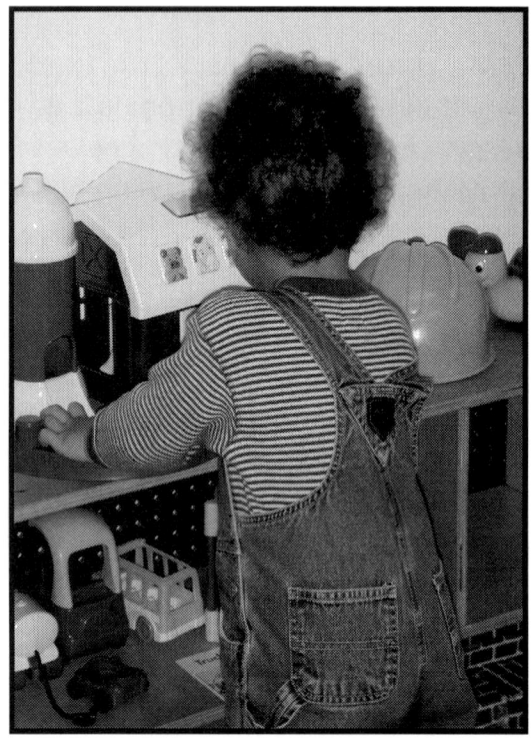

Los infantes móviles y los niños pequeños (8-24 meses) El arreglo de los juguetes para los infantes móviles y los niños pequeños es importante para fomentar la selección individual. Poner los estantes al nivel del niño le ayuda al niño a hacer sus propias selecciones. Estos dos grupos quieren hacer las cosas independientemente. El que cuida a los niños tendrá que limitar la cantidad de juguetes que los infantes móviles y los niños pequeños tienen a la vez. Tener sólo algunos juguetes facilita el proceso. El adulto puede colocar juntos juguetes similares, lo cual le ayuda al niño a aprender a organizar su juego.

Los niños de dos años (24-36 meses) El arreglo de los juguetes en estantes bajos es importante para los niños de dos años. Pueden ayudar con recoger los juguetes cuando los estantes están organizados sencillamente y son fáciles de alcanzar. Los niños de dos años todavía necesitan juguetes similares. Si los estantes son de un color neutro los niños pueden ver los juguetes coloridos más fácilmente.

El arreglo de las fotos también puede facilitar el aprendizaje. El niño las tocará, así que es buena idea taparlas con cubiertos de plástico. Los que cuidan a los niños pueden exponer cosas que les gustan a los niños. Por ejemplo, pueden coleccionar fotos de diferentes tipos de perros o trenes, y colocarlas al nivel visual del niño.

Introducción

Los que cuidan a los niños también pueden hacer juegos sencillos para los niños de dos años. Los juegos de correspondencia son populares y se pueden hacer con fotos o con cosas de la casa como los calcetines y los guantes.

El arreglo del espacio

Hay más de una manera de arreglar el salón de clase. Una de las dificultades para todos los grupos es encontrar suficiente espacio para 1)las actividades rutinarias de comer, dormir, vestir, y lavar, y 2)el juego. Una solución es usar la misma zona para más de una sola actividad. Los que cuidan a los niños pueden mover las cunas a un lado y convertir el espacio de dormir en un espacio de jugar. También pueden usar la misma mesa para jugar y para comer.

Es posible que los adultos quieran variar el salón de clase para grupos de distintas edades. El salón para los infantes pequeños ofrece un ambiente seguro. Hay cunas, una mecedora, y una mesa baja para que los infantes puedan levantarse a una posición parada, almohadas y almohadones donde sentarse, y una alfombra para gatear.

A los niños de ocho a diez y ocho meses les gusta practicar moverse. El equipo como un tobogán o grandes almohadones blandos para subir se pueden colocar en el centro o en un rincón del salón. Para organizar la zona para jugar para los niños, hay que incluir tres o cuatro centros de actividad. Estos centros incluyen:

- un espacio para el juego sensorial-arena, agua, actividades artísticas
- una zona tranquila para la lectura y las actividades lingüísticas
- un rincón sencillo para los juegos imaginarios
- un centro para bloques sencillos y para juguetes manipulativos (con los juguetes manipulativos el niño usa las manos para explorar y construir. Ejemplos incluyen rompecabezas sencillos y bloques de construcción.)

Los materiales se moverán con los niños de un centro a otro-esto es normal. Por ejemplo, los niños tiran los juguetes por todo el salón. Juegan con bloques y éstos son fáciles de mover; los niños los colocan en carritos y los llevan arrastrando por el salón.

El espacio para los niños de más de diez y ocho meses es diferente del espacio para niños más jóvenes. Estas zonas o centros necesitan de más especialización. Los mejores arreglos tienen centros de aprendizaje básicos, más parecidos a los para los niños de tres a cinco años. Los estantes y los muebles son más pequeños que los para los niños de más de tres años. Un ejemplo es una mesa de dimensión de los niños donde pueden jugar con la arena, el agua y otros materiales sensoriales. Las mesas sensoriales, también llamadas las mesas de arena o de agua, tienen uno o dos cuencos en una mesa baja donde hasta seis niños pueden jugar juntos. Los centros para los niños pequeños y los de dos años incluyen lo siguiente:

- una zona sensorial (incluye una mesa de agua y una mesa de arena y un caballete pequeño)
- una zona para juegos imaginarios (incluye objetos para hacer los papeles de la

familia)
- un rincón acogedor para los libros
- bloques y vehículos
- música
- rompecabezas y juguetes manipulativos
- zonas para movimiento como bailar, actividades de grupo y vehículos

Los niños pequeños y los de dos años trabajan sólos o en grupos pequeños. No es necesario que los centros sean grandes. Los que cuidan a los niños pueden colocar juntas actividades similares. Por ejemplo, los juguetes manipulativos y los libros son actividades silenciosas y pueden estar juntos. Una mesa pequeña o un caballete, y una mesa sensorial de arena y agua se pueden colocar juntas. Es mejor que estén al lado de un lavamanos para facilitar la limpieza. Las actividades de grupo grande son breves para esta edad y generalmente ocurren en la zona para movimiento.

Tomando en cuenta estas guías para los grupos de edades diferentes, los adultos pueden fomentar el aprendizaje. Los que cuidan a los niños de diferentes edades se enfrentan con una dificultad cuando tratan de arreglar el espacio para todos. Una zona apartada, con mamparas es buena idea para separar a los niños mayores de los infantes no móviles. Los libros y los juguetes manipulativos y los almohadones pueden estar dentro de la zona para los infantes.

A todos los grupos les gustan los arreglos familiares y estables. Se sienten cómodos cuando pueden encontrar sus juguetes favoritos. Haga cambios significativos en el arreglo del salón sólo de vez en cuando. Los cambios pequeños aportan interés, pero los cambios grandes pueden frustrarles a los niños.

Introducción

EL ARREGLO DEL SALON DE CLASE PARA LOS INFANTES NO MOVILES

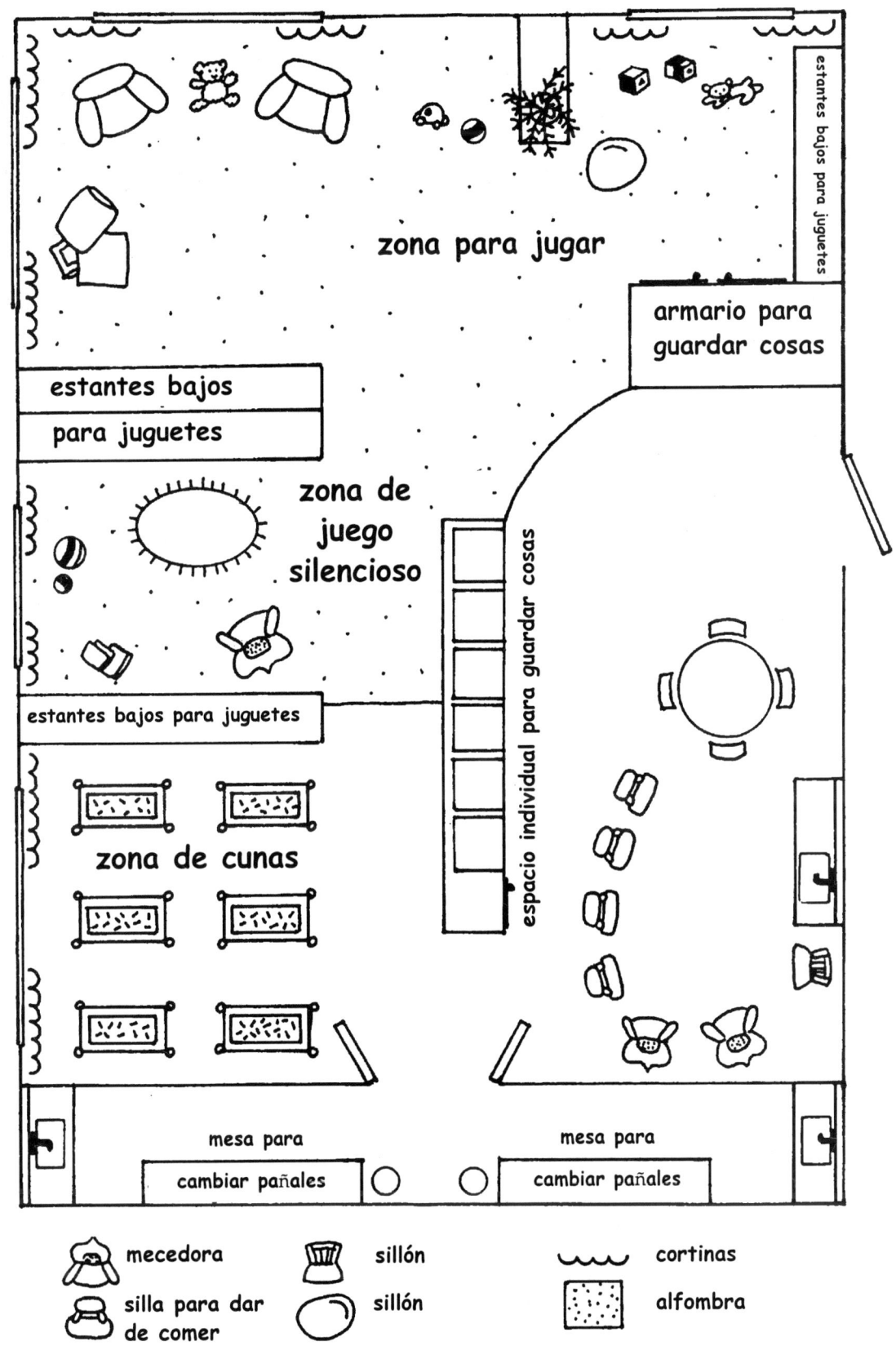

EL ARREGLO DEL SALON DE CLASE PARA LOS INFANTES MOVILES

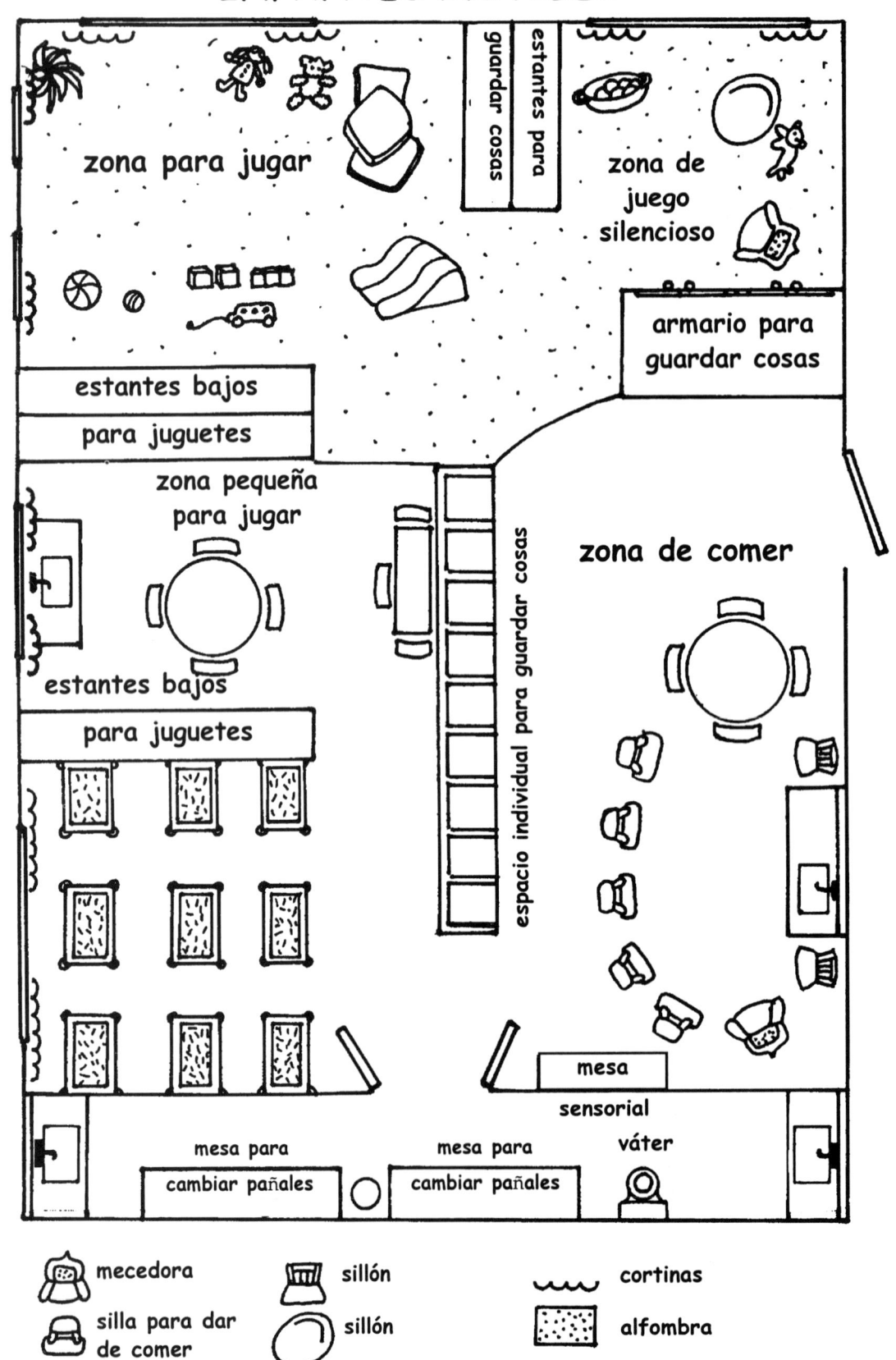

Introducción

ZONA DE JUGAR AL AIRE LIBRE

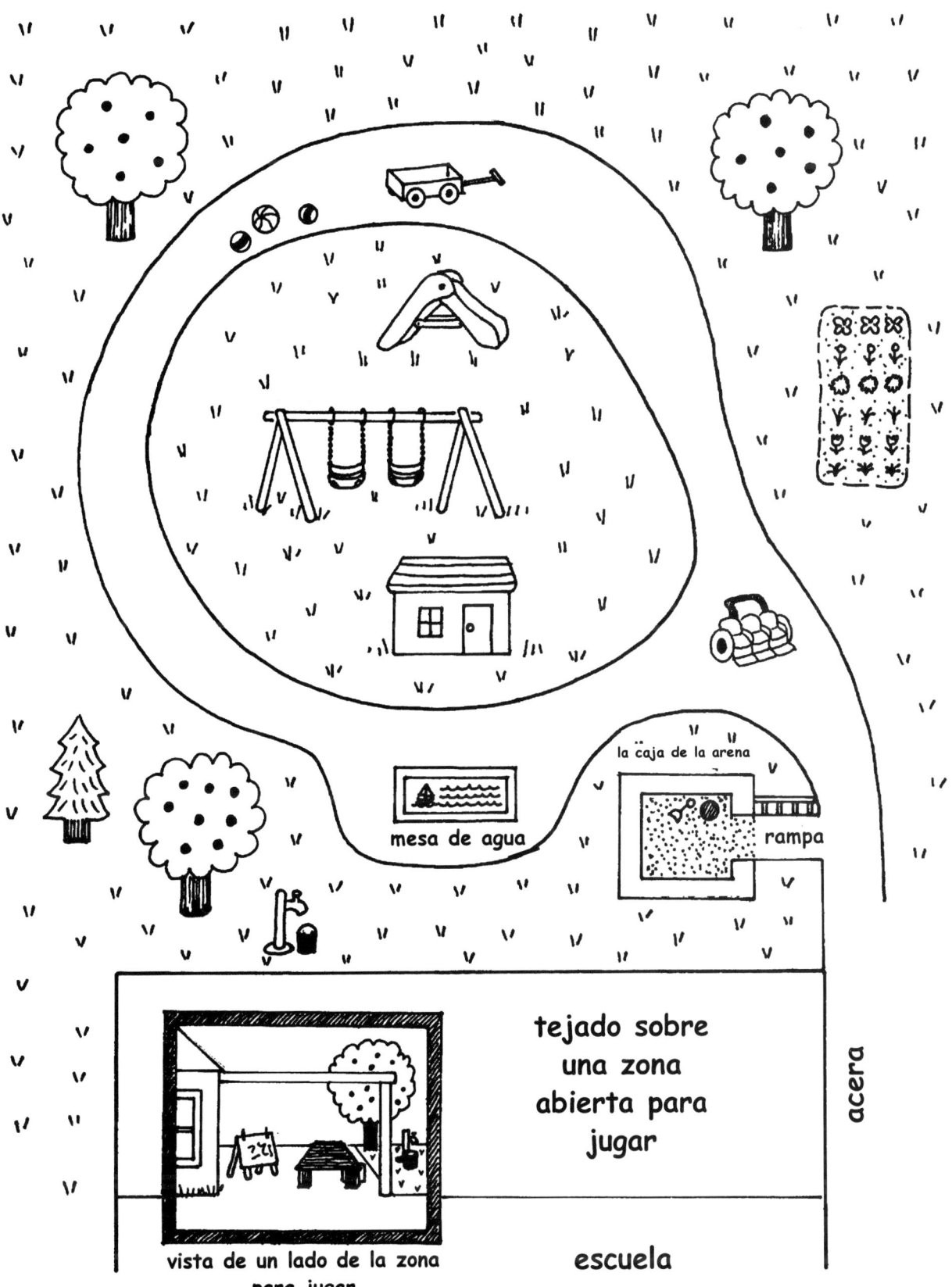

17

Planear el día

El niño pequeño pasa mucho de su tiempo comiendo, durmiendo, lavándose y cambiando de pañal. Los adultos pueden usar estas actividades rutinarias para fomentar el aprendizaje. Una manera de hacerlo es hablando durante estas rutinas. Por ejemplo, el que cuida a los niños le explica al niño qué es lo que está haciendo y qué es lo que el niño está haciendo. Esto le da un andamiaje de la experiencia al niño. Otra manera de convertir la rutina en una actividad de aprendizaje es dejar que el niño ayude. Por ejemplo, el niño puede sostener el pañal en la mano cuando el adulto lo viste.

El horario diario incluye las rutinas de llegar y comer. Aquí hay algunos ejemplos del aprendizaje diferente para los infantes pequeños, los infantes móviles y los niños pequeños.

Rutina diaria

Rutina	Infante no móvil	Infante móvil	Niño pequeño	Niño de dos años
Llegada	• sonríe • alcanza • balbucea	• saluda con la mano • vocaliza • empieza a quitarse el abrigo o chaqueta	• saluda verbalmente • camina con seguridad • ayuda a quitarse el abrigo o chaqueta	• saluda verbalmente a los adultos y a los otros niños • camina llevando un bolso • se quita el abrigo o chaqueta • guarda el abrigo
Comer	• llora/expresa hambre • hace contacto con los ojos • sonríe y vocaliza • alcanza, agarra el biberón	• señala/gesticula para expresar una necesidad • come con las manos • empieza a usar utensilios	• dice que tiene hambre • sube a la silla • come independientemente • indica 'más' • indica 'terminado' • se lava y se seca las manos	• prequnta "¿qué hay para comer?" • se sienta al lado de un amigo • se sirve la leche • nombra las comidas • dice "he terminado"

Se pueden encontrar más ejemplos en el Apéndice E, Ejemplos de metas de desarrollo para los infantes y los niños pequeños.

Las rutinas también incluyen grupos pequeños. La hora de comer, vestirse para jugar al aire libre, o salir del salón son momentos para actividad de grupo. Los que cuidan a los niños pueden convertir estas rutinas en experiencias de aprendizaje divertidas. Cantar y hacer juegos

Introducción

con los dedos les aportan a los niños un foco para las actividades. Los adultos pueden inventar canciones acerca de las actividades.

Los niños pequeños pueden aprender cómo cuidar los materiales cuando ayudan a recoger las cosas. A los niños pequeños les encanta ayudar, y pueden ayudar al final de la hora de jugar. Los infantes mayores pueden recoger los juguetes y ponerlos en una cesta o cubo. Los niños mayores pueden ayudar a los adultos a recoger los juguetes y ponerlos en los estantes.

Un horario diario consistente es importante para los niños. Los infantes más jóvenes tendrán un horario individual. Los infantes móviles, los niños pequeños, y los niños de dos años pueden mantener un horario más uniforme en el cual todos comen, duermen, y juegan a la misma hora. Un horario para los niños de esta edad incluye tiempo para jugar solos o con sus amigos, tiempo para jugar en el salón y al aire libre, y tiempo para las rutinas. Los períodos de juego de una hora son los mejores para el aprendizaje. Todos los grupos disfrutan de un horario regular porque aprenden a anticipar la actividad que viene, y les da un sentido de seguridad.

El programa de estudios para los infantes y los niños pequeños es diferente del programa para los niños mayores. El programa para los infantes y los niños pequeños incluye un plan para interacción diaria con los materiales, con los adultos que los cuidan, y con los otros niños. El adulto se fija en como se relaciona el niño con los materiales y la gente y no en lo que el niño crea. Muchas actividades en este libro describen el plan de actividades diarias usando materiales encontrados en el salón de clase.

La mayoría de los que cuidan a los niños pequeños planean una actividad diaria que se difiere de las actividades normales de la hora de jugar. Los niños pueden elegir si prefieren participar en la actividad, observar, o jugar en otra parte. El adulto inicia esta actividad y hace falta más supervisión que en otras actividades. Algunos ejemplos de estas actividades se incluyen en este libro. Son, por ejemplo, "Nuevas texturas y sensaciones" en el capítulo 2, "Hacer sonidos de animales" en el capítulo 3, y "Estampar círculos" en el capítulo 5.

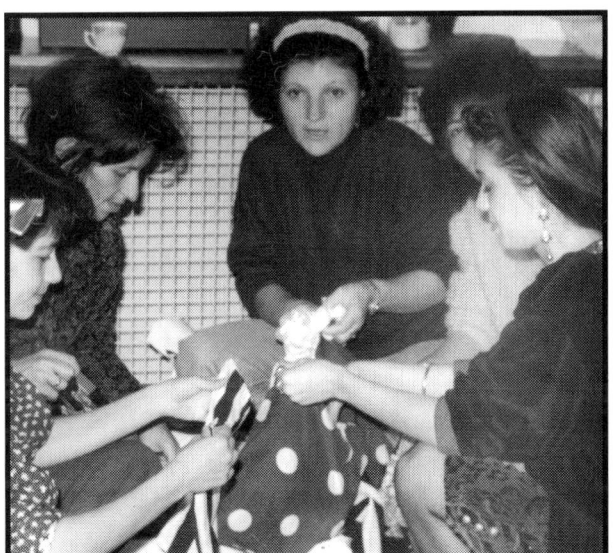

Trabajar estrechamente con los padres

Los que cuidan a los niños pueden apoyar el aprendizaje de los niños trabajando estrechamente con los padres. Los padres son los primeros maestros del niño, y los más importantes. Tienen el mayor impacto en el desarrollo del niño. Como consecuencia, es mejor para el desarrollo sano del niño que haya una asociación entre los que cuidan a los niños y sus padres. Los que cuidan a los niños pueden compartir lo que han hecho en el salón de clase y los padres pueden repetir estas actividades en casa. Los padres pueden describir los juguetes y actividades favoritos del niño y los que cuidan a los niños pueden continuar estas actividades en el salón de clase. Este tipo de compartir le ofrece al niño la oportunidad de repetir las acciones y de acentuar su comprensión.

Las familias pueden participar en la clase de otras maneras también. Pueden ayudar en las actividades y participar en los comités de padres. Los padres que trabajan fuera de la casa pueden tener tiempo limitado para ayudar en la clase y para asistir a las reuniones. Algunas de las maneras en que los padres pueden contribuir son:

- Donar materiales. Los que cuidan a los niños pueden darles a los padres una lista de materiales que puede incluir cosas como ollas usadas para el juego imaginario, o pedazos de tela para hacer mantitas para las muñecas. Se puede poner la lista en la cartelera o se puede publicar en el boletín informativo.
- Ofrecer canciones y cuentos. Los miembros de la familia pueden compartir con la clase sus canciones favoritas o cuentos.

Como usar este libro

Este libro incluye numerosas actividades de aprendizaje que los que cuidan a los niños pueden usar con los infantes y los niños pequeños. Estas actividades de aprendizaje incluyen las rutinas de vestirse, dormir la siesta, y jugar. Las actividades se dividen en siete capítulos. El capítulo uno es la introducción. Los capítulos dos a cinco aportan una gran variedad de actividades de aprendizaje que se agrupan para las cuatro edades diferentes. El capítulo seis incluye actividades destinadas a invitar la participación de las familias en la clase. Juntas, estas actividades ofrecen un panorama de experiencias para fomentar el aprendizaje en todos los aspectos del desarrollo del niño.

Formato de actividades

Cada actividad incluye un propósito, materiales necesarios, instrucciones de preparación, direcciones de la actividad, sugerencias de cómo extender o variar la actividad, y un enlace con la casa. El "propósito" de la actividad clarifica la intención de actividad. Las direcciones indican como preparar la actividad y los materiales necesarios para llevarla a cabo. Cada actividad incluye una recomendación de edad, lo cual quiere decir que para la mayoría de los niños de esa edad la actividad será apropiada y estimulante. Se incluyen las ideas para variar la actividad bajo "Extensiones y variaciones." Esta sección incluye sugerencias para modificar la actividad para niños menores y mayores. Los que cuidan a los niños de distintas edades pueden usar esta sección para ayudarles. Finalmente, hay ideas para fomentar la participación de los padres en la actividad en "Enlace con la casa."

Símbolos

Los símbolos ilustrados rápidamente identifican el grupo principal para cada actividad y la meta de desarrollo infantil. Todas las actividades son destinadas a niños desde el nacimiento hasta los tres años. Sin embargo, cada actividad tiene un símbolo en la parte de arriba a la izquierda que indica el grupo específico. Por ejemplo:

Introducción

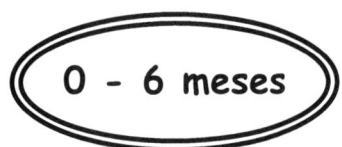

Cada actividad también incluye símbolos pictóricos que identifican las áreas de desarrollo que cada actividad fomenta. Estos símbolos pictóricos se encuentran en la parte de arriba a la derecha de cada actividad. Los que cuidan a los niños pueden usar los símbolos pictóricos para elegir actividades que fomentan diferentes aspectos de desarrollo. Cada símbolo pictórico representa una área diferente de desarrollo. Los símbolos y los títulos son los siguientes. Las actividades que fomentan el desarrollo emocional se incluyen bajo los títulos "Comprensión de mí mismo" y "Cuidarme." Las actividades que fomentan el desarrollo social se pueden encontrar bajo el título "Comprensión de otros." El desarrollo intelectual se encuentra bajo "Comprensión del mundo," el desarrollo lingüístico está bajo "Comunicación con otros," y el desarrollo físico se puede encontrar en "Moverme y causar cosas." Los símbolos pictóricos siguientes se usan para representar las distantas áreas de desarrollo del niño:

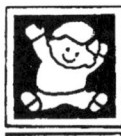 Comprensión de mí mismo (desarrollo emocional)

 Cuidarme (desarrollo emocional)

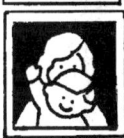 Comprensión de otros (desarrollo social)

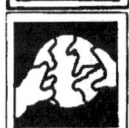 Comprensión del mundo (desarrollo intelectual)

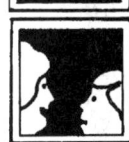 Comunicación con otros (desarrollo lingüistico)

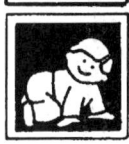 Moverme y causar cosas (desarrollo físico)

La matriz

La matriz al final de este capítulo es una buena guía para elegir actividades en distintas áreas de desarrollo. Esta matriz incluye todas las actividades del libro, arregladas para que los que cuidan a los niños puedan elegir actividades particulares para fomentar áreas particulares de desarrollo. Por ejemplo, para elegir una actividad que fomenta el desarrollo lingüistico del niño pequeño, se puede mirar bajo "Comunicación con otros" en la matriz. Algunas actividades son buenas para más de una área de aprendizaje. Cuando es apropriado, la matriz también identifica las otras áreas de aprendizaje o desarrollo que la actividad fomenta.

Tabla de desarrollo y aprendizaje

La tabla de desarrollo y aprendizaje del nacimiento hasta los tres años ayuda a los que cuidan a los niños a identificar a qué edad los niños típicamente pueden hacer ciertas cosas. (Véase el Apéndice A.) La tabla también indica las abilidades típicas a distintas edades. Por ejemplo, si uno quiere información acerca de las cosas físicas que un niño pequeño suele poder hacer, busque el desarrollo físico de los niños pequeños en la tabla. Esta información le da una idea acerca de las actividades que serían apropiadas para estimular al niño. Por ejemplo, los niños pequeños pueden aprender a darle una patada a una pelota. Como consecuencia, el adulto sabe preparar una actividad en la que un grupo pequeño de niños practica dándole patadas a una pelota.

La tabla presenta información de cómo los niños crecen típicamente. Algunos niños se quedan un poco atrás en una área u otra, lo cual no es preocupante. Si se queda atrás en varias áreas, es razón para observar al niño con cuidado. Si sigue así, los especialistas querrán evaluar al niño y cómo los adultos deben de enseñarle. Los que cuidan a los niños pueden usar la tabla para marcar el progreso del niño y para planear las actividades de aprendizaje apropiadas.

Actividad	Edad en Meses	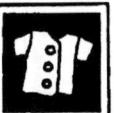	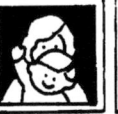	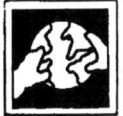 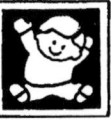	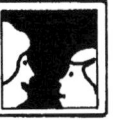	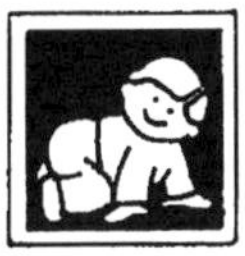 	Página

CAPITULO 2

Actividad	Edad en Meses						Página
¡Mira, soy yo!	3-5.5	X					30
Tacto suave	0-6	X					32
Lo que soy yo y lo que no soy yo	0-6	X		X			34
¡Puedo sonreír!	1-5.5		X		X		36
Escuchar el mundo alrededor mío	0-6		X	X			38
Reírse	1-6		X				40
Mirar el mundo alrededor mío	0-3		X				42
La gente y las cosas	2-6		X	X			44
Comunicarle lo que necesito	0-3		X				46
Las cosas favoritas	1-3			X			48
¡Causo cosas!	3-6			X			50
Aprender nuevas formas	3-6			X			52
Nuevas texturas y sensaciones	2-6			X			54
Golpear cosas	6-9	X		X			56
Juegos sociales	2-6		X		X		58
Hacer sonidos	0-2.5		X		X		60
Levantar la cabeza	2-4					X	62
Movernos juntos	0-6					X	64
¡Puedo levantar la cabeza!	3-5					X	66
Mirar alrededor mío	0-3					X	68

CAPITULO 3

Actividad	Edad en Meses						Página
Encontrar algo nuevo	8-10	X					74
Mis emociones	13-18	X					76
Bailar con pañuelos	13-18	X				X	78
¡Lavémonos las manos!	10-18	X			X		80
El librito de vestirme	8-18	X			X		82
Servir agua	13-18	X				X	84
Un librito acerca de mí	8-12	X	X				86
Una pintura con mis amigos	13-18		X			X	88
Nuestra caja de cartón de colores	13-18		X	X			90
Puedo encontrarlo	8-10			X			92

Actividad	Edad en Meses	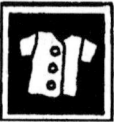		 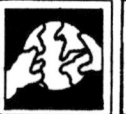	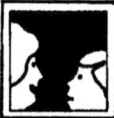	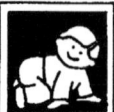	Página
Construir una torre	10-12			X		X	94
El círculo	10-18			X		X	96
Clasificar formas	16-18			X			98
Clasificar las latas por tamaño	10-18			X		X	100
La visita del oso	8-12				X		102
Hacer sonidos de animales	10-12			X	X		104
Sonidos de la avispa	13-18				X		106
Libro de texturas	13-18			X	X		108
Encontrar cosas	13-18			X	X		110
Juegos de títeres	10-18				X		112
Empujar juguetes	8-10					X	114
Tirar juguetes	10-18					X	116
Gatear	8-18			X		X	118
Vaciar y llenar	10-18	X				X	120
Rodar pelotas	8-12		X			X	122
Tirar pelotas	13-18					X	124
Cajas de ganchos de ropa	16-18					X	126

CAPITULO 4

Actividad	Edad en Meses						Página
Sé mi nombre	18-24	X					132
Quiero hacerlo yo solo	18-24	X					134
Poner las cosas en su sitio	18-24	X					136
Puedo vestirme yo solo	18-24	X				X	138
Consolar a otros	22-24	X	X				140
Dame un abrazo	18-20	X	X				142
Jugar en grupos pequeños	18-24		X				144
Puedo hacer ese sonido	18-21			X	X		146
Texturas diferentes	18-24			X		X	148
Hora de pintar	18-24			X			150
Puedo adivinar qué es	18-24			X			152
Necesito su ayuda	18-24		X	X			154
Comunicar lo que quiero	14-20				X		156
Cantar	18-23				X		158
Sé los nombres de las cosas	19-24			X	X		160
Mis primeras oraciones	18-24				X		162
Comunicar lo que siento	18-24	X			X		164
Me encanta escalar	18-24		X			X	166
Moverme mucho	18-24					X	168

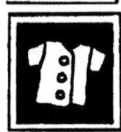

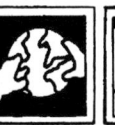

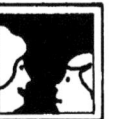

Actividad	Edad en Meses	👕	👩	✋	👤	🧒	Página
Pasar por un laberinto	18-24			X		X	170
Movimientos grandes, movimientos pequeños	16-24					X	172

CAPITULO 5

Actividad	Edad en Meses						Página
Una imagen de muchas caras	24-36	X				X	178
Estoy contento, triste, furioso	24-36	X					180
Juntar los calcetines	24-36	X		X			182
Vestirme	24-36	X		X			184
Lavar	24-36	X				X	186
Usar utensilios	24-36	X				X	188
Celebrar los días festivos	24-36		X				190
Un picnic de ositos de peluche	24-36		X				192
Hacer regalos	24-36		X	X		X	194
Vagones del tren	24-36		X			X	196
¡A dormir!	24-36		X	X			198
Hacer masa para modelar	18-36			X			200
Un colaje de papel roto	24-36		X	X	X		202
Coleccionar tesoros de la naturaleza	24-36			X		X	204
Estampar círculos	24-36			X		X	206
Pájaros en el nido	18-36			X		X	208
Escuchar un cuento	18-36		X		X		210
Binoculares	24-36			X	X		212
Teléfonos de juguete	24-36		X		X		214
Hacer un viaje	24-36			X	X		216
Rompecabezas	18-36	X		X		X	218
Hacer gotas de lluvia	24-36			X		X	220
Dar de comer a los pájaros	18-36			X		X	222
Hacer ejercicio	18-36	X				X	224
Bolos con botellas	24-36		X			X	226
Pintar y fregar	24-36			X		X	228

CAPITULO 6

Actividad	Edad en Meses						Página
Pelotas y tubos	18-36			X			238

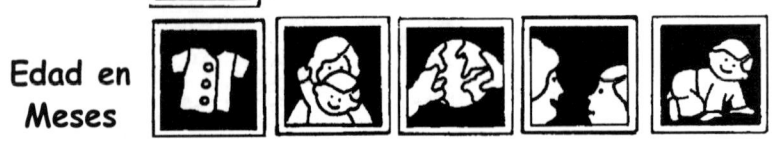

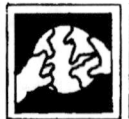

Actividad	Edad en Meses						Página
Juego de pelota	18-36		X			X	240
Canción de rodar una pelota	18-36			X	X	X	242
Canción de tirar una pelota	18-36			X	X	X	244
Títeres de palo de animales	18-36			X	X		248
Encontrar los animales	18-36			X		X	250
Emparejar los animales	24-36			X	X		252
Hacer una finca	24-36	X		X			254
Emparejar los bolsillos	24-36			X		X	258
¿Qué hay en mi bolsillo?	24-36			X	X		260
Baile de los bolsillos	24-36					X	262
Hacer lluvia	18-36			X			266
Hacer burbujas	18-36			X			268
Pintar con agua	24-36			X		X	270
Saltar sobre los charcos	24-36			X		X	272

CAPITULO 7

¿Quién está en la foto?	6-36	X	X		X		278
Hacer un collar para mamá	18-36		X			X	280
Cuidar al bebé	8-36		X	X			282
La casa	8-36	X	X				284
Sonidos en la casa del abuelo	8-36		X	X	X		286
El cuento de la abuela	8-36		X	X	X		288
Visita de un músico de la familia	12-36		X		X		290
Subir la montaña para visitar	18-36		X	X		X	292
Telas y ropa familiar	18-36		X	X			294
Canciones y bailes familiares	0-36		X		X	X	296
Tarjetas para celebrar	18-36		X		X	X	298
Subir en el autobús	15-36			X		X	300
Escuchar mi vecinario	8-36			X	X		302
Oler mi vecindario	12-36			X			304
Hacer puré de manzana	18-36			X		X	306
Mi doctor y mi enfermero	18-36	X		X			308
Sombreros profesionales	12-36			X			310

CAPITULO DOS

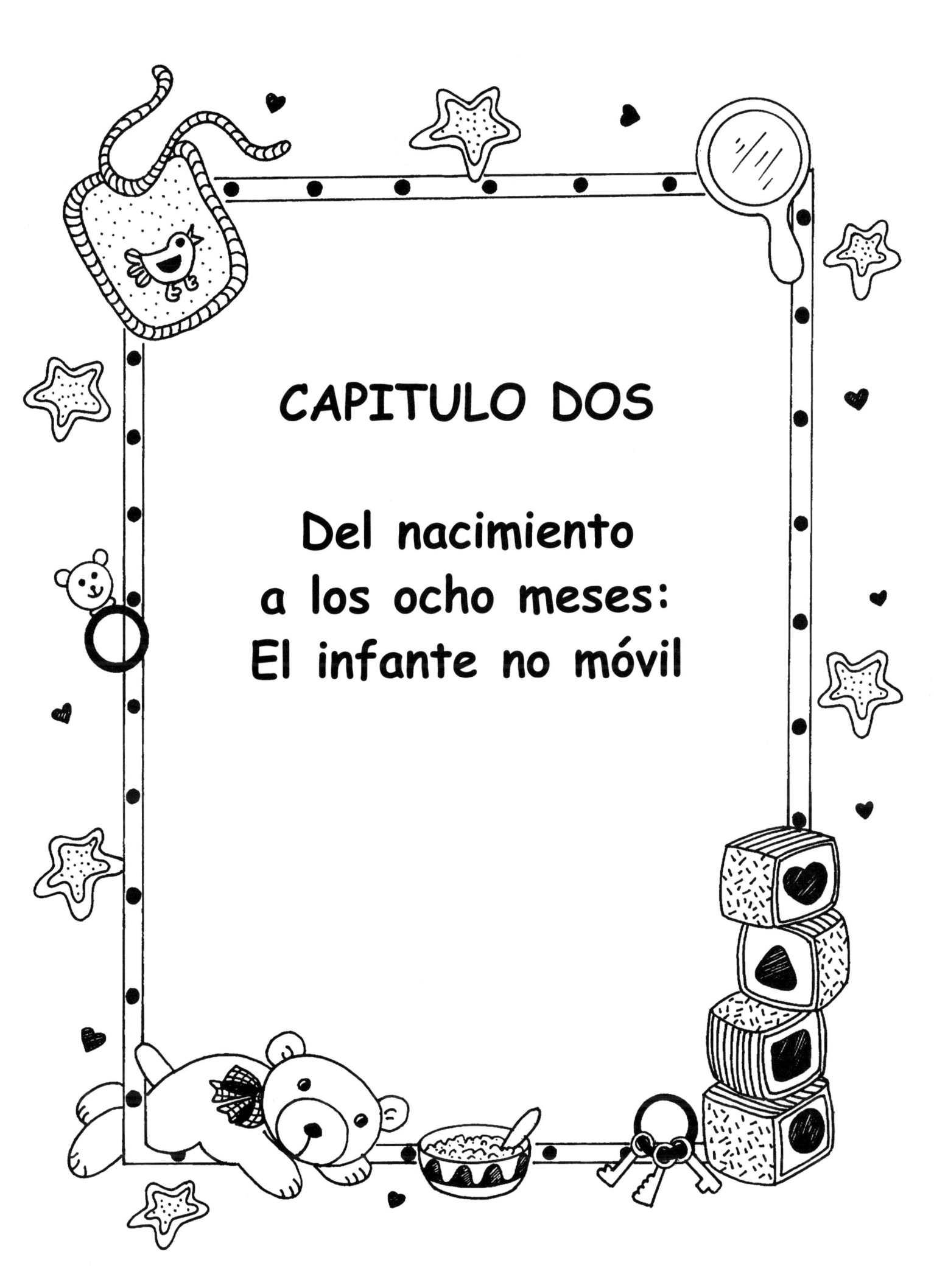

Del nacimiento a los ocho meses: El infante no móvil

¿Cómo es el niño del nacimiento hasta los ocho meses?

El niño de esta edad empieza a comprender los ritmos diarios de su mundo y a la gente dentro de ese mundo. Aprenderá a confiar en la gente por varios eventos frecuentes cuando lo bañan, lo tienen en brazos, lo visten, o le dan de comer. Aunque el niño duerme mucho, aprenderá mucho en los momentos cuando está alerta y despierto. Aprende a comunicarse con otros por medio de vocalizaciones sencillas y llantos. Al infante hasta los ocho meses le gusta estar en los brazos de los adultos y le gusta explorar sus dedos de las manos y de los pies. Mostrará interés en los colores, en los sonidos, y en las personas a su alrededor. A un infante de esta edad le gusta explorar las cosas metiéndolas en la boca.

Aquí hay una lista de las características más significativas del infante del nacimiento hasta los ocho meses:

- Empieza a tener algún control sobre la cabeza y aprende a sostener la cabeza
- Le gusta estar en brazos y le gustan los movimientos rítmicos como mecer con un adulto
- Prefiere aprender con un adulto que le es familiar
- Empieza a reconocerse en el espejo
- Aprende a sonreír a las cosas y las personas conocidas
- Se relaciona con la persona que le cuida e indica sus deseos y necesidades de maneras sencillas
- Le gusta aprender observando y escuchando lo que pasa a su alrededor
- Empieza a reír
- Toca y agarra los objetos como los sonajeros (los chischiles) y los juguetes blandos
- Explora las cosas metiéndolas en la boca
- Participa en juegos sencillos con las manos y los dedos de los que le cuidan.

Cuando planea un espacio para los infantes de esta edad, asegúrese de que el salón tiene zonas con almohadas y zonas blandas en que el niño puede dar la vuelta, sostenerse en los codos mientras está bocabajo, sentarse solo o tumbarse bocabajo con toda seguridad. Las actividades de este capítulo son para infantes individuales, ya que los niños a esta edad no juegan en grupos. Si hay otros niños mayores y más activos en la misma clase, habrá que planear una zona aparte para los infantes pequeños. A los niños de esta edad les gustan los juegos sencillos con dedos, los sonajeros pequeños, los juguetes blandos o brillantes, y les gusta hacer ruido con objetos de la casa. Les gusta estar en brazos y mecer, particularmente con el ritmo de música. Aunque a esta edad prefieren jugar solo o con la persona que les cuida más que estar con otros niños, toleran a otros niños cerca de ellos. Empiezan a hacer sonidos y a usar la voz para comunicarse. Planee el espacio y el tiempo para poder relacionarse, abrazar, y jugar con los infantes de esta edad.

Comprensión de mí mismo

3 - 5½ meses

¡Mira, soy yo!

Propósito: El niño se acercará a su propia imagen en el espejo y tendrá interés en mirar fijamente la imagen, en alcanzarla o gatear hacia la imagen, o en darle palmaditas. En esta etapa de la vida del niño, es posible que no se dé cuenta de que la imagen reflejada es la suya, pero le gustará mirarse y mirar a la persona que le cuida en el espejo.

Materiales: un espejo pequeño o una olla de metal brillante (si la imagen reflejada en la olla se ve claramente)

Preparación: 1. Al elegir el espejo, asegúrese de que el espejo es lo suficientemente pequeño como para tenerlo en la mano, de que no se va a hacer pedazos si se rompe, y de que tiene los bordes redondos y no agudos.
2. Sostenga al niño en las piernas para que los dos estén mirando en el espejo.

Actividad: Dé un golpecito al espejo para que el niño lo mire, entonces sonría y señale la imagen del niño. Señale el reflejo y diga el nombre del niño, o haga una mueca graciosa que al niño le gusta. Ayude al niño a tocar la imagen en el espejo. Diga cosas como, "¡Mira al bebé!" o "¡Allí estás! ¡Ese es Esteban!"

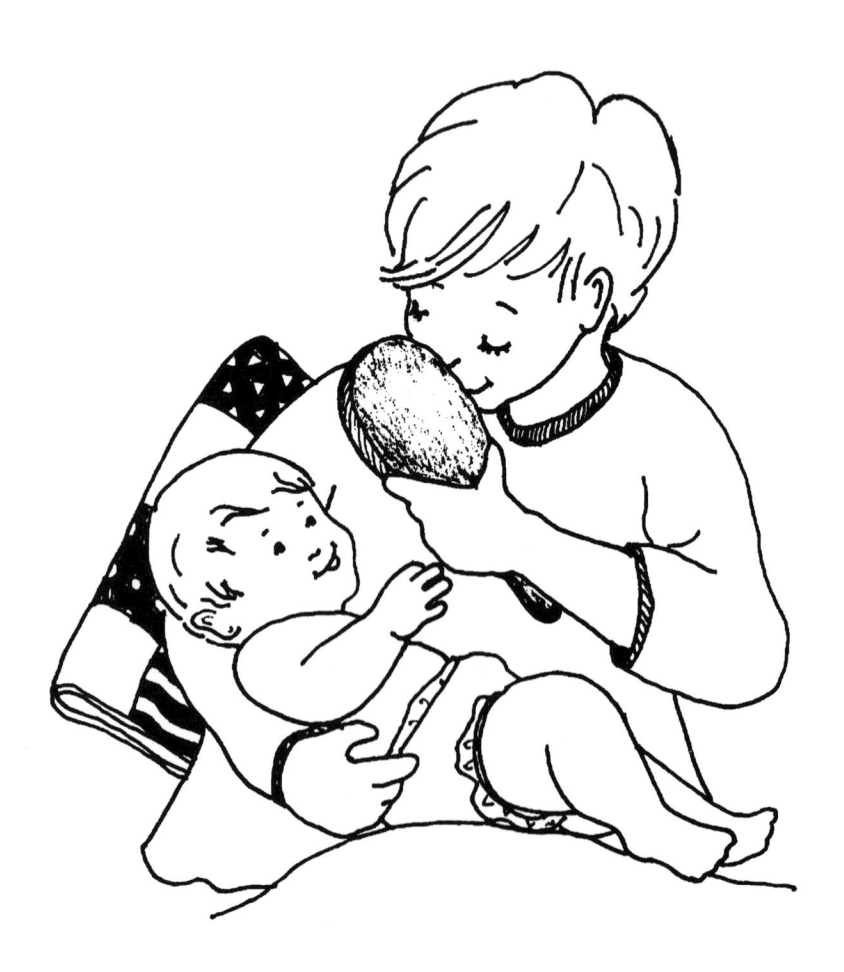

El infante no móvil

Extensiones y variaciones:

- Es posible también poner un espejo largo horizontalmente por la pared al nivel del suelo en la clase para que los niños puedan ver sus imágenes cuando están en aquella parte de la clase.
- Puede incluir algunos espejos entre los juguetes que les ofrece a los niños mientras están tumbados en el suelo o en la cuna.
- Para asegurar la seguridad del niño, puede cubrir los espejos con un papel pegajoso transparente.
- Tambien es posible poner un espejo grande en el suelo y colocar al niño sobre el espejo, animándole al niño que gatee sobre el espejo y se mire.
- Cuando están al aire libre, puede hacer esta actividad con superficies brillantes que reflejan o con el agua, como en un charco o estanque.
- Esta actividad se puede hacer con 2 o 3 niños que juegan en el suelo con un espejo grande en la pared.

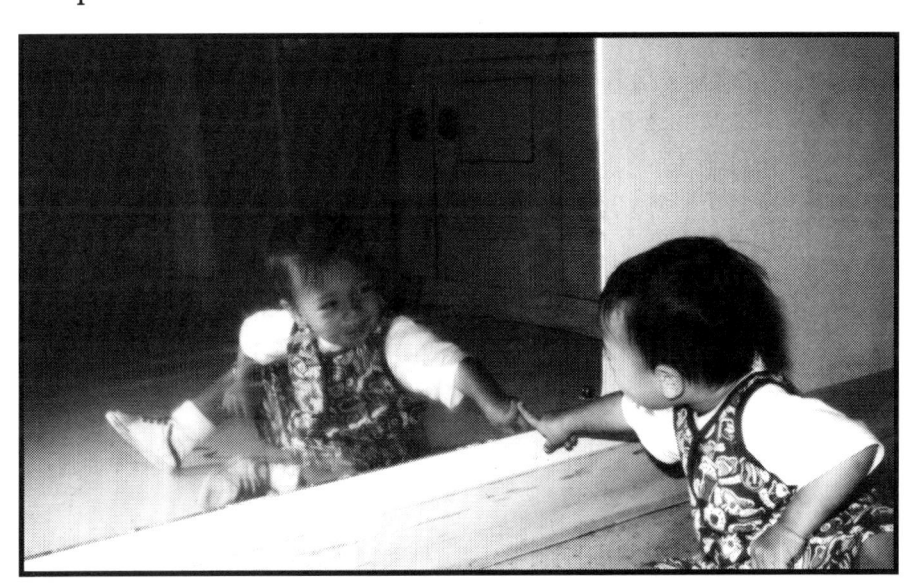

ENLACE CON LA CASA

Anime a las familias a jugar con los niños en casa usando espejos que no pueden romperse o ollas brillantes. Los hermanos pueden disfrutar de esta actividad con el niño mientras come o está en el baño.

Comprensión de mí mismo
0 - 6 meses

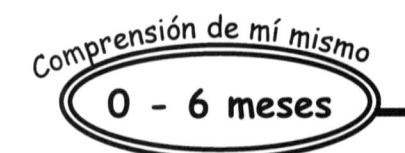

Tacto suave

Propósito: El niño desarrolla un sentido de confianza cuando toca y cuando es tocado. Esto le enseña al niño que puede confiar en su medio ambiente, que lo van a cuidar cuando lo necesita, y que alguien le va a calmar cuando está afligido.

Materiales: ninguno

Preparación Tenga al niño en los brazos o esté cerca del niño.

Actividad: Tenga al niño cerca, sosteniéndolo y moviéndolo suave y tranquilamente. Toque suavemente la cabeza del niño, las mejillas, los brazos, las piernas, los dedos y los dedos del pie. Agarre la mano del niño y frótela contra su mejilla. Hable con el niño de manera tranquilizadora mientras que le da golpecitos en la espalda y le frota suavemente las piernas y los brazos

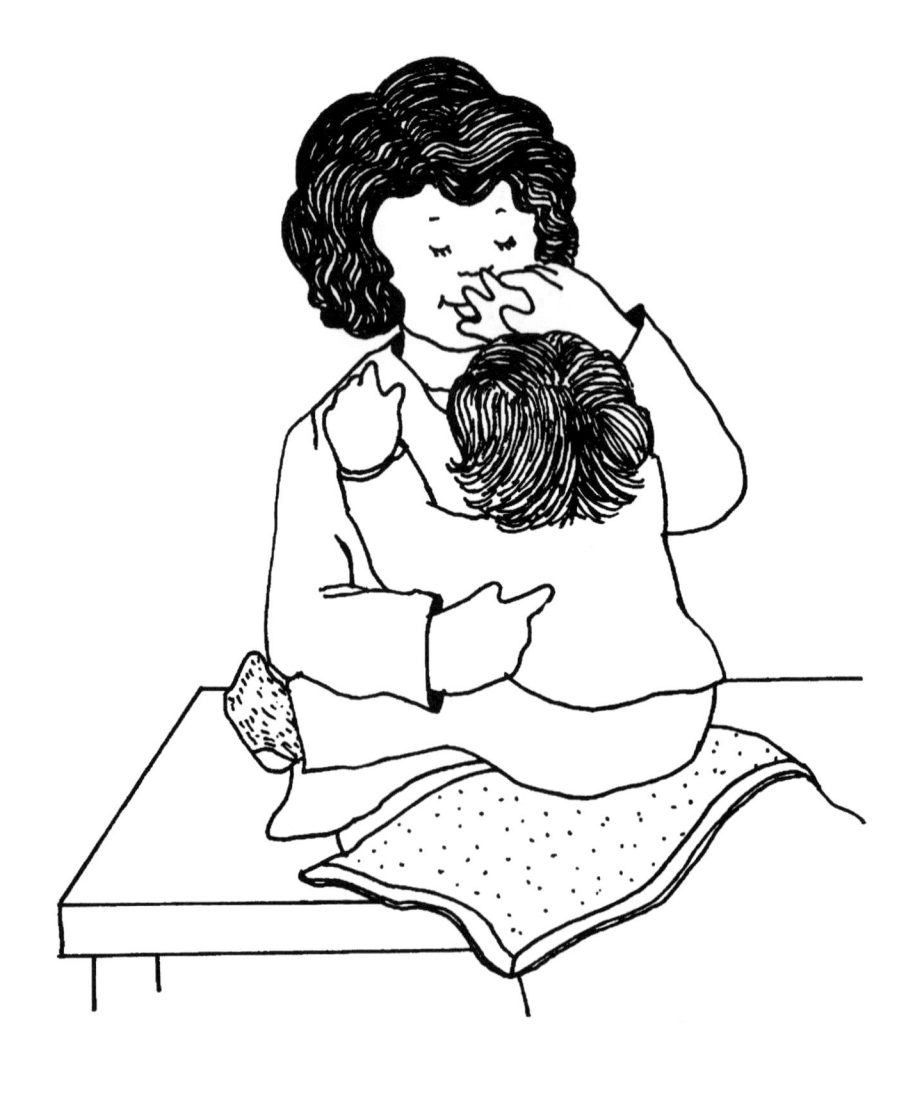

Extensiones y variaciones:

- Durante los baños, suavemente frote al niño con la mano o con una toallita pequeña.
- Después del baño, suavemente frote loción en las manos y frote la espalda, los pies, los brazos, las piernas, las manos, y los dedos del niño.
- Si el niño está contento y relajado, va a tener sueño y ser tranquilizado cuando hace esto.
- Puede hacer esta actividad siempre que encuentre un momento libre en el día.

- Puede hacer esta actividad al aire libre en un día soleado. Puede sentarse en la hierba con el niño tumbado en una manta o toalla suave.
- A muchos padres les gusta estar en un grupo con sus niños a esta edad, sentados en un círculo y dándoles un masaje suave mientras que los padres se hablan.
- Si los padres vienen a la escuela o a la clase para recoger a los niños al final del día, o si llegan al mismo tiempo por la mañana, un grupo de masaje de padres y niños puede proporcionar una transición tranquilizadora para ambos los padres y los niños.

ENLACE CON LA CASA

Enséñeles a las familias a darle un masaje al niño durante el baño o durante el día. Puede animar a los padres a reunirse en sus casas para compartir esta actividad como grupo, y también a enseñar a los otros miembros de la familia a dar un masaje.

Comprensión de mí mismo
0 - 6 meses

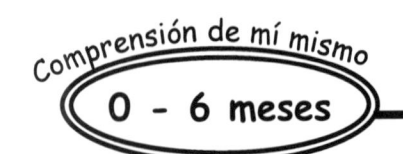

Lo que soy yo y lo que no soy yo

Propósito: El niño aprende a sentir la diferencia entre él y los otros objetos. El niño empieza a aprender donde empieza y termina su propio cuerpo, y aprende que los objetos están separados de él. Esta actividad es uno de los procesos más tempranos cuando el niño se define y empieza a verse como persona separada de las otras personas y cosas en el mundo.

Materiales: un libro infantil, un sonajero (un chischil), un juguete blando, un bloque de madera, o otros objetos seguros

Preparación: Tenga al niño en los brazos o esté cerca del niño mientras que él está en al baño, la cuna, o el suelo.

Actividad: Suavemente acaríciele el dorso de la mano al niño y entonces póngale en la mano un objeto como un sonajero. Toque varias partes diferentes de su cuerpo y diga los nombres, por ejemplo, "¡Aquí están tus dedos!" o "¡Mira qué pie más grande tienes!" Toque y acaríciele suavemente con varios objetos, como un juguete blando, un sonajero, una pelota, una toallita suave, un libro pequeño, o un bloque de madera. A lo mejor quiere frotarle las manos o los pies, o poner su mano en uno de los objetos como la pelota.

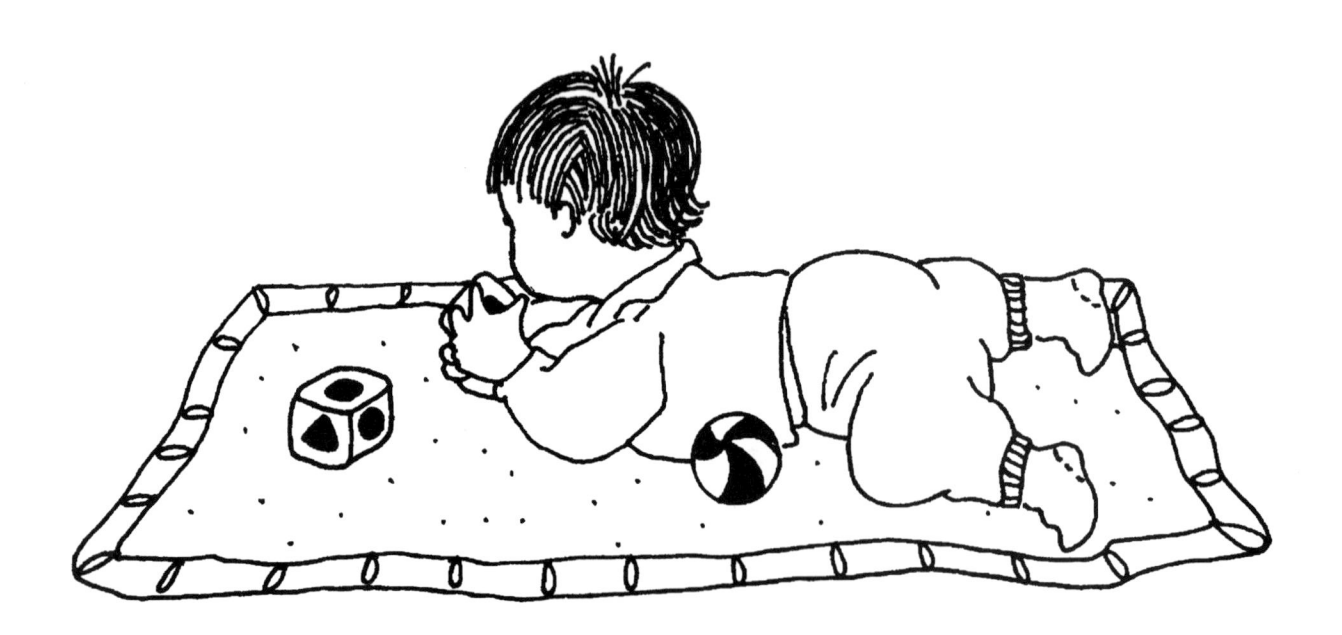

El infante no móvil

Extensiones y variaciones:

- Se puede hacer esta actividad antes o después del baño cuando el niño está desnudo.
- Esto le permite al niño disfrutar el tacto de la cuna, la toalla, o la manta sobre su cuerpo.
- Pruebe esta actividad cuando el niño está boca arriba y boca abajo.
- Se puede hacer esta actividad durante un paseo al aire libre. El que cuida al niño puede ayudarle al niño a tocar las hojas, las flores, la corteza de un árbol, un banco, o la tierra de un jardín.
- En cada estación el niño puede sentir el tiempo estacional, como la nieve, la lluvia, el sol del verano, o el viento.

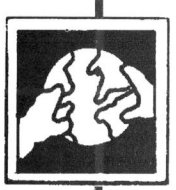

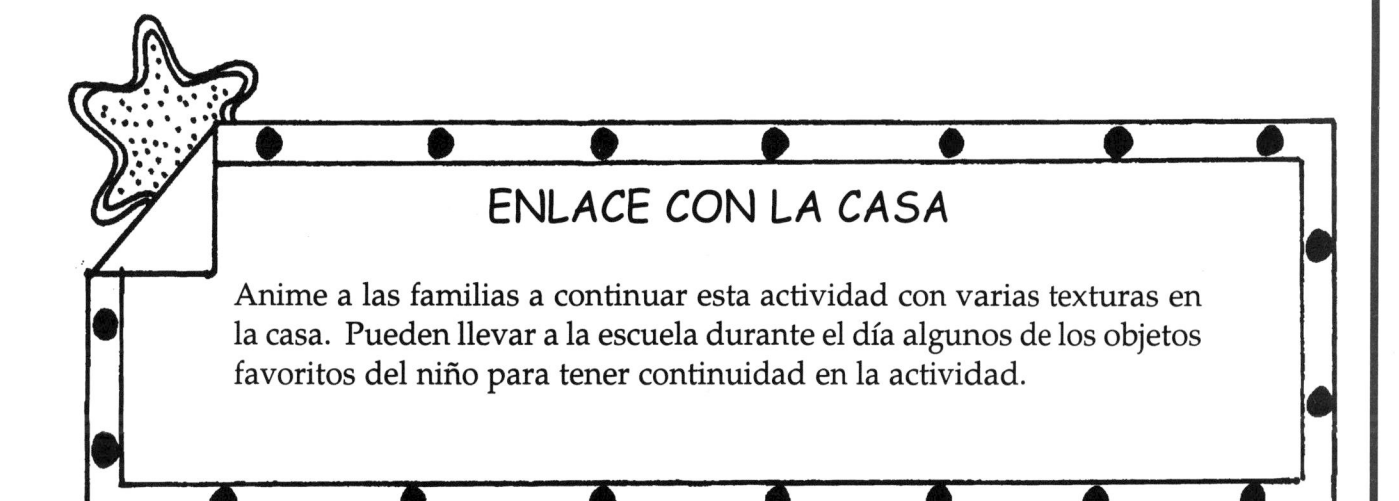

ENLACE CON LA CASA

Anime a las familias a continuar esta actividad con varias texturas en la casa. Pueden llevar a la escuela durante el día algunos de los objetos favoritos del niño para tener continuidad en la actividad.

Comprensión de otros
1-5½ meses

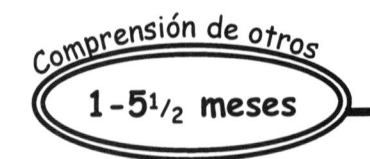

¡Puedo sonreír!

Propósito: El niño sonríe, mira fijamente, y se relaciona socialmente con la persona que lo cuida.

Materiales: ninguno

Preparación: Elija un momento cuando el niño está despierto y contento y cuando no está llorando ni incómodo.

Actividad: Sostenga al niño frente a Ud. o ponga al niño tumbado. Háblele con mucha animación, mirándolo. Quédese muy cerca del niño y mírele fijamente los ojos. Sonríale, haga sonidos graciosos, y "camine" los dedos por el brazo del niño mientras habla. Diga cosas en voz baja como "¡Allí estás!" o "¿Quién es este niño tan lindo?" o "¿Te diviertes conmigo?"

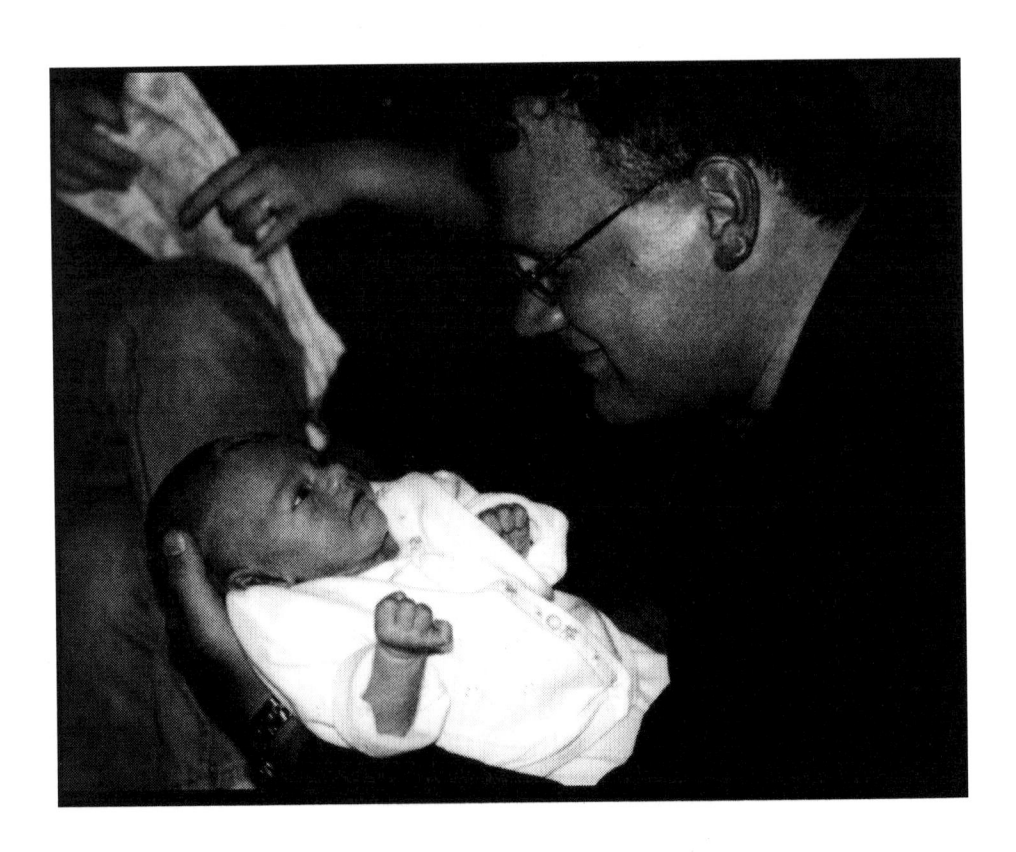

El infante no móvil

Extensiones y variaciones:

- Haga esta actividad durante períodos cortos durante el día, como cuando le está cambiando el pañal, o bañándolo, vistiéndolo o dándole de comer.

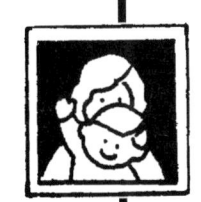

- Juegue juegos sencillos en los cuales alternativamente Ud. da palmadas y luego da palmadas con las manos del niño, hablándole en voz baja.

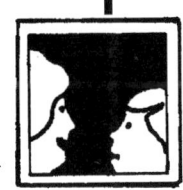

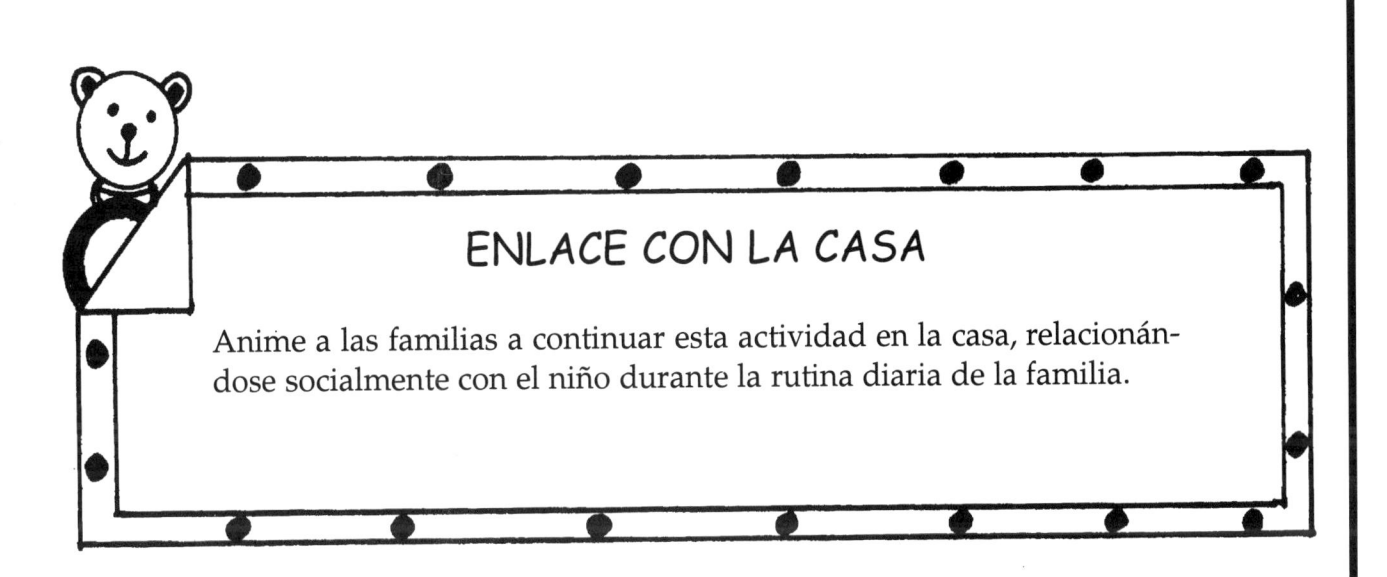

ENLACE CON LA CASA

Anime a las familias a continuar esta actividad en la casa, relacionándose socialmente con el niño durante la rutina diaria de la familia.

Comprensión de otros
0 - 6 meses

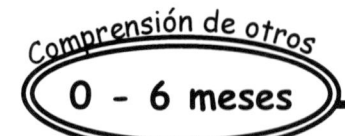

Escuchar el mundo alrededor mío

Propósito: El niño aprende a escuchar la voz de la persona que lo cuida y a escuchar otros sonidos a su alrededor.

Materiales: ninguno

Preparación: Tenga al niño en los brazos o cerca de Ud.

Actividad: Hable con el niño en un tono tranquilizante y calmante. Póngase detrás del niño y diga "¿Puedes encontrarme? Intenta encontrarme. ¿Dónde estoy?" Anime al niño a dar la vuelta con la cabeza, o sonreír, o responder de alguna manera a su voz. Susurre suavemente al oído del niño, y entonces al otro y dígale expresiones de cariño. Anime al niño a responder moviéndose, sonriendo, riendo, o vocalizando.

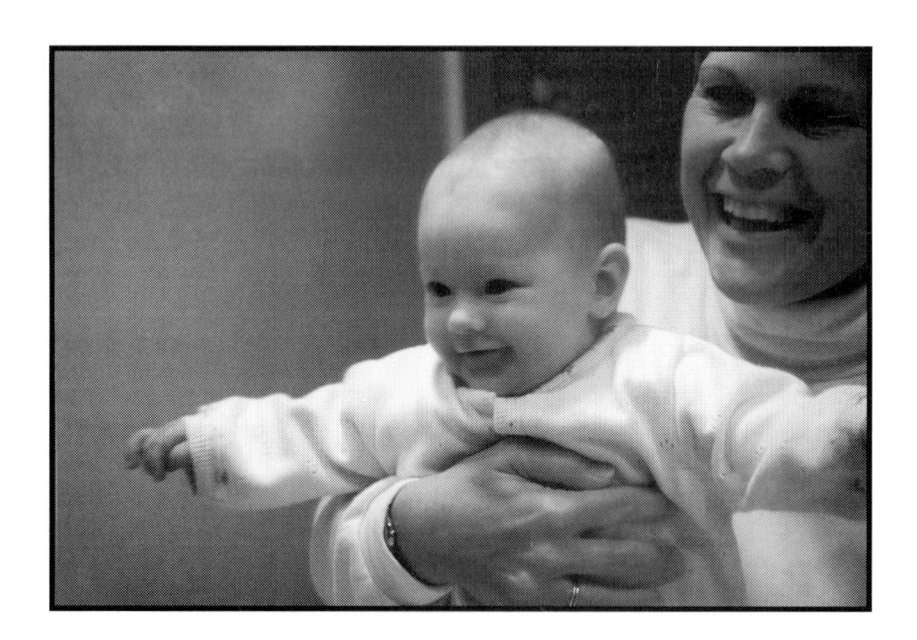

El infante no móvil

Extensiones y variaciones:

- Agite un sonajero u otro objeto ruidoso suavemente para ver si responde el niño.

- Cuando Ud. está al aire libre con el niño, nómbrele sonidos alrededor como un autobús, un avión, un coche, el trueno, o saludos de los amigos y los vecinos.

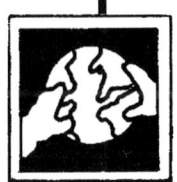

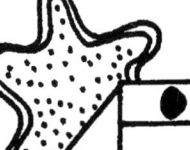

- Pruebe esta actividad en un círculo con otros niños y padres. Todos los padres pueden hacer el mismo sonido o cantar la misma canción.

ENLACE CON LA CASA

Enséñeles a las familias a hacer estas actividades usando objetos de la casa que producen un sonido, y anímeles a hacer la actividad tanto dentro de la casa como fuera al aire libre. Algunos sonidos que le gustarán al niño se encuentran en la casa y no en la escuela, como por ejemplo el tictac de un reloj o los ruidos de un animal doméstico.

Comprensión de otros
1 - 6 meses

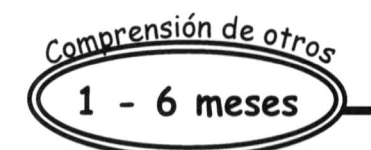

Reírse

Propósito: El niño se ríe mientras aprende a comunicarse con la persona que lo cuida acerca de lo que le gusta de su alrededor. Cuando el niño siente placer o alegría, su risa le comunica al que lo cuida cuáles de las actividades e interacciones son sus favoritas.

Materiales: ninguno

Preparación: Haga esta actividad a cualquier momento del día cuando el niño está despierto y contento.

Actividad: Juegue directamente con el niño para animarle a reír. Haga cosas divertidas como darle cosquillas en el estómago, o rebotarlo en las rodillas o haga juegos con rimas. De vez en cuando deje de jugar para observar la reacción del niño a varios juegos

> *Tortillitas, tortillitas*
> *Tortillitas para mamá;*
> *Tortillitas para papá.*
> *Las quemaditas para mamá;*
> *Las bonitas para papá.*

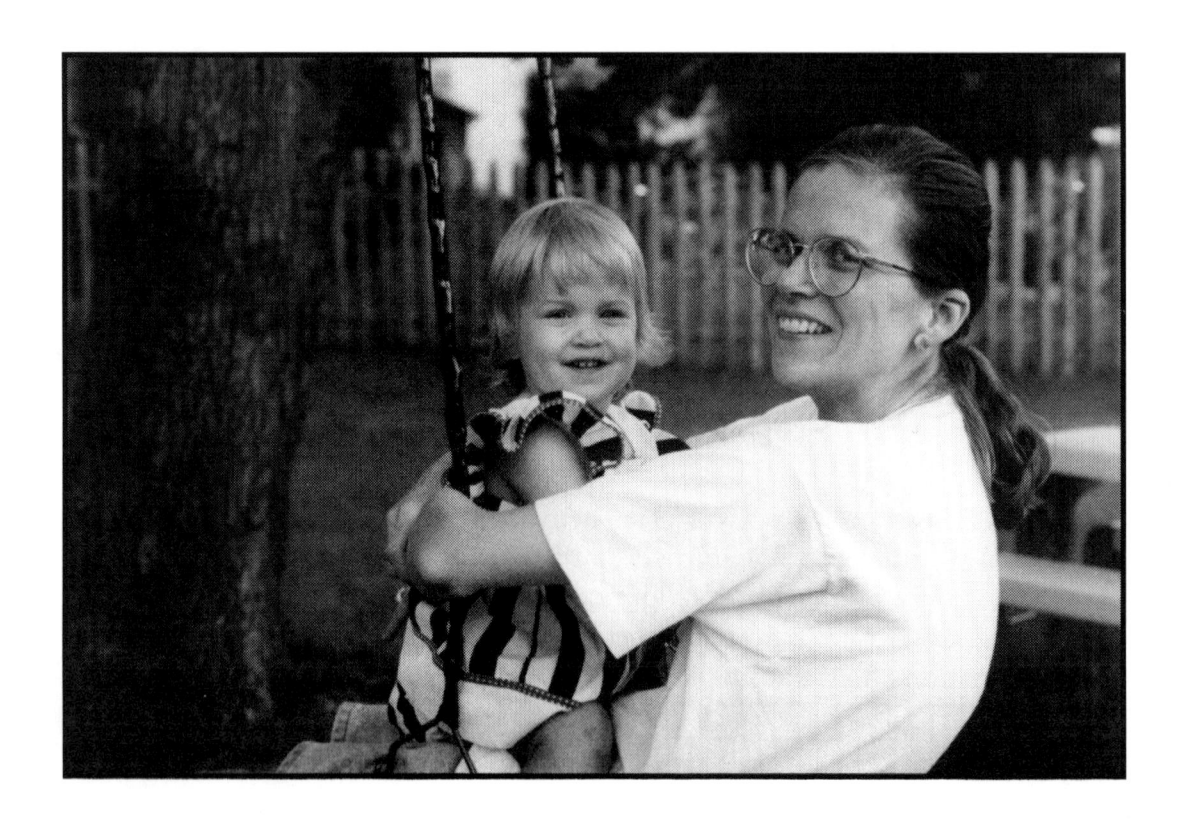

El infante no móvil

Extensiones y variaciones:

- Tenga conversaciones con el niño usando voces juguetonas y diferentes y haciendo muecas divertidas.

- Observe las reacciones del niño para ver lo que le parezca gracioso.

- Es posible que al niño le gusten las canciones repetitivas, o juegos espontáneos como taparse Ud. la cara con las manos y sorprender al niño al abrir las manos.

- Esta actividad se puede hacer con grupitos de 1-3 niños, cantando canciones y haciendo juegos con cosquillas.

- Con un grupo pequeño de tres infantes, esta actividad permite que Ud. observe las diferentes reacciones y que observe los estilos diferentes de temperamento.

ENLACE CON LA CASA

Anime a las familias a observar eventos durante el día que hagan reír al niño. Demuestre para la familia las actividades en la guardería que hacen reír al niño. Pregúntele a la familia qué hacen en casa para inspirarle la risa.

Comprensión de otros
0 - 3 meses

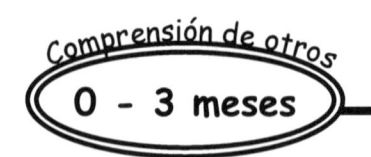

Mirar el mundo alrededor mío

Propósito: El niño empieza a mirarle a la cara a la persona que lo cuida y a mirar otros objetos que le son familiares. Durante el tiempo de la vida de un niño, aprende del mundo mirando y enfocándose en gente y cosas conocidos. Vale la pena darle cosas interesantes que ver.

Materiales: juguetes sencillos como sonajeros (chischiles), fotos de caras, juguetes blandos, y anillos grandes de plástico, u otros objetos de colores brillantes

Preparación: Esta actividad se puede hacer con el niño en las piernas de la persona que lo cuida o en el suelo, la cuna, el baño, o al cambiarle el pañal.

Actividad: Póngale un objeto colorido de 6-15 pulgadas enfrente de los ojos del niño y anímale a mirarlo. Háblele y cambie de expresión de una manera juguetona. Mueva el objeto lentamente por donde el niño lo puede ver.

Cuelgue un hilo grueso a través de la cuna del niño y ate cintas, juguetes blandos, objetos familiares y campanas. Estas cosas se pueden cambiar cada dos o tres días para mantener el interés del niño. Cuando crece un poco, el niño tratará de tocar las cosas y agarrarlas. Es importante vigilar bien la actividad en todo momento y dejar de hacer la actividad a partir de los seis meses, o cuando el niño ya puede sentarse en la cuna.

También se pueden colgar móviles cerca de la cuna del niño, o fotos de mucho colorido en las paredes al nivel visual del niño.

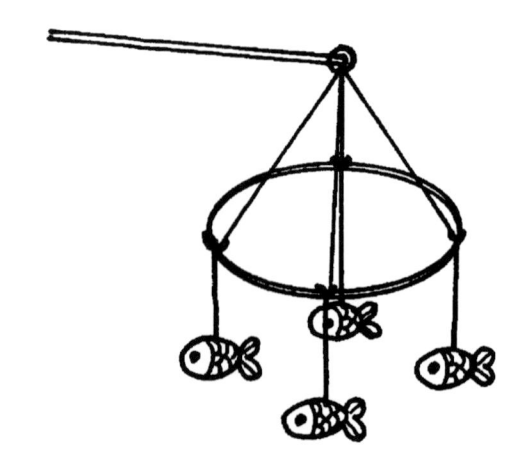

El infante no móvil

Extensiones y variaciones:

- Coloque objetos de mucho colorido alrededor de la cuna, en el cuarto, y al aire libre donde juega el niño.
- A los niños les gustan los objetos con colores brillantes, diseños sencillos, colores de mucho contraste, formas geométricas y caras.
- Haga un móvil para colgar cerca de la cuna o el baño.
- Cuando está jugando al aire libre con el niño, o cuando está de paseo, señálele objetos de muchos colores y formas que Ud. ve. Por ejemplo, es posible enseñarle fruta, vegetales, o otras cosas en el mercado de su barrio.
- Enséñele los objetos que aparecen en la naturaleza como flores y hojas de varios colores.

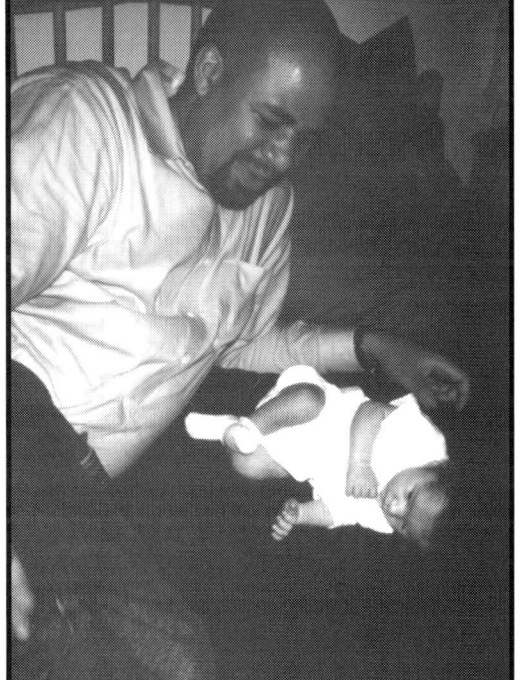

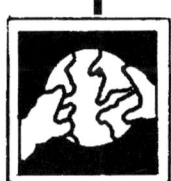

ENLACE CON LA CASA

Enséneles a las familias a hacer estas actividades y a hacer móviles. En una reunión de los padres, ayúdeles a hacer móviles.

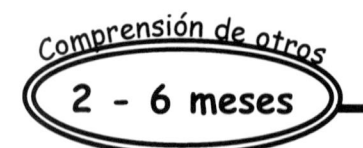

Comprensión de otros
2 - 6 meses
La gente y las cosas

Propósito: El niño tiene interacción con personas y objetos familiares y empieza a distinguir conceptualmente entre las personas y las cosas.

Materiales: un juguete conocido o un títere de mano

Preparación: ninguna; esta actividad se puede hacer en cualquier momento cuando el niño está tranquilo y receptivo

Actividad: Escóndase detrás de una puerta, silla o la cuna. Diga, "¿Dónde estoy? A ver si me puedes encontrar." Entonces asómese y diga, "¡Aquí estoy!" También puede usar el títere que puede tener una conversación juguetona con el niño. Háblele directamente al títere, y entonces el títere puede 'hablar' con el niño. Míre la reacción del niño. Ponga las manos del niño en la cara de Ud. y luego en el juguete. Hable de cada cosa que el niño toca.

Ayúdele al niño a explorar el juguete y luego a explorar la cara y las manos de Ud.

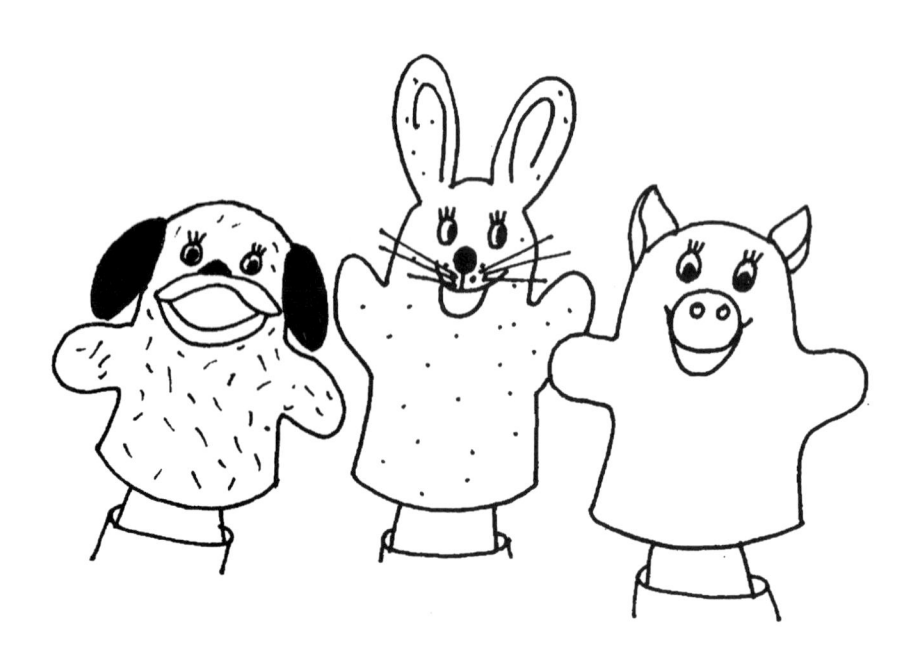

El infante no móvil

Extensiones y variaciones:

- Mientras que el niño explora una cosa nueva, descríbasela y muéstrele al niño como usarla.
- Si el juguete es muy avanzado para que el niño lo use solo, demuéstrele el juguete y enséñele como funciona.
- Muestre un placer exagerado en el juguete y en los colores, los sonidos, la forma, y el movimiento del juguete.

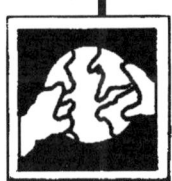

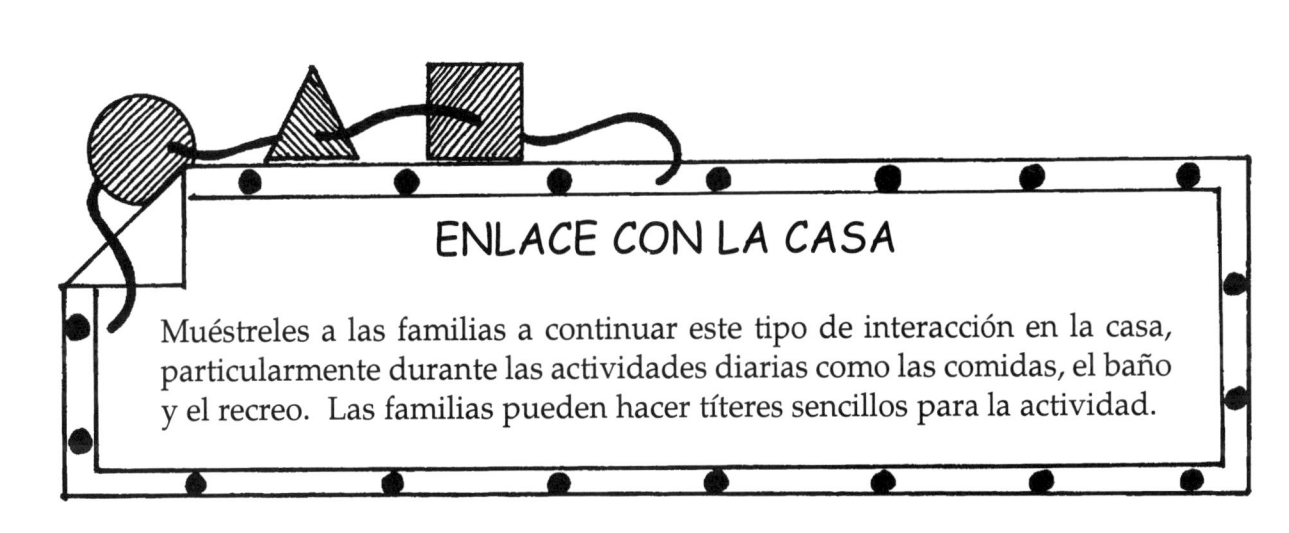

ENLACE CON LA CASA

Muéstreles a las familias a continuar este tipo de interacción en la casa, particularmente durante las actividades diarias como las comidas, el baño y el recreo. Las familias pueden hacer títeres sencillos para la actividad.

Comprensión de otros
0 - 3 meses

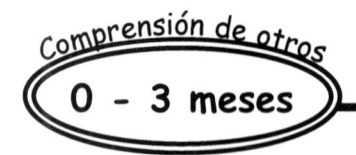

Comunicarte lo que necesito

Propósito: El niño aprende a comunicarle sus necesidades a la persona que lo cuida y aprende que esta persona responde rápidamente a lo que necesita. Estas necesidades incluyen el tener sed, hambre, estar cansado e incómodo.

Materiales: ninguno

Preparación: ninguna; esta actividad se puede hacer durante el día siempre cuando el niño señala su necesidad de atención de la persona que lo está cuidando.

Actividad: Si el niño llora, responda inmediatamente y trate de averiguar si tiene calor, frío, si está mojado, enfermo, o aburrido. Mientras tanto, háblele cariñosamente. Tómelo en brazos, mézalo, háblele de una manera tranquilizante, y asegúrele de su presencia. Mientras el niño se tranquiliza y lo mira, continúe el contacto visual. En cualquier momento cuando el niño inicia una interacción con Uds., sea mirándolo o moviéndose los brazos y las piernas, tómelo en brazos y háblele para asegurarle de su presencia y su deseo de comunicarse con él. Si el niño se pone exigente, mirando hacia un lado o abriendo los dedos, tranquilícelo dejándolo solo para calmarse.

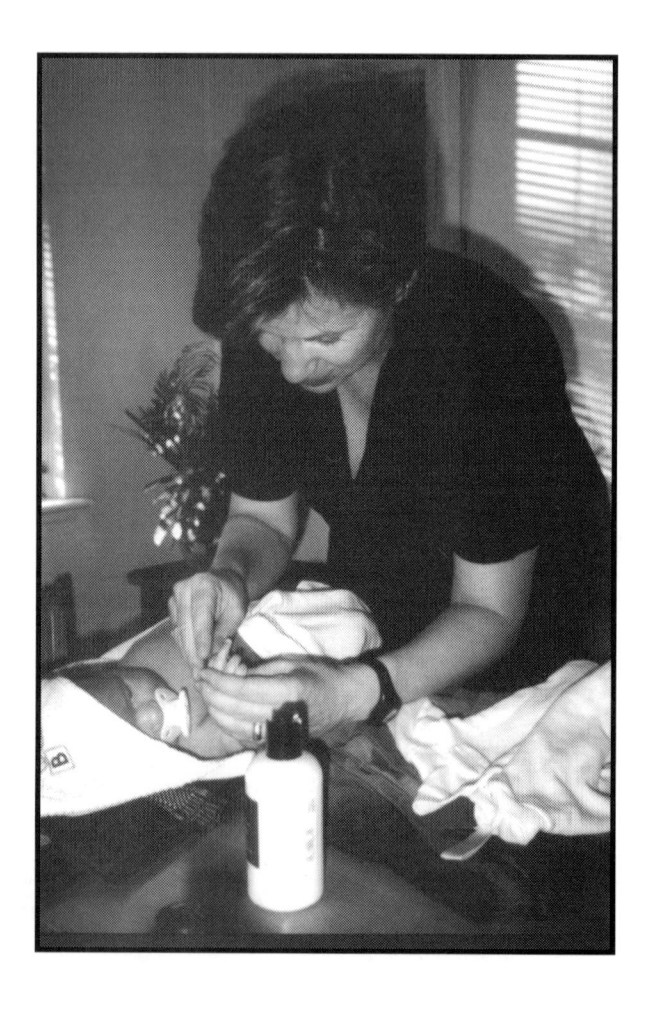

Extensiones y variaciones:

- Esta actividad llega a ser una reacción consistente de los que cuidan a los niños cuando el niño señala que necesita atención.
- Idealmente, cada adulto que trabaja con el niño aprenderá a interpretar las señales del niño para que sus necesidades se satisfagan de una manera oportuna.
- Las señales del deseo del niño de comunicarse con el adulto frecuentemente ocurren cuando es hora de comer, de bañarse, cuando el niño se despierta, y cuando está jugando.

ENLACE CON LA CASA

Ayude a las familias a interpretar las señales del niño, y a responder consistentemente. Asegúreles que responder a las señales de comunicación del niño no mima al niño, sino que le da la impresión de seguridad que crecerá durante su niñez.

Comprensión del mundo

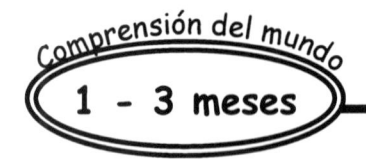

1 - 3 meses

Las cosas favoritas

Propósito: El niño les tiene cariño a ciertos objetos, juguetes, o fotos familiares. Esto le da un sentido de seguridad, confianza, y familiaridad. Cuando algunos objetos familiares desaparecen y vuelven a aparecer más tarde, le parecen nuevos al niño. De esta manera el niño tiene alrededor suyo objetos que le son familiares y nuevos.

Materiales: objetos familiares, juguetes, fotos que son seguros y que no estorban el movimiento del niño.

Preparación: El niño puede estar tumbado en la cuna, o en las rodillas de la persona que lo cuida, o en el suelo en una toalla limpia o una manta.

Actividad: Coloque los objetos, fotos, y juguetes familiares en la cuna del niño. Cambie los juguetes blandos, las fotos y los animalitos de vez en cuando para que siempre haya algo nuevo y algo familiar para explorar. Cuelgue un juguete sobre la cuna, cambiando el juguete por una foto o un objeto de mucho colorido.

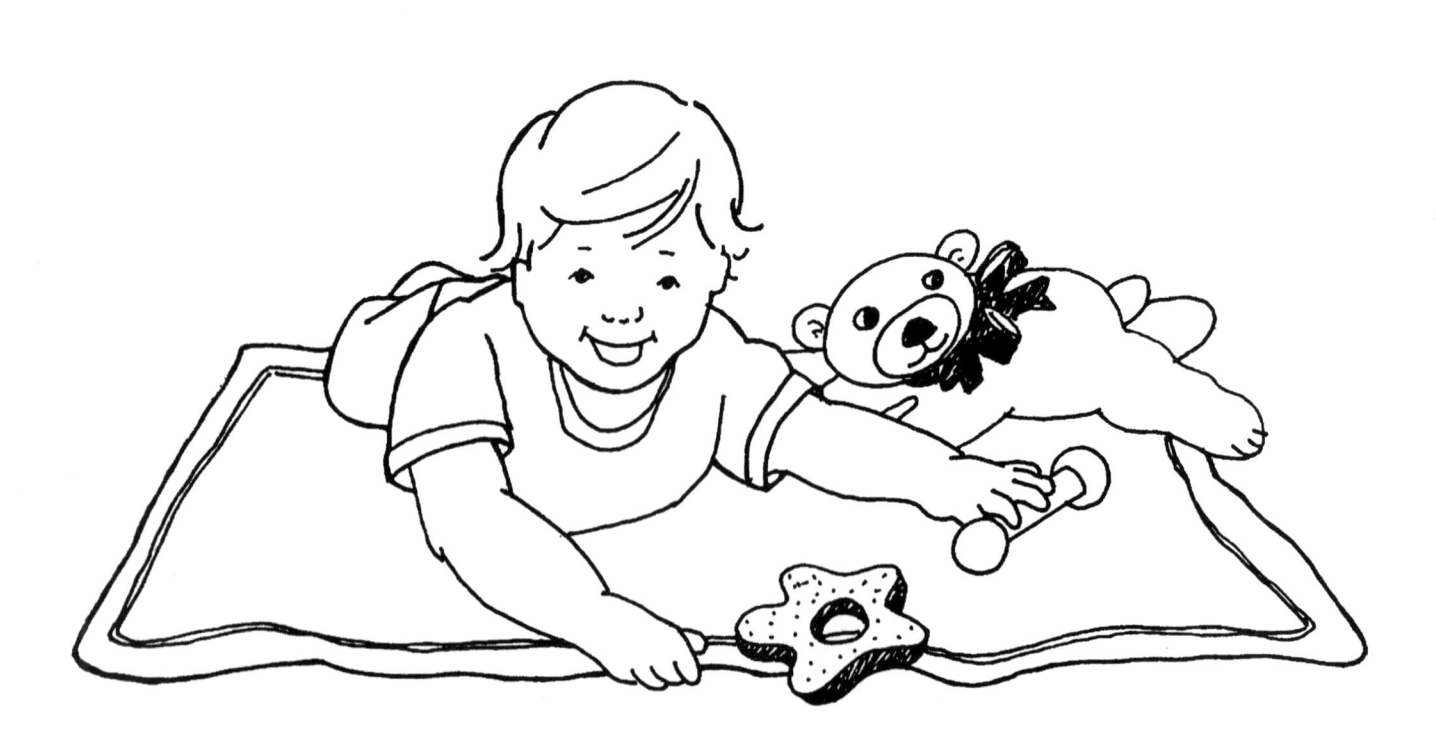

El infante no móvil

Extensiones y variaciones:

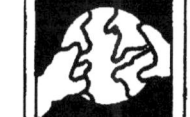

- Anime al niño a alcanzar y pegar el juguete colgante sobre la cuna.
- De vez en cuando coloque un juguete que hace un sonido cuando es tocado por el niño, por ejemplo un sonajero.

ENLACE CON LA CASA

Pregúnteles a los padres por los objetos favoritos del niño en casa. Procure que algunas cosas favoritas del niño le acompañen a casa y que vuelvan más tarde a la clase. También se pueden traer a la clase algunos objetos favoritos de casa. Anímeles a los parientes que jueguen con el niño usando objetos y juguetes familiares.

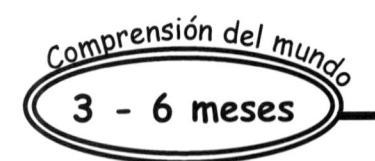

¡Causo cosas!

Comprensión del mundo — 3 - 6 meses

Próposito: El niño empieza a comprender que sus acciones y sus movimientos producen cambios y que resultan en un nuevo evento.

Materiales: sonajero (chischil), un juguete que da la vuelta, o cualquier otro objeto seguro

Preparación: El niño puede estar en cualquier posición, en brazos, sentado, en el baño, o comiendo.

Actividad: Ayude al niño a dar un golpecito al sonajero colgando encima de él. Muéstrele como dar una patada a una pelota por el suelo o la cuna. Ponga una campanita en una pulsera alrededor de la muñeca o el tobillo del niño para que haga ruido cuando se mueve.

Extensiones y variaciones:

- Durante el baño, el niño puede hacer ruidos con los objetos de plástico en al agua.
- A la hora de comer, el niño puede hacer ruidos pegando su cuchara en la mesa o dando un golpecito con la taza en el plato.
- Intente esta actividad con 2 o 3 bebés sentados en un círculo y sostenidos por los adultos. Ayúdeles a rodar una pelota blanda del uno al otro.
- Se puede hacer un sonajero sencillo de un globo pequeño, lata, o un envase de plástico con frijoles dentro.

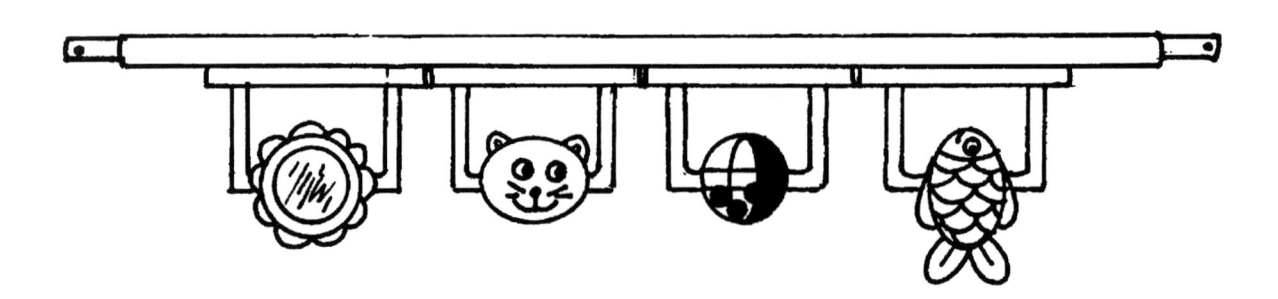

El infante no móvil

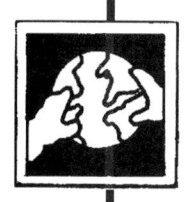

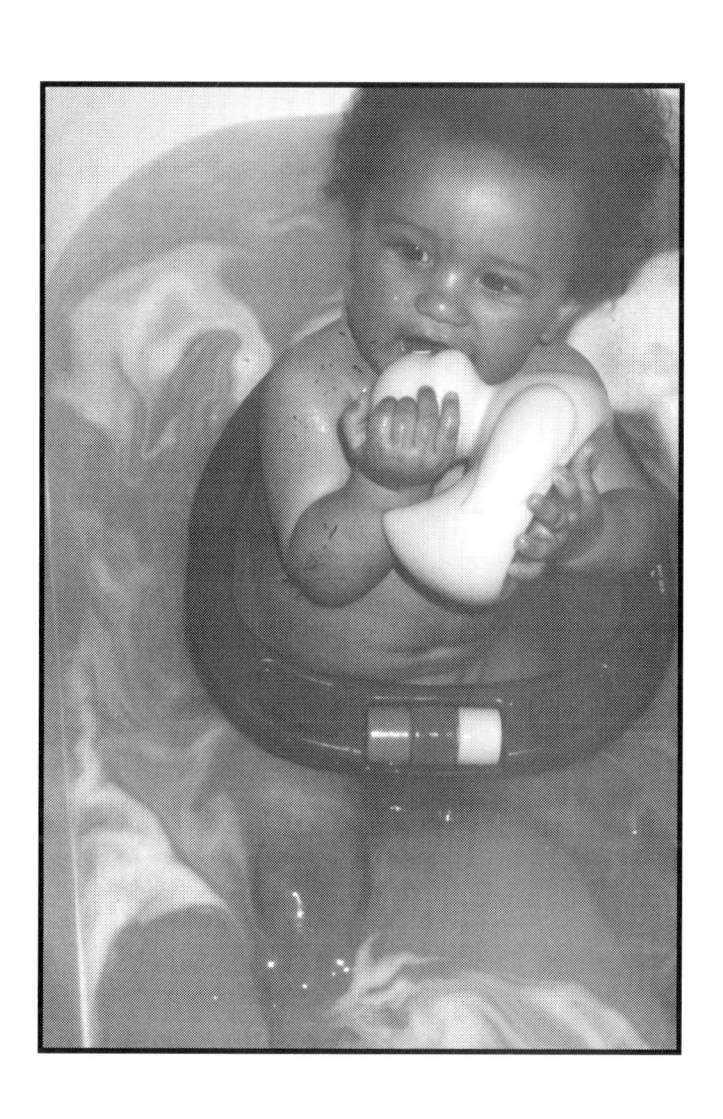

ENLACE CON LA CASA

Anime a las familias a observar los esfuerzos del niño de hacer ruidos o de causar otros efectos. Muéstreles las maneras en que el niño lo hace en la escuela. Explique que ésta es la manera en que el niño aprende a asociar sus acciones con los resultados, lo cual es el comienzo del aprendizaje acerca del mundo a su alrededor.

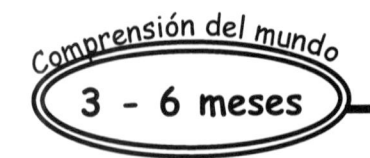

Comprensión del mundo — 3 - 6 meses
Aprender nuevas formas

Propósito: El niño aprende de las formas tocando y manipulando varios objetos.

Materiales: una variedad de objetos redondos, cuadrados, triangulares, cónicos y tubulares-se pueden incluir pelotas, un rollo de papel, un bloque cuadrado, un anillo de goma, o vasitos de plástico.

Asegúrese que todos los objetos son suficientemente grandes para que el niño no pueda atragantarse con ellos (deben ser más grandes que una botellita de pastillas, pero suficientemente pequeños para que el niño los pueda agarrar).

Preparación: Esta actividad se puede hacer en cualquier momento en que el niño se encuentra relajado y alerta.

Actividad: Ofrézcale una serie de objetos de varias formas y anímelo a que agarre cada uno de ellos. Varíe la selección y hable de las diferencias en cuanto a forma y textura de cada uno. Anímelo al niño a explorar sus dedos y sus dedos de los pies cuando no lleva zapatos. Pegue formas de diferencias materiales y texturas en un papel. Se pueden incluir formas de alfombra, bolitas de algodón, tela suave, una esponja, fieltro, lana, papel de lija o piel. Muéstrele al niño cómo explorar estas formas y texturas.

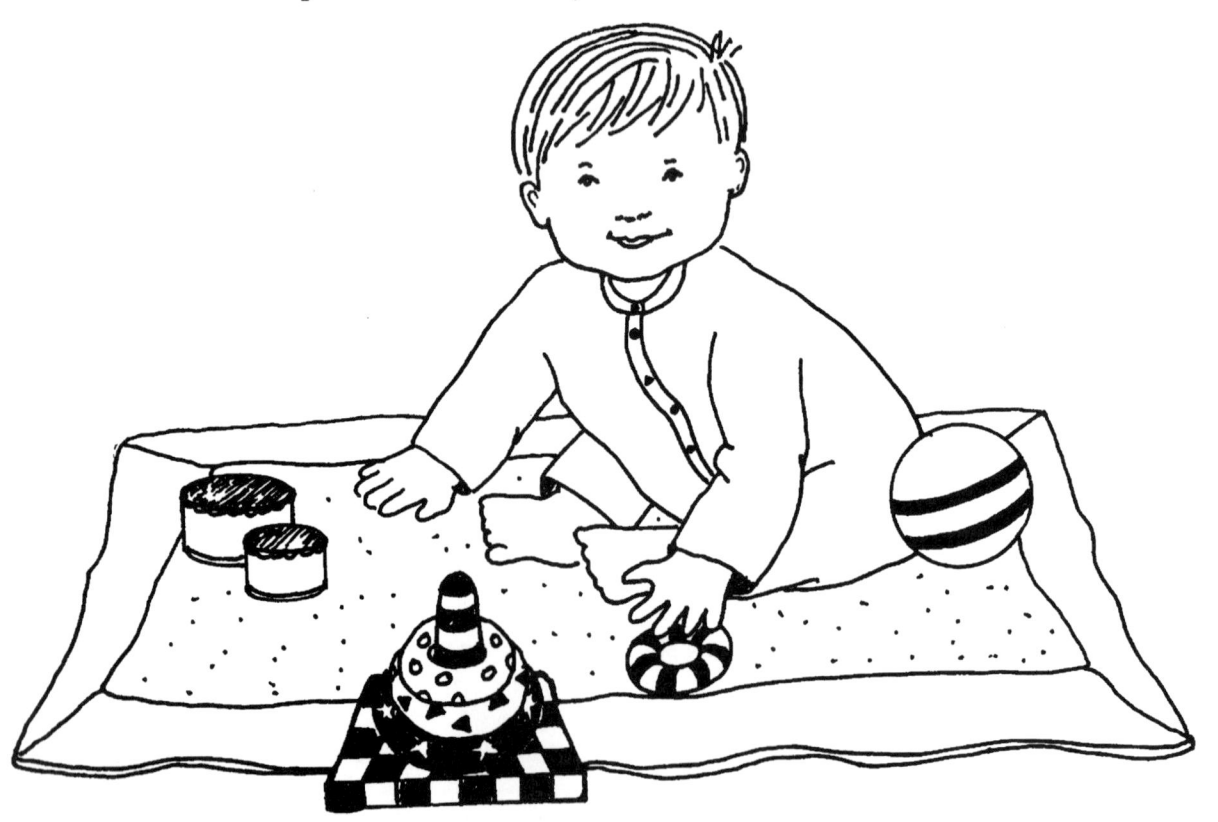

El infante no móvil

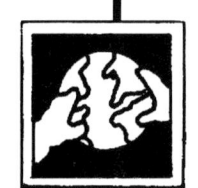

Extensiones y variaciones:

- Cuando quiera que saque al niño a pasear, coleccione formas y texturas diferentes como palos, hojas, piedras, flores y plantas.
- Llene una caja con objetos de distintas formas para el juego del niño.
- Esta caja puede incluir sonajeros, cucharas de plástico, bolas de hilo, pelotas y bloques.

ENLACE CON LA CASA

Enséñeles a las familias cómo jugar con el niño usando estas formas. Avíseles de la necesidad de asegurar la seguridad del niño en cuanto al tamaño de los objetos. Algunas cosas que se encuentran en la casa son útiles para esta actividad, como por ejemplo utensilios de plástico, rollos de toallas de papel, y otros objetos que no se pueden romper.

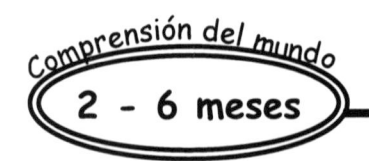

Nuevas texturas y sensaciones

Comprensión del mundo — 2 - 6 meses

Próposito: El niño toca cosas diferentes para aprender de varias texturas. El niño empieza a explorar las diferentes propiedades de los objetos y como son cuando se tocan. Aprender a sentir diferentes sensaciones es un precursor a la comprensión futura de materiales diferentes en el ambiente.

Materiales: materiales con textura diferente como piel, toallas, plumas, seda, cuero, lana, encaje, algodón, y bordado.

Preparación: Esta actividad se puede hacer siempre cuando el niño está alerta y dispuesto a aprender.

Actividad: Suavemente roce las piernas, el estómago, los brazos y la cara del niño con materiales de texturas diferentes. Déle pelotas hechas de textura diferente como de toalla, de algodón, de lana o de satén. Use palabras para describir las texturas diferentes.

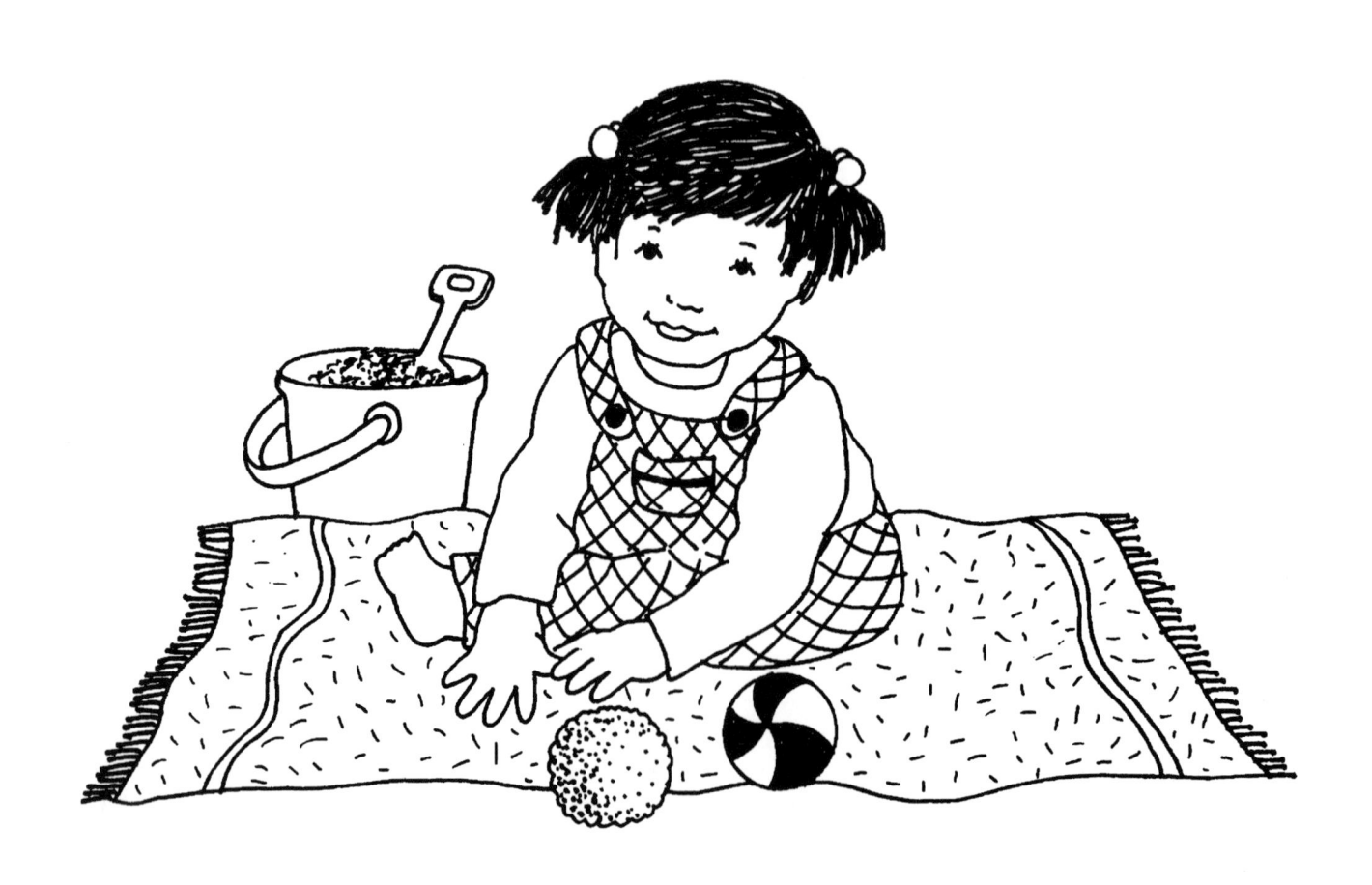

El infante no móvil

Extensiones y variaciones:

- Cosa una manta o una cobija de cuadros de tela con colores y texturas diferentes.
- Esta manta se puede poner en el suelo con el niño encima para fomentar la exploración de las distintas telas.
- Cuando está al aire libre con el niño, ayúdele a explorar las texturas alrededor de él, como la corteza de un árbol, las hojas lisas, la hierba, las piedras duras, o los pétalos suaves de las flores.

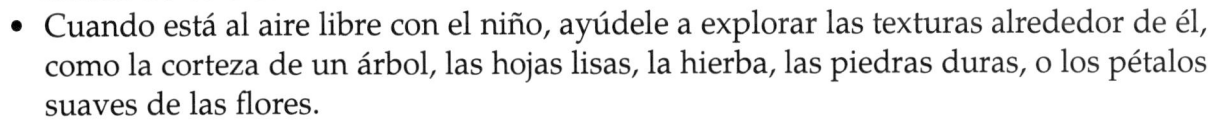

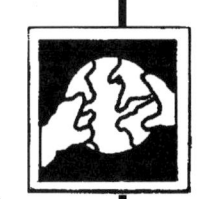

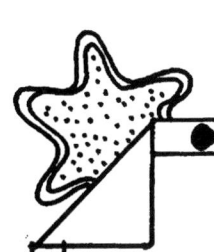

ENLACE CON LA CASA

Anime a las familias a hacer una manta o cobija para el niño. También anímelos a presentarle al niño distintas texturas alrededor de la casa.

Comprensión del mundo

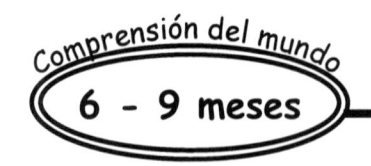

6 - 9 meses

Golpear cosas

Propósito: El niño aprende de los objetos que él puede golpear. Esta actividad le ayuda al niño a aprender de las propiedades de las cosas en el mundo por los sentidos del tacto, de vista, y de oído.

Materiales: cucharas de madera, tapas, ollas, cacerolas, sonajeros (chischiles), y pelotas de plástico

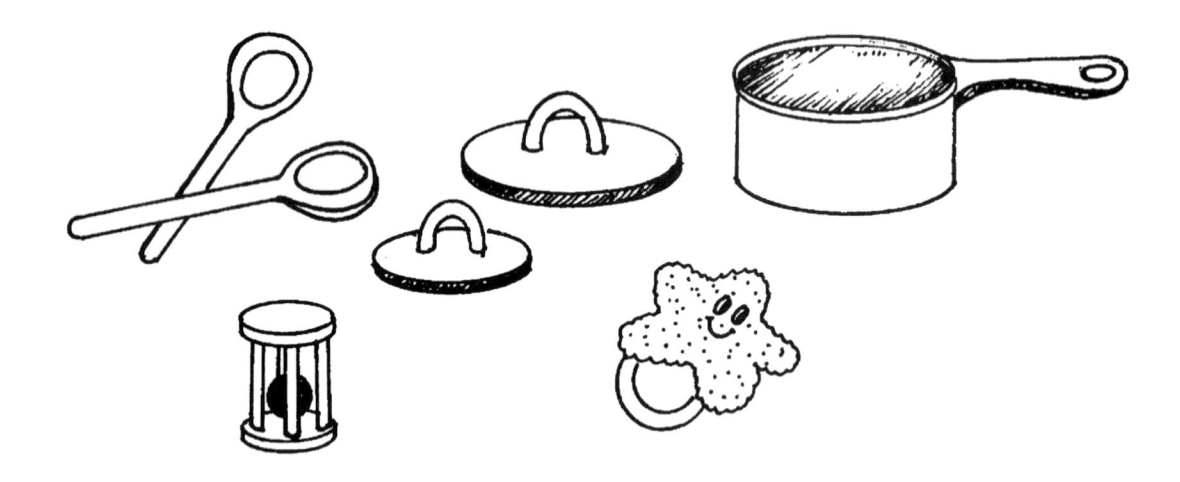

Preparación: Esta actividad se puede hacer en cualquier momento, sosteniendo al niño en las rodillas del adulto o jugando en el suelo o a una mesa.

Actividad: Con el niño en las rodillas, anímelo a pegar la mesa con su mano, una cuchara o un juguete. Déle objetos que hacen ruido cuando se golpean, como cucharas de madera, tapas y ollas. Muéstrele al niño cómo hacer ruido golpeando estas cosas, dando golpecitos a otros objetos con una pelota y sacudiendo los sonajeros.

El infante no móvil

Extensiones y variaciones:

- Anime al niño a dar golpecitos a una serie de objetos con las manos, incluso a los muebles de la clase.
- Háblele de los sonidos diferentes que oye y de las diferentes sensaciones.

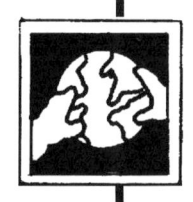

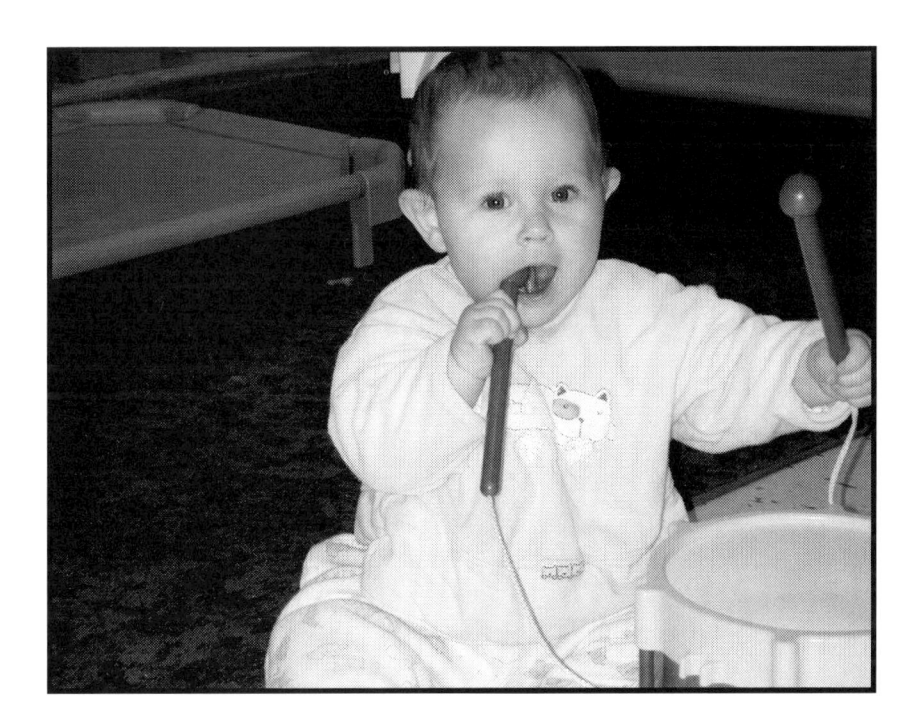

ENLACE CON LA CASA

Anime al niño a dar golpecitos a cosas de tamaños y formas diferentes. Anímelo a dar palmaditas a los otros niños y a los animales. También muéstrele cómo dar palmaditas a las otras cosas de la casa como las mantas, los juguetes blandos y los muebles.

Comprensión de otros
2 - 6 meses
Juegos sociales

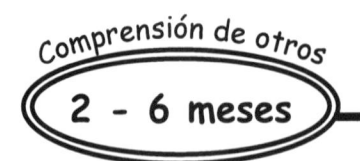

Propósito: El niño disfruta del juego social y de la interacción divertida con la persona que lo cuida, haciendo muecas y sonidos graciosos. Esta actividad es la base del aprendizaje futuro y de las relaciones sociales. El niño aprende que puede responder a las acciones y sonidos del adulto y que el adulto responderá a sus sonidos y movimientos también. Estas actividades son el comienzo de como el niño aprende a crear un efecto en el mundo alrededor suyo.

Materiales: ninguno

Preparación: Elija un momento tranquilo cuando el niño está alerta y activo.

Actividad: Haga un sonido gracioso como un clic y espere que el niño lo copie, baile al compás de la música con el niño, o hágale cosquillas en la mejilla cuando ve que lo está observando. Escuche para ver si el niño hace un sonido gracioso, y cópielo. También puede darle palmaditas rítmicas a los pies o las manos del niño, jugar poniéndole un trapo sobre la cabeza del niño y animándole a quitárselo, o copiar los movimientos del niño.

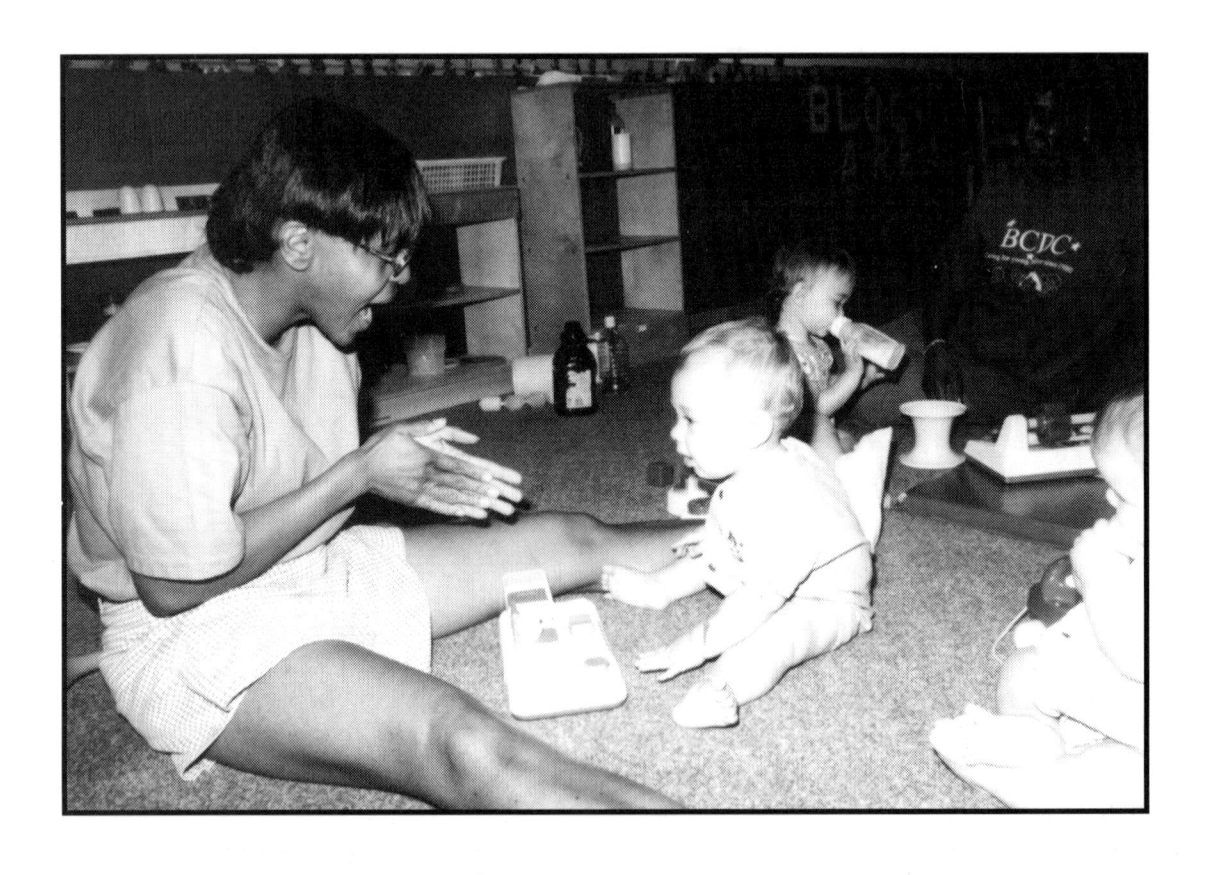

El infante no móvil

Extensiones y variaciones:

- Estas interacciones sociales se pueden hacer mientras viste, baña, da de comer al niño o a otros momentos durante el día.
- Algunos juegos pueden ser canciones acerca de los dedos o los dedos de pie mientras que Ud. juega con los dedos del niño, hacer un movimiento como reacción a un movimiento del niño, y responder a los esfuerzos del niño de comunicarse por medio de sonidos, movimiento y contacto visual.

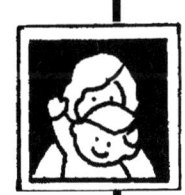

ENLACE CON LA CASA

Sugiera que las familias inicien interacciones divertidas con el niño jugando y observando cuando el niño parece desear la interacción. Los miembros de la familia pueden imitar los movimientos y los sonidos del niño y pueden animarle al niño a imitar sus muecas o sonidos sencillos.

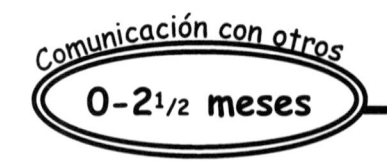

Comunicación con otros
0-2½ meses
Hacer sonidos

Propósito: El niño aprende a hacer sus primeros sonidos. Los primeros sonidos del niño son vocalizaciones suaves que hace cuando se siente cómodo. Estos sonidos ocurren naturalmente y el niño no los hace a propósito. Los músculos de la garganta, que se usan para hacer estos sonidos, se usarán luego cuando hable el niño.

Materiales: ninguno

Preparación: Ponga al niño frente de Ud. o tenga al niño tumbado.

Actividad: Espere a que el niño haga un sonido como 'aaa' u otro sonido suave. Cuando oye un sonido, sonríale al niño, háblele, o imite los sonidos que el niño ha hecho. Puede hacer esta actividad durante todo el día cuando lo viste, le cambia el pañal, lo baña o juega con el niño.

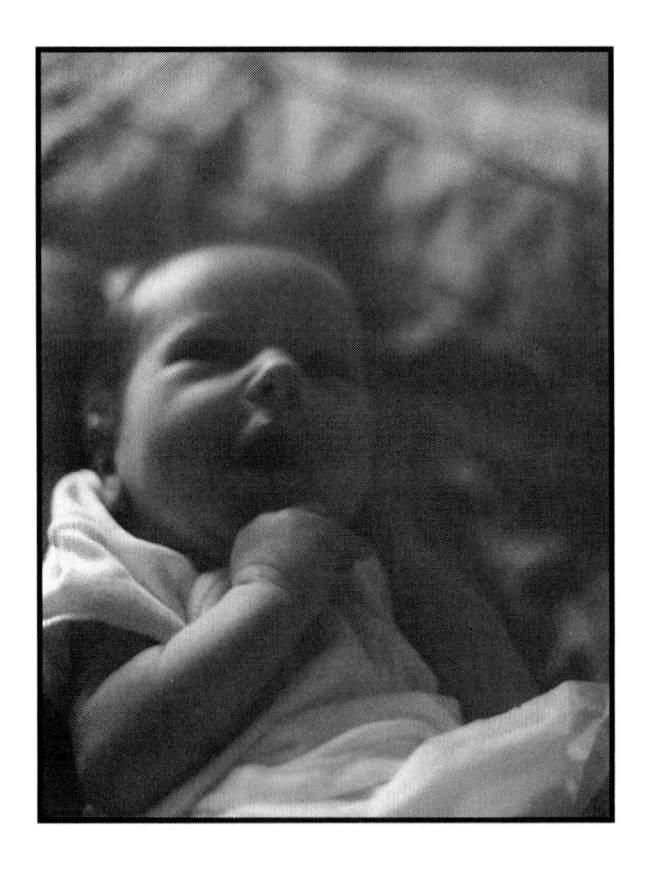

El infante no móvil

Extensiones y variaciones:

- En esta actividad, el niño aprende a asociar la voz de la persona que lo cuida con la comodidad.
- El adulto puede aprender cuáles son las actividades que consuelan al niño escuchando cuando hace esos sonidos.
- Cuando el niño sea un poco mayor, ya empezará a imitar los sonidos más complejos que Ud. hace y más tarde imitará sus palabras.

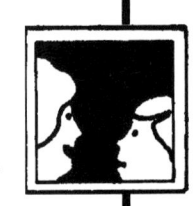

ENLACE CON LA CASA

Aníme a las familias a vocalizar, a sonreír, y a hablar con el niño para provocar estos sonidos durante la rutina del día. Comunique las actividades especiales que parecen ser las más confortantes y divertidas para el niño en la clase. Pregúnteles cuáles son las actividades de casa en que el niño parece expresar su placer por los sonidos.

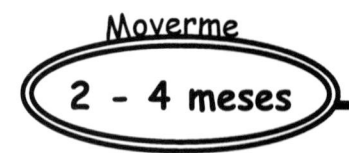

Moverme — 2 - 4 meses
Levantar la cabeza

Propósito: El niño levanta la cabeza sin apoyo. Hasta que el niño aprende un control fuerte y constante de la cabeza, es importante que la persona que lo cuida le sostenga la cabeza. Cuando el niño empieza a tener control sobre la cabeza, empezará a explorar lo que hay a su alrededor con más interés.

Materiales: ninguno

Preparación: Mantenga al niño en posición vertical mirando sobre su hombro.

Actividad: Lleve al niño de un cuarto al otro en esta posición, enseñándole las cosas interesantes que se ven desde esta posición, o llévelo a mirarse en un espejo en esta posición.

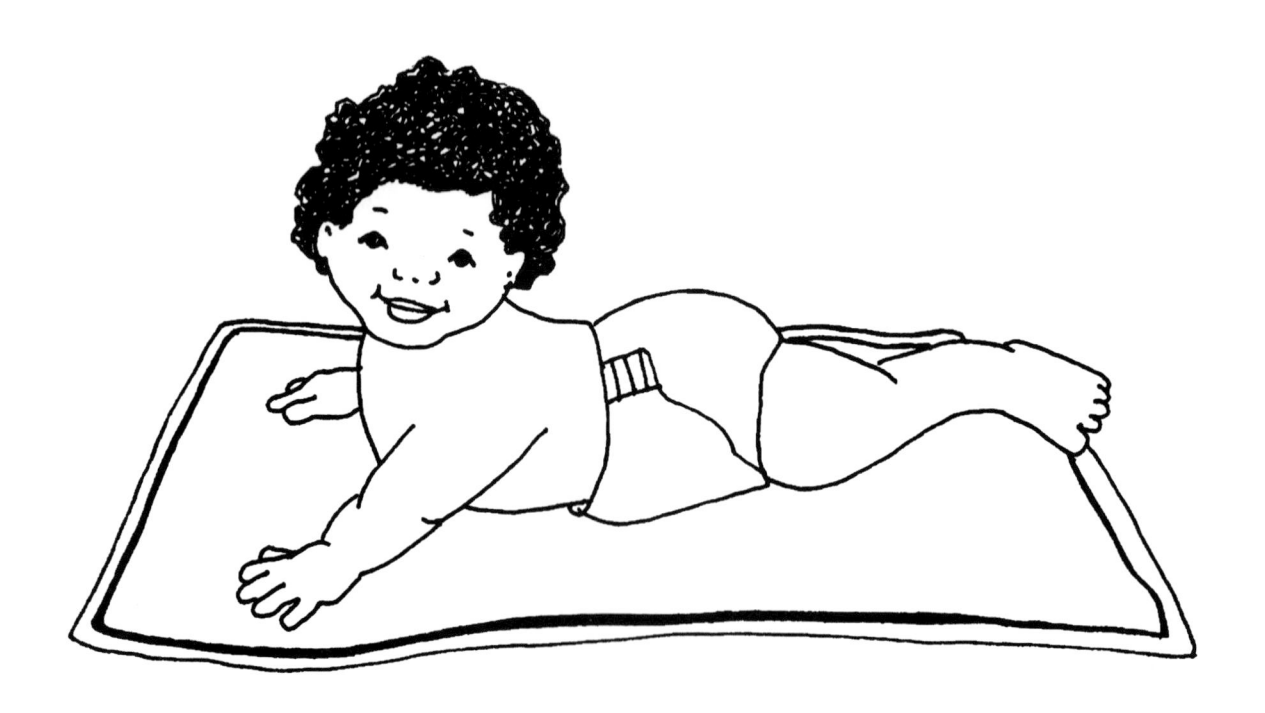

Extensiones y variaciones:

- Coloque al niño en una variedad de posiciones por períodos cortos para que pueda practicar el control de la cabeza.
- Estas posiciones pueden incluir al niño tumbado bocabajo, tumbado en un sillón, cara a cara con la persona que lo cuida, en un columpio para infantes, o en un cochecito.

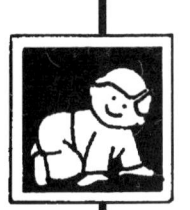

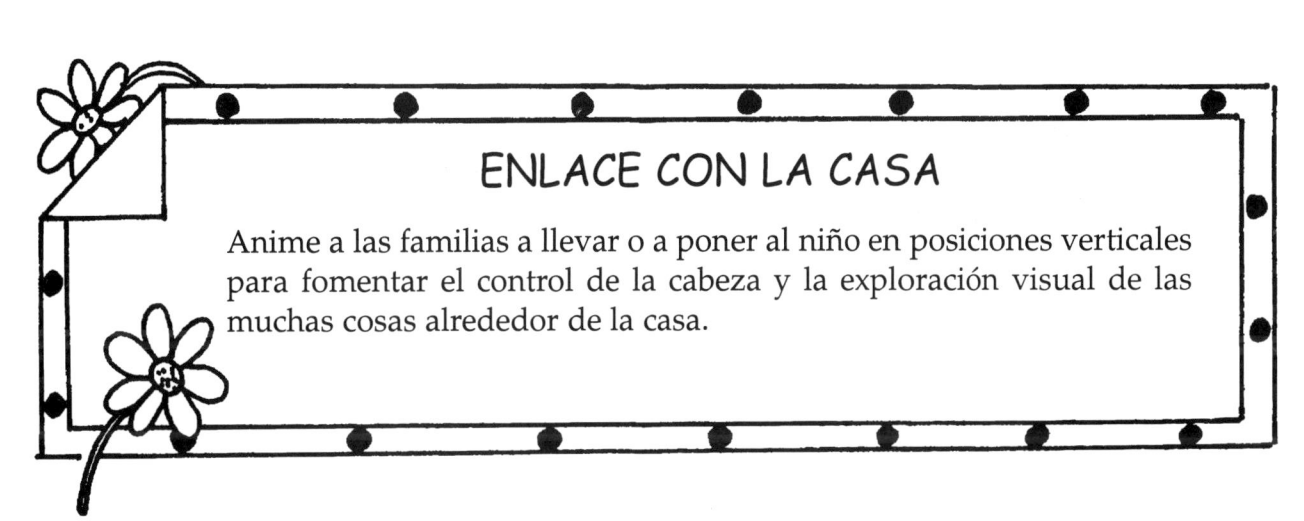

ENLACE CON LA CASA

Anime a las familias a llevar o a poner al niño en posiciones verticales para fomentar el control de la cabeza y la exploración visual de las muchas cosas alrededor de la casa.

Moverme
0 - 6 meses

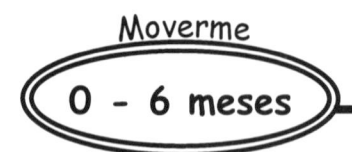

Movernos juntos

Propósito: El niño mece y se mueve con la persona que lo cuida. El niño aprende la sensación de los movimientos diferentes y rítmicos. Esta actividad es un primer paso importante antes de que el niño aprenda a moverse solo. Empieza a desarrollar más control y fuerza muscular, el control sobre el movimiento, el equilibrio, y una sensación del cuerpo, además del desarrollo de los dos lados del cuerpo.

Materiales: ninguno es absolutamente necesario, pero conviene tener una mecedora

Preparación: Ponga al niño en las rodillas, o llévelo en brazos.

Actividad: Meza al niño en una mecedora, en las rodillas, o en los brazos. Esta actividad es confortante y tranquilizante, y se puede hacer a intervalos durante el día.

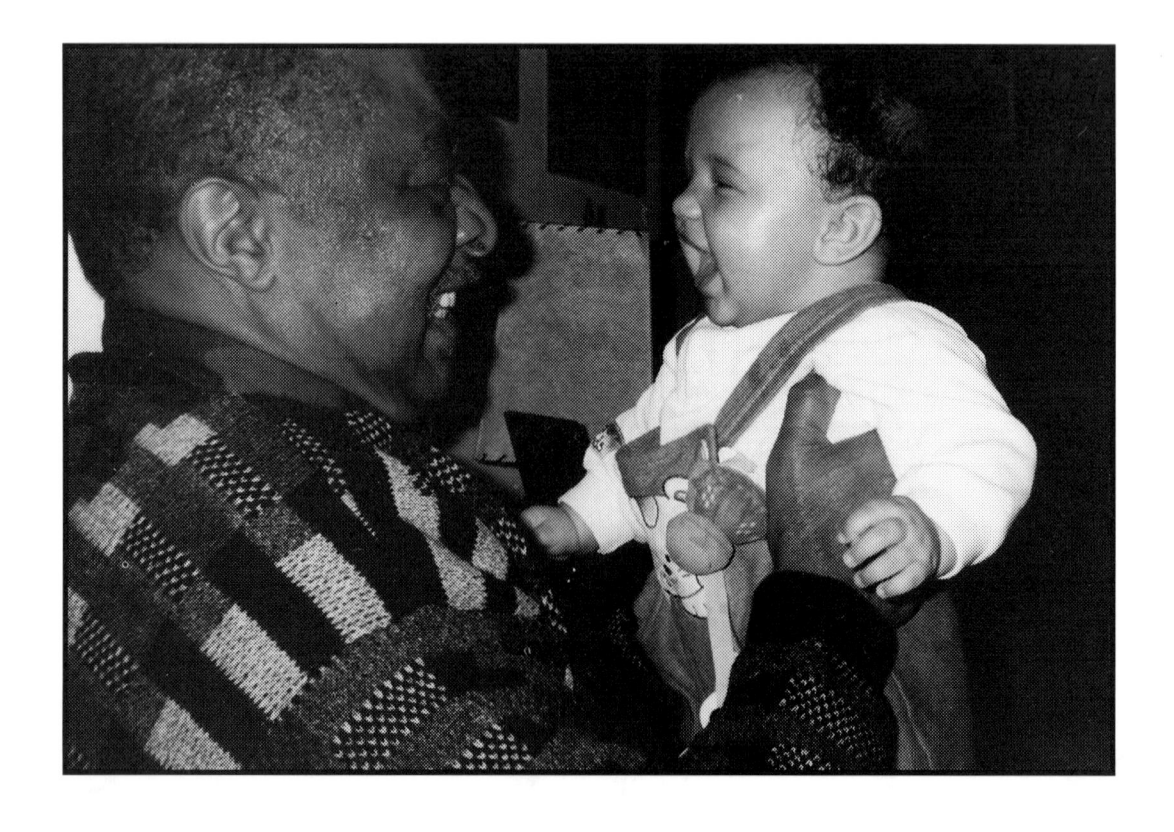

El infante no móvil

Extensiones y variaciones:

- Toque música o cante mientras baila por el cuarto con el niño en brazos.
- Intente la actividad con música lenta y rápida, moviéndose al ritmo de la música.

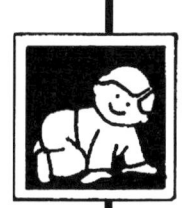

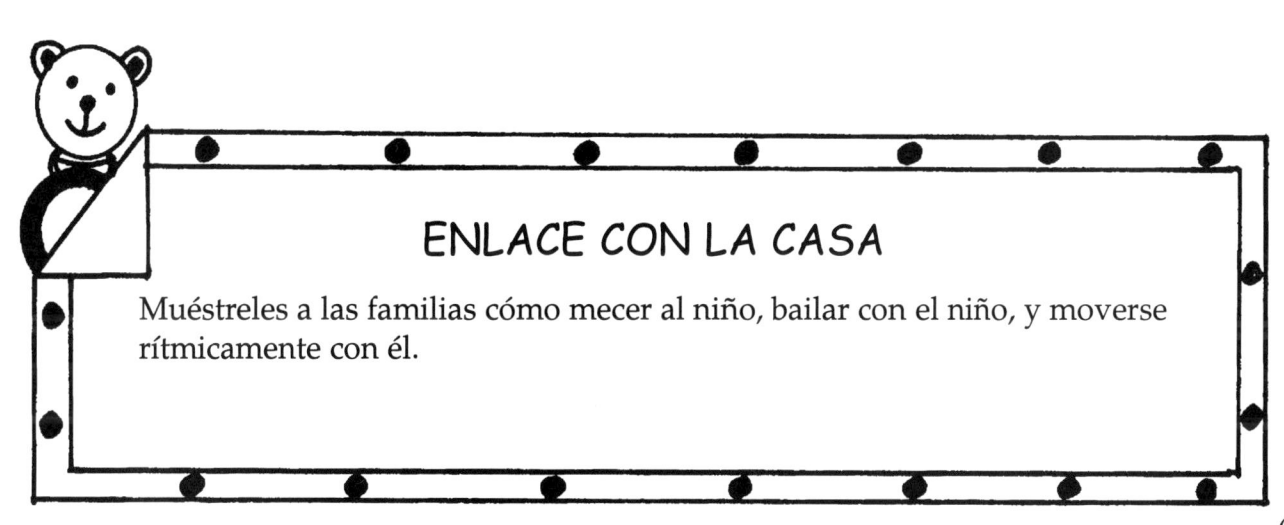

ENLACE CON LA CASA

Muéstreles a las familias cómo mecer al niño, bailar con el niño, y moverse rítmicamente con él.

Moverme
3 - 5 meses

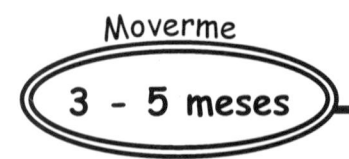

¡Puedo levantar la cabeza!

Propósito: Esta actividad le ayuda al niño a levantar la cabeza para que pueda ser más alerta visualmente y más atento a las personas y las cosas a su alrededor.

Materiales: ninguno

Preparación: Ponga al niño en el estómago bocabajo en una manta o toalla limpia.

Actividad: Ponga una fota de una cara o una foto de un miembro de la familia enfrente del niño y anímelo a levantar la cabeza para poder ver la foto. Si el niño tiene un sonajero, un juguete favorito, o algo de mucho colorido, póngalo enfrente de él para fomentar el interés en levantar la cabeza.

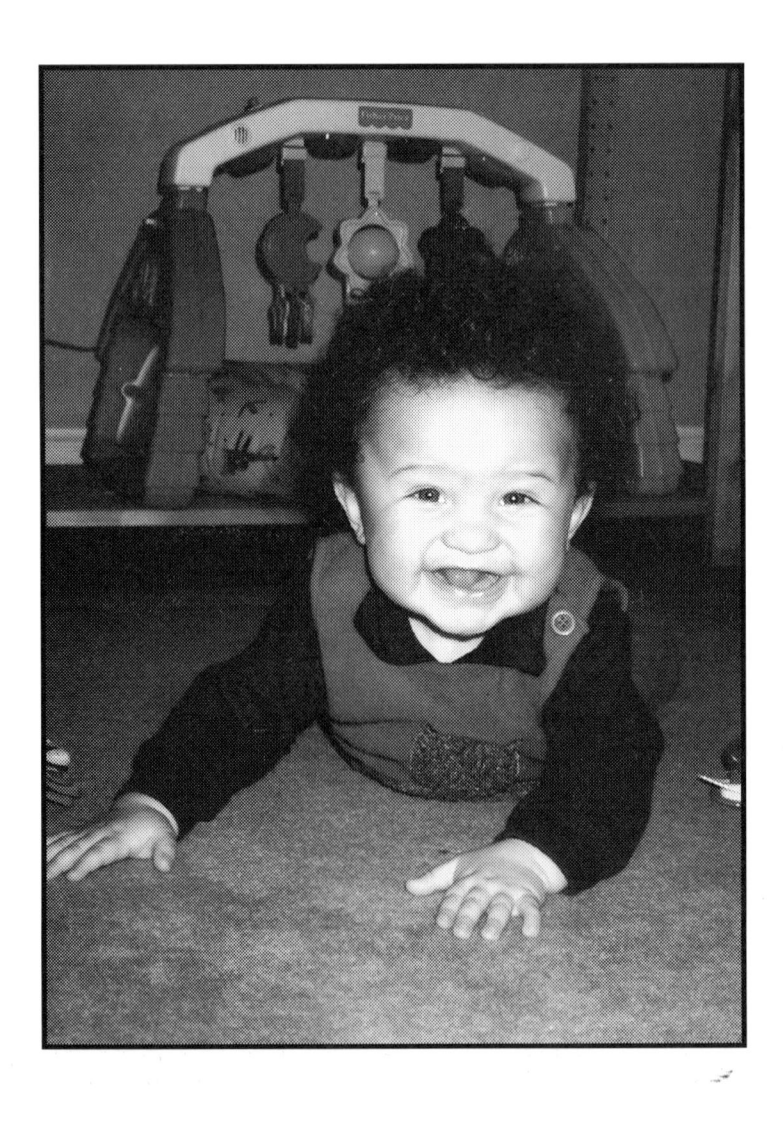

El infante no móvil

Extensiones y variaciones:

- Ate unas cintas de mucho colorido a la cuna del niño para que él levante la cabeza para verlas.
- Ponga una foto favorita dentro de la cuna para que el niño levante la cabeza para verla.
- Ponga una almohada enrollada debajo del pecho del niño para animarlo a levantar la cabeza.
- Ponga al niño bocabajo en las rodillas de Ud., y ayúdele a moverse de un lado a otro.
- Juegue con un juguete favorito o algo de mucho colorido enfrente de la cara del niño.

ENLACE CON LA CASA

Muestre a la familia cómo poner al niño en una posición en el estómago y cómo animarlo a levantar la cabeza usando juguetes favoritos, fotos de la familia, y objetos de mucho colorido.

Moverme
0 - 3 meses

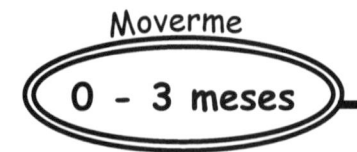

Mirar alrededor mío

Propósito: El niño da vueltas con la cabeza independientemente. Dando vueltas con la cabeza de un lado al otro, el niño aprende a girar la cabeza. Más tarde esto le ayuda al niño a explorar, a aguantar su peso en los brazos, a variar entre los dos brazos, y eventualmente, a gatear.

Materiales: ninguno

Preparación: El niño puede estar sentado, tumbado, o bocabajo en el suelo en el estómago.

Actvidad: Coloque al niño a los dos lados del cuerpo en vez de siempre en el lado derecha o el lado izquierda. Ponga fotos y juguetes en varios lugares de la cuna, moviéndolos de vez en cuando para que el niño tenga que girar la cabeza para buscarlos. Cuando el niño está tumbado y no enfrente de Ud., diga su nombre para llamar la atención, y anímelo que dé la vuelta para estar enfrente de Ud.

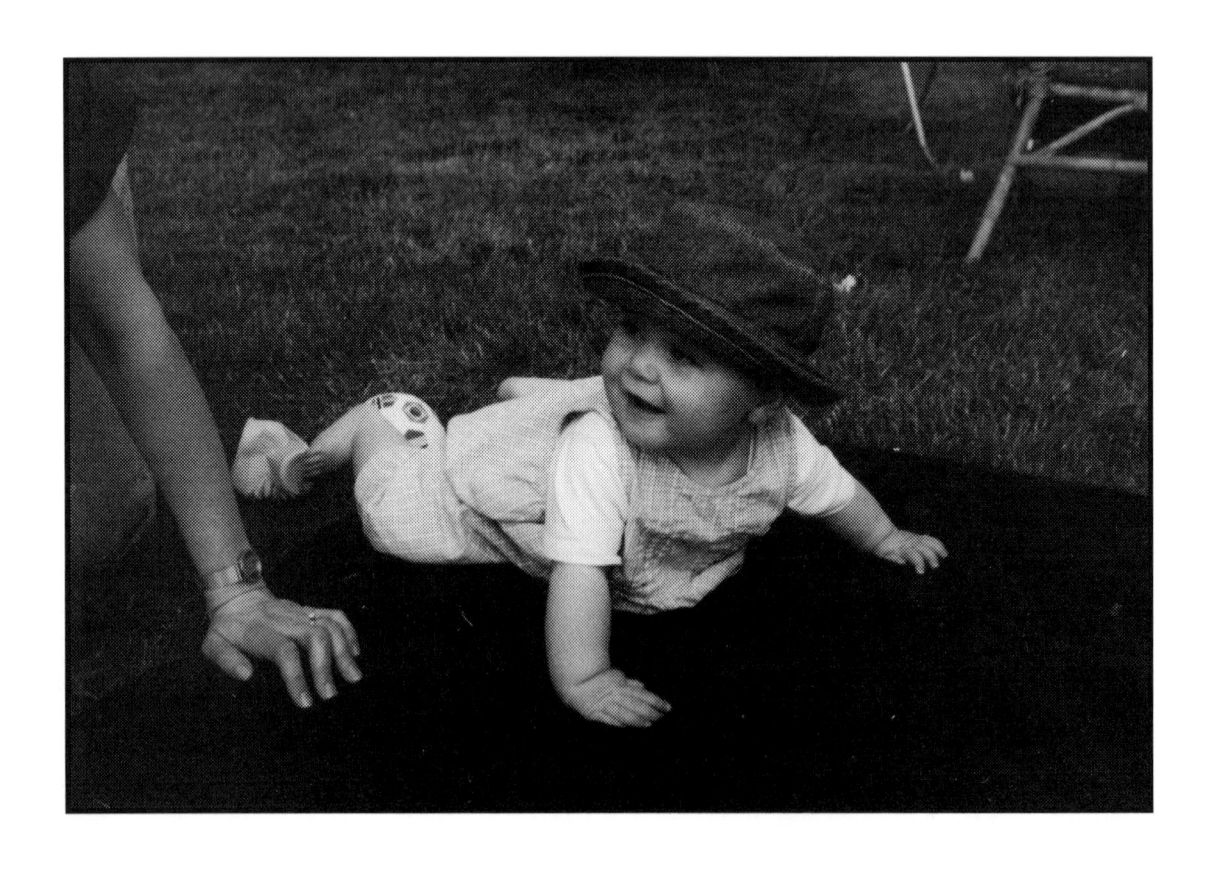

El infante no móvil

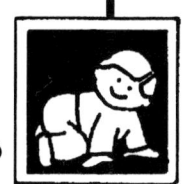

Extensiones y variaciones:

- Cuando el niño está en un sillón, sacuda un sonajero o toque una campanita a su lado para animarlo a que dé la vuelta.
- Esta actividad también se puede hacer con un objeto brillante o de mucho colorido.

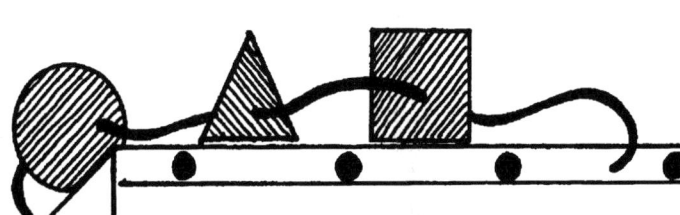

ENLACE CON LA CASA

Enseñe a la familia como puede fomentar el movimiento de la cabeza usando objetos de la casa. A turnos los hermanos pueden tener al niño en brazos mientras que otro mueve un juguete, un espejo, u otro objeto brillante a los dos lados de la cabeza.

CAPÍTULO TRES

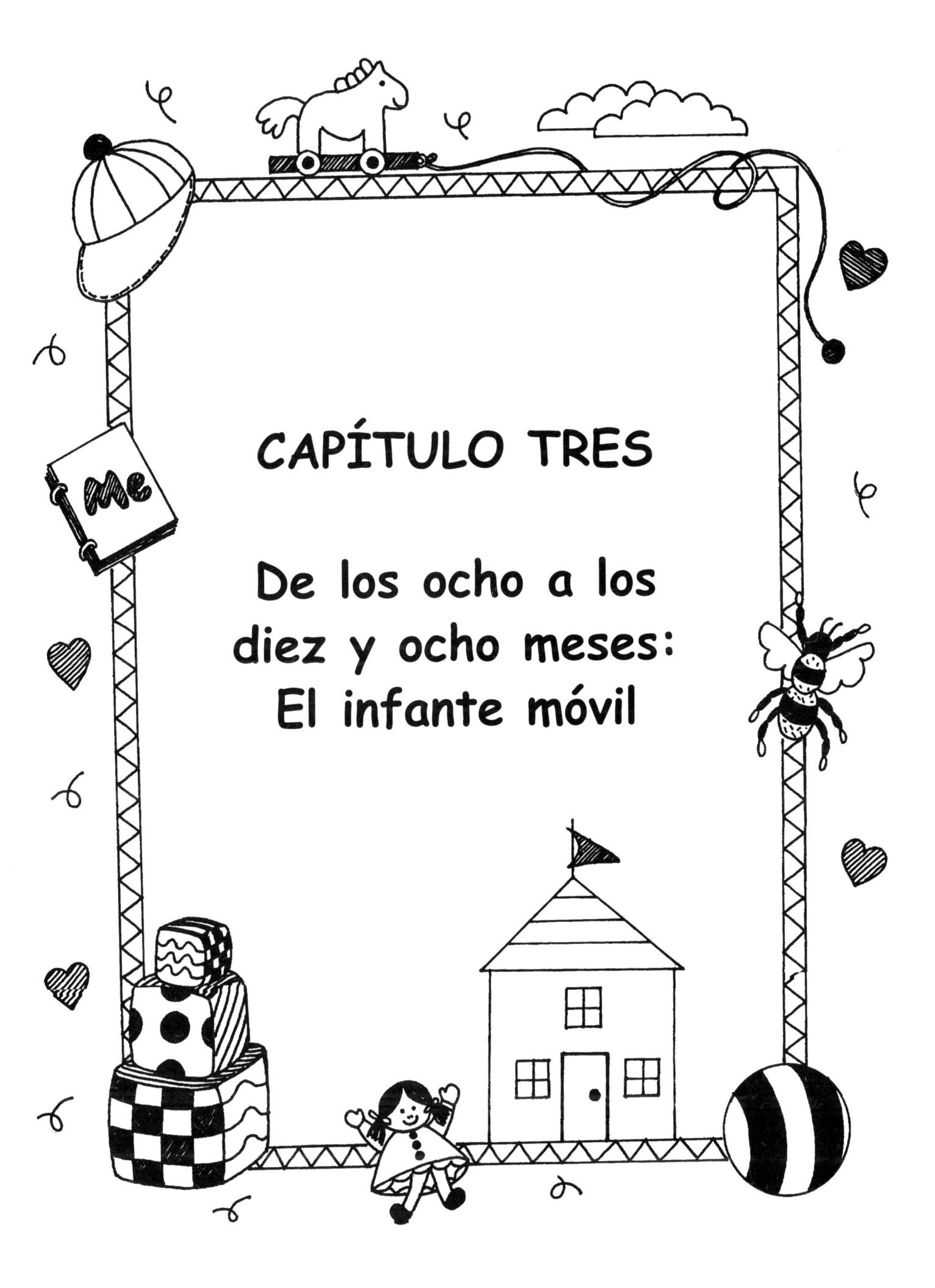

De los ocho a los diez y ocho meses: El infante móvil

¿Cómo es el niño de los ocho a los diez y ocho meses?
Entre los ocho y los diez y ocho meses, el infante móvil:

- se está desarrollando un sentido de quién es
- sabe que él es diferente de las otras personas
- está aprendiendo constantemente cómo moverse, de gatear a caminar
- puede comprender bastante lenguaje pero no habla mucho
- quiere vestirse solo y darse de comer aunque es torpe
- muestra emociones de alegría, tristeza, y rabia tanto a los objetos como a las personas

Cuando uno está planeando un salón de clase para los infantes móviles, los que cuidan a los niños necesitan pensar mucho en la seguridad. Los infantes móviles se mueven rápidamente y lo tocan todo. Asegúrese que hay zonas seguras donde los niños pueden gatear y trepar. Los que cuidan a los niños pueden guiar a los infantes móviles, animándolos a jugar con cuidado. Cuando un niño masca una toallita, diga, "La toallita es para limpiarse las manos y la cara." Los que cuidan a los niños pueden ayudar a los niños a desarrollar el lenguaje nombrando objetos y describiendo sus acciones.

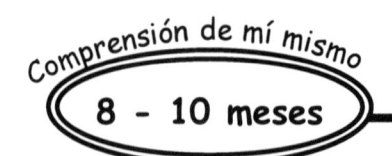

Encontrar algo nuevo

Comprensión de mí mismo
8 - 10 meses

Propósito: Esta actividad le proporciona al niño la oportunidad de encontrar los juguetes que le interesen. El infante de esta edad puede gatear y moverse él solo. El infante se concentra en 'auto-regulación' cuando elige un juguete.

Materiales: dos juguetes favoritos para cada niño

Preparación:
1. Observe bien el comportamiento del niño para ver si está listo a jugar (alerta, tranquilo y atento).
2. Elija dos juguetes que el niño conoce y que le gustan.
3. Vacíe un espacio en el suelo como zona de juego.
4. Puede jugar con dos infantes a la vez. Siéntese para que pueda ver el juego de los otros niños en la clase a la vez.

Actividad: Cuando el niño acaba de llegar a la zona de juego o cuando está listo para un juguete nuevo, empiece la actividad. Ponga el juguete del niño un poco más allá de su alcance. Pregunte, "¿Dónde está la pelota? Busca la pelota."

Muestre entusiasmo por el esfuerzo del niño de moverse y de encontrar el juguete. Puede decir, "Pedro, has encontrado la pelota," y "Has encontrado algo con que jugar gateando." Anime al niño a encontrar nuevos juguetes él solo diciendo, "Has querido algo nuevo para jugar. Cuando quieres un juguete nuevo, busca otro." Si el niño está interesado en un juguete nuevo, repita con el segundo juguete.

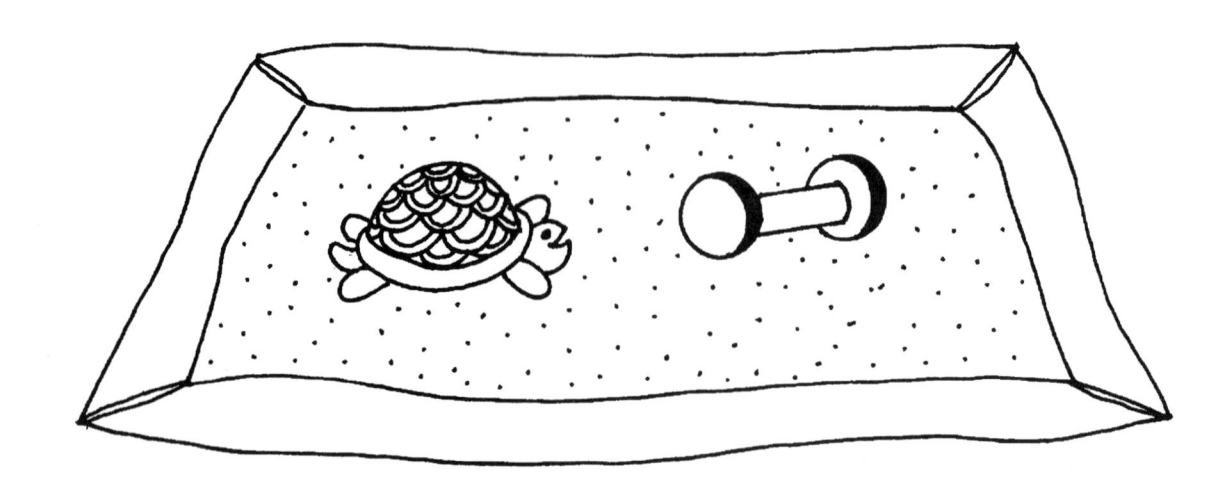

Extensiones y variaciones:

- Para mantener el interés del niño, ponga un tercer juguete para que lo encuentre. Ponga el juguete un poquito fuera del alcance de donde el niño está jugando.
- Esta actividad funciona con un grupo pequeño. Elija un juguete favorito para cada niño. Es más fácil si hay juguetes duplicados, por ejemplo, dos pelotas o dos juguetes parecidos, ya que los infantes son demasiado pequeños para compartir.
- En vez de juguetes comerciales, use cosas de la casa como las cucharas de madera, ollas y tapas pequeñas, y pequeños envases.
- Use juguetes con mucho contraste entre blanco y negro para los niños que tienen dificultad en ver.

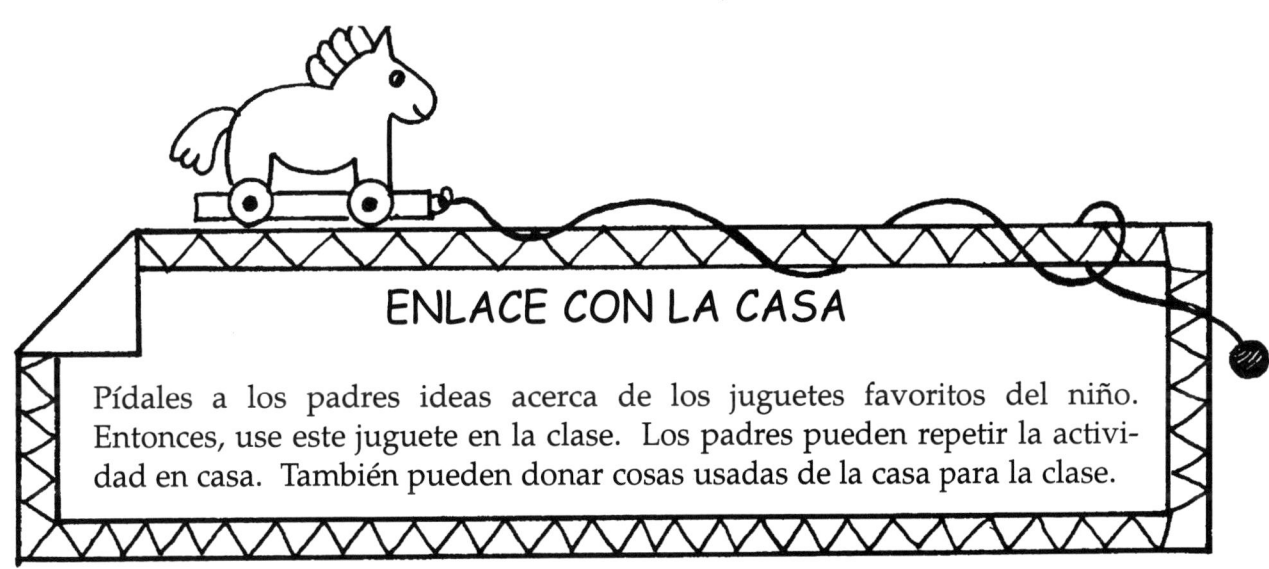

ENLACE CON LA CASA

Pídales a los padres ideas acerca de los juguetes favoritos del niño. Entonces, use este juguete en la clase. Los padres pueden repetir la actividad en casa. También pueden donar cosas usadas de la casa para la clase.

Comprensión de mí mismo

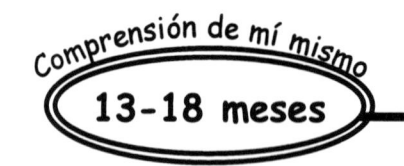

13-18 meses

Mis emociones

Propósito: El niño aprende a identificar las emociones relacionadas a las expresiones de los adultos. Un infante a esta edad puede reconocer cuatro emociones: alegría, tristeza, sorpresa, y rabia. Observa la expresión del adulto para tener una clave.

Materiales: ninguno

Preparación:
1. Observe si el niño está listo para jugar.
2. Presente la actividad diciendo, "Vamos a jugar."
3. Se puede hacer con un niño o con un grupo de tres niños.

Actividad: Inicie el juego diciendo, "Marina, vamos a jugar un juego de adivinanza. Adivina lo que siento. Mírame la cara." Muestre una expresión que muestra la alegría. Anime al niño a adivinar lo que Ud. está sintiendo. Si el niño responde, "Contento," anímelo más diciendo, "Marina, tienes talento para este juego. Sí, tengo una expresión contenta." Si el niño responde con otra emoción, como de sorpresa, muéstrele cómo es una expresión de sorpresa. Repita la expresión contenta y pregunte otra vez, "Adivina lo que siento. Mírame la cara."

Intente otra emoción y continúe hasta que ha presentado las cuatro emociones (alegría, tristeza, sorpresa, y rabia) o hasta que el niño pierde interés.

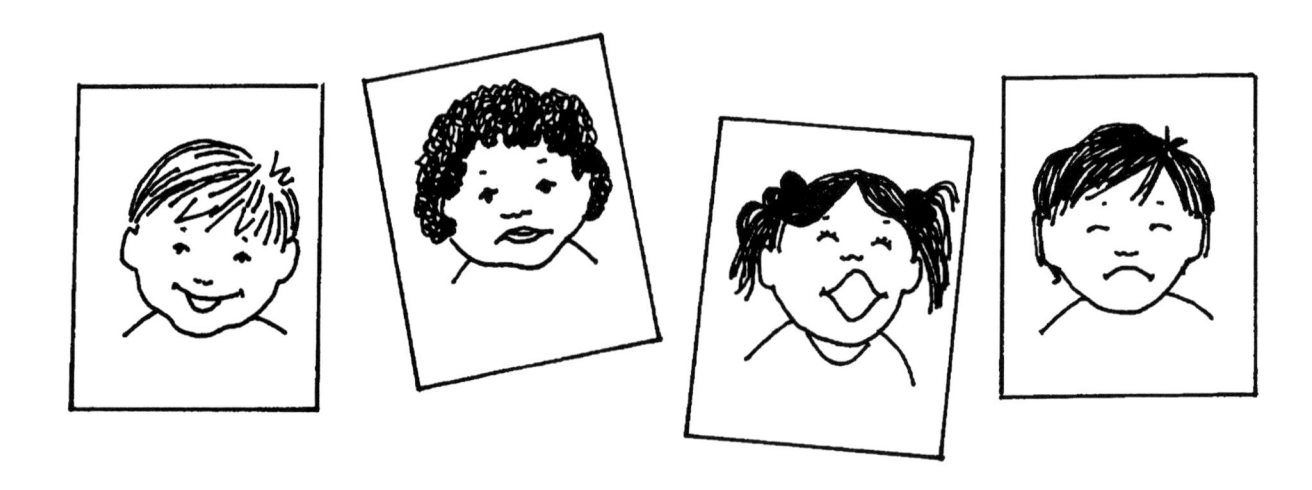

El infante móvil

Extensiones y variaciones:

- Dibuje caras en tarjetas o corte fotos de revistas de las cuatro emociones. Señale las tarjetas una por una y pregunte al niño, "Adivina qué es lo que esta persona siente. Mírale la cara." Después de que ha preguntado al niño, es posible que quiera el niño que Ud. responda cuando el niño señala las tarjetas.
- Represente las emociones con la cara y el cuerpo. El niño puede imitar sus acciones y dar variaciones. Un niño de más de diez y ocho meses podrá representar las emociones con facilidad.

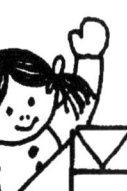

ENLACE CON LA CASA

Comparta este juego con los padres. Observe si los padres usan diferentes comportamientos para expresar las emociones. Los padres pueden repetir el juego en casa, usando su propia variación de los comportamientos.

Comprensión de mí mismo
13-18 meses

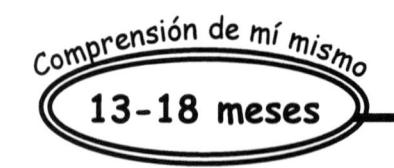

Bailar con pañuelos

Propósito: Esta actividad permite que el niño exprese sus emociones por medio del baile. Mientras que el niño baila, el adulto puede nombrar las emociones asociadas con los gestos y movimientos. El niño practica el control sobre los movimientos físicos y empieza a comprender la relación entre su cuerpo y el espacio. El niño observa como se mueven los pañuelos y aprende causa y efecto. Esta actividad también fomenta el lenguaje de palabras tales como alto, bajo, frente, rápido, lento.

Materiales: un pañuelo para cada adulto y cada niño
una caja o cesto donde poner los pañuelos
un tocacintas o un tocador de discos compactos
música de diferentes tipos-rápido y lento
una cinta personal de las canciones favoritas del niño
música clásica, marchas, música instrumental
canciones de cuna, música de diferentes culturas
su propia voz si a Ud. le gusta cantar.

Preparación: Esta actividad funciona bien con un grupo de 2-4 niños. Los niños vendrán y participarán al escuchar la música. Algunos se quedarán más tiempo que los otros. Si viene un grupo grande para jugar, hay que estar seguro de tener suficientes pañuelos.

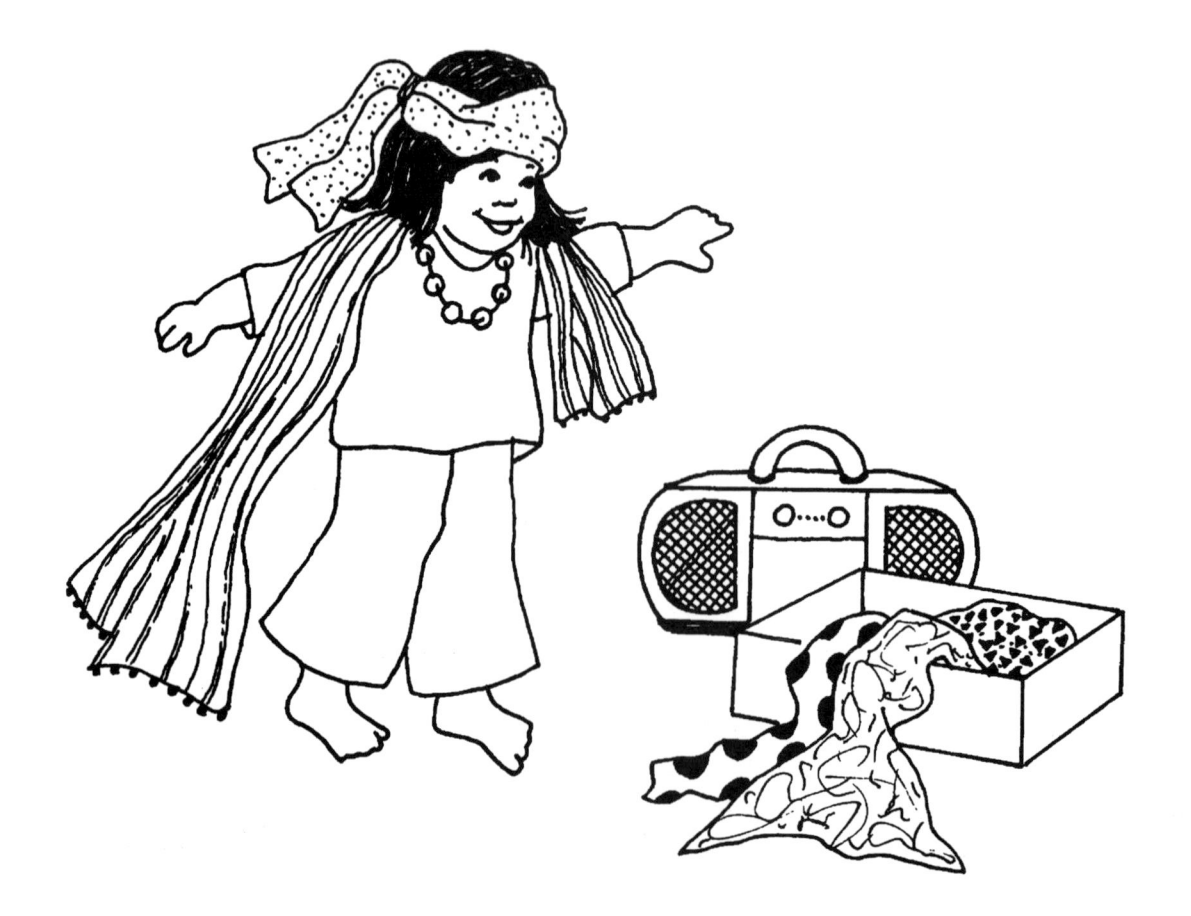

El infante móvil

Actividad: Ponga la música o empiece a cantar. Escúchela y empiece a bailar y a mover el pañuelo. Use mociones sencillas, como arriba y abajo. Mientras se toca la música, déle a cada niño un pañuelo. Baile con ellos y anímelos a mover los pañuelos rápida y lentamente, arriba y abajo, delante y detrás.

Toque un segundo tipo de música. Escúchela. Empiece a moverse al ritmo. Anime a los niños a mover los pañuelos según la nueva música. Hable de cómo se siente al escuchar la música. Los sonidos rápidos y leves hacen que se sienta contento, los sonidos lentos y pesados hacen que se sienta triste, y las canciones de cuna hacen que sienta sueño. Identifique lo que los niños están haciendo. "Pedro está moviendo el pañuelo lentamente." Cuando parece que los niños están perdiendo interés, toque o cante música lenta para calmarlos. Cuando están tranquilos, pida que devuelvan los pañuelos a la caja o cesta.

Extensiones y variaciones:

- Use otros materiales para bailar como toallitas, campanas o serpentinas de papel.
- A los niños pequeños y los de dos años también les gusta esta actividad. Pueden escuchar y bailar con tres tipos diferentes de música. Los niños mayores participan en la actividad como grupo.

ENLACE CON LA CASA

Pídales a los padres sugerencias de música. Es posible que recomienden las canciones favoritas de la familia. Los padres pueden hacer la actividad en casa. La radio puede ser una fuente excelente de música ya que los padres pueden cambiar de estación para encontrar nuevos tipos de música.

Cuidar de sí mismo
10-18 meses

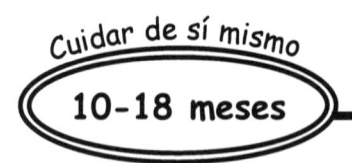

¡Lavémonos las manos!

Propósito: Los niños cantan una canción mientras que fingen lavarse las manos y cepillarse el pelo y los dientes. Esta actividad fomenta la auto-suficiencia y conduce al comportamiento independiente. También desarrolla las habilidades lingüísticas.

Materiales: una foto de la acción de lavarse las manos
fotos de cepillos de dientes y de pelo

Preparación:

1. Ponga las fotos en la alfombra e invite a los niños que están cerca a venir a cantar.
2. Esta actividad funciona mejor con un grupo pequeño de 2-4 niños.

Actividad: Presente la canción diciendo, "Tengo una canción hoy." Mientras Ud. canta la canción, muestre la foto que va con la letra. Puede inventar su propia melodía o usar la melodía de una canción conocida.

Muestre la foto de lavarse las manos y cante,
Así nos lavamos las manos, nos lavamos las manos, nos lavamos las manos.
Así nos lavamos las manos lo primero por la mañana.

Anime a los niños diciendo, "Alejandro, enséñame cómo te lavas las manos." Invente versos para cepillarse el pelo y los dientes.

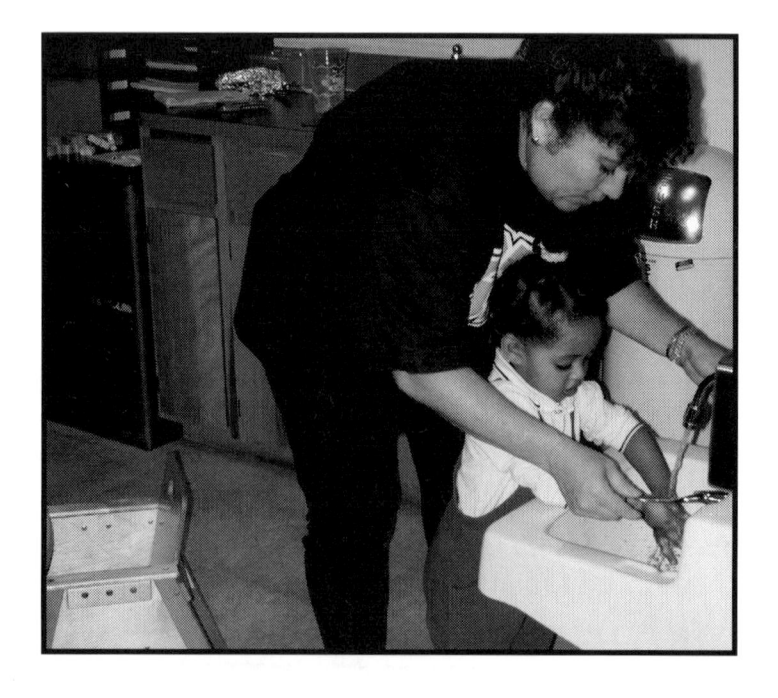

El infante móvil

Extensiones y variaciones:

- Cante más versos si los niños tienen interés. Los niños mayores pueden cantar de vestirse y comer también.
- Use otra actividad como limpiar la casa e incluya versos sobre barrer el suelo, pasar la aspiradora por la alfombra, lavar el suelo, lavar la ropa, o quitar la mesa.
- Pídales a los niños mayores que cuenten lo que pasa primero por la mañana. Encuentre dibujos o fotos que ilustran la secuencia de lavarse las manos, por ejemplo. Entonces, coloque las fotos en orden de secuencia y cante.
- Use esta canción mientras que los niños se lavan, se visten, y comen durante el día.

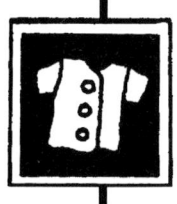

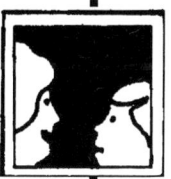

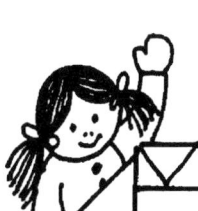

ENLACE CON LA CASA

Hable con los padres de la secuencia que usan con el niño por la mañana. Entonces, sustituya el nombre del niño mientras canta. "Así es como Pablo come el desayuno." Anime a los padres a cantar la canción mientras preparan al niño para venir a la escuela.

Cuidarme
8 - 18 meses

El librito de vestirme

Propósito: El adulto hace un librito acerca de vestirse y se lo lee al niño. Esta actividad es importante para que el niño desarrolle la habilidad de vestirse. También ayuda al niño con el lenguaje ya que conecta la palabra con el objeto.

Materiales: fotos de ropa: camisa, pantalones, chaqueta, suéter, calcetines, zapatos, gorro
hilo
papel grueso
pegamento

Preparación:
1. Dibuje o corte fotos de una revista de diferentes prendas de vestir.
2. Corte papel para hacer las páginas-una página para cada prenda de ropa. Pegue una foto a cada página. Se pueden cubrir las páginas con plástico para que duren más.
3. Haga 4 agujeros al lado del papel para el hilo. Use el hilo para juntar las páginas, atándolo.
4. Esta actividad funciona bien en la zona de lectura con 2 o tres niños.

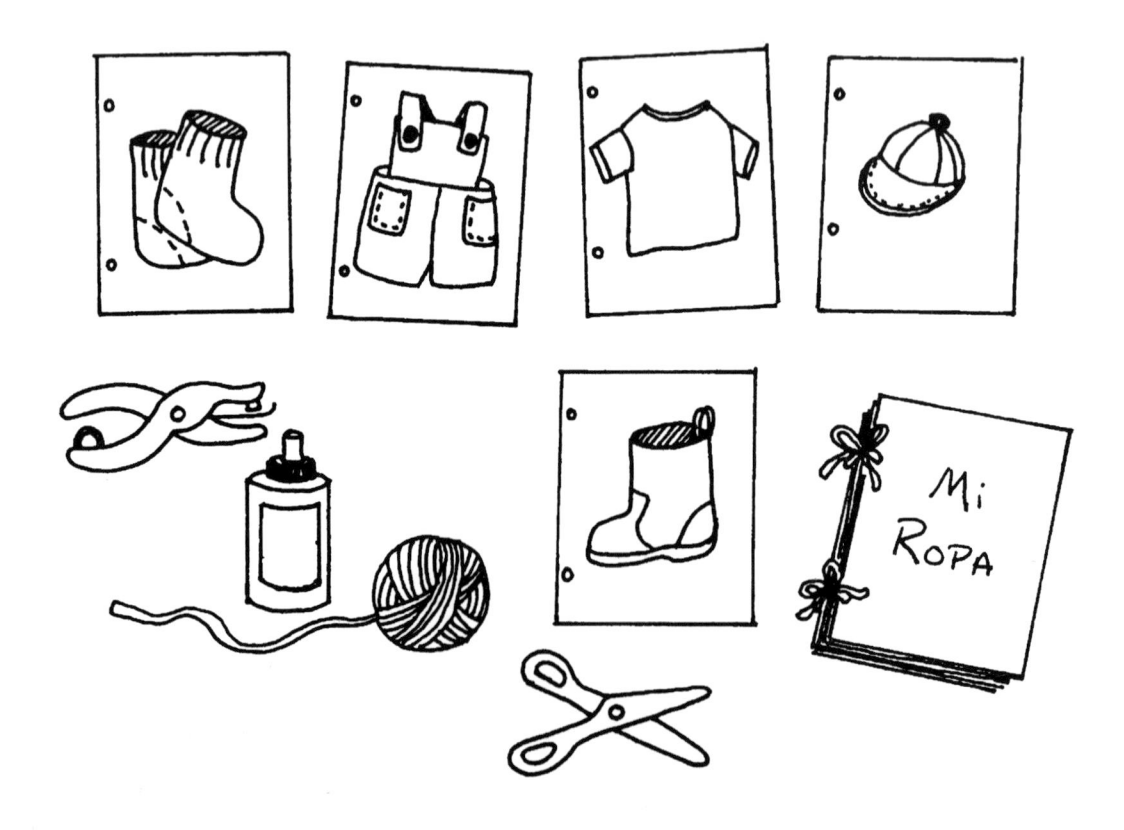

El infante móvil

Actividad: Lea el libro mientras que el niño se sienta en las rodillas o cerca de Ud. Señale diferentes prendas de vestir. Entonce señale las prendas de vestir del niño. Pida al niño que señale una prenda de vestir en el libro y luego que señale su propia ropa. Comente sobre las diferencias de colores y telas. Algunos niños podrán nombrar además de señalar las diferentes prendas.

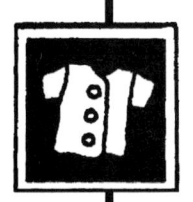

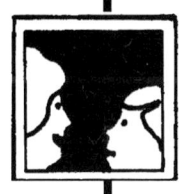

Extensiones y variaciones:

- Pregúnteles a los niños mayores dónde se llevan ciertas prendas de ropa diciendo, "¿Dónde se llevan los calcetines?" Después de que el niño señala con el dedo, diga, "Los calcetines van en los pies."
- Cuando está trabajando con un grupo de 2 o 3 niños, haga que cada niño señale una prenda de vestir.
- Puede añadir, "Julia, tú tienes una camisa y José, tú también tienes una camisa." Pregunte a los niños, "¿Dónde lleva Katrina los calcetines?"
- Anime a los niños a vestirse durante la rutina diaria. Pueden ir y buscar su ropa o ayudar a levantar los pantalones o levantar los brazos para una camisa.

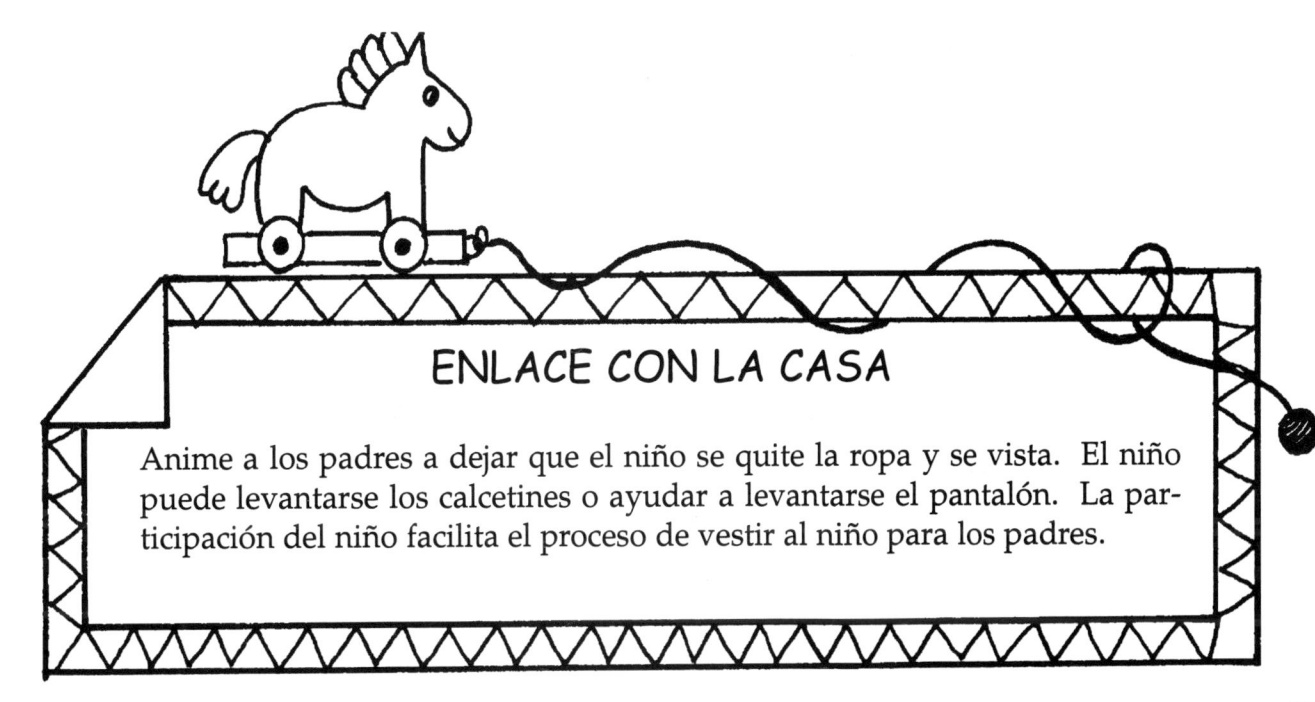

ENLACE CON LA CASA

Anime a los padres a dejar que el niño se quite la ropa y se vista. El niño puede levantarse los calcetines o ayudar a levantarse el pantalón. La participación del niño facilita el proceso de vestir al niño para los padres.

Cuidarme

13-18 meses

Servir agua

Propósito: El niño practica sirviéndose agua con jarras y vasos. Esta actividad desarrolla la habilidad de darse de comer y también fomenta el orgullo en un logro.

Materiales: una jarra de plástico pequeña para cada niño
2 vasos de plástico para cada niño
una mesa sensorial (una mesa pequeña para el juego con arena y agua)
una bata para cada niño

Preparación: 1. Llene la jarra por la mitad con agua.
2. Ponga la jarra junta con dos vasos de plástico en la mesa sensorial.
3. Ponga la bata donde el niño la puede ver.
4. Si los niños eligen la actividad, ponga más materiales para cada niño.
5. Esta actividad es buena para 2 o 3 niños durante la hora de selección libre. El adulto puede estar cerca para ayudar. Debe haber otro adulto para trabajar con los otros niños en el salón de clase.

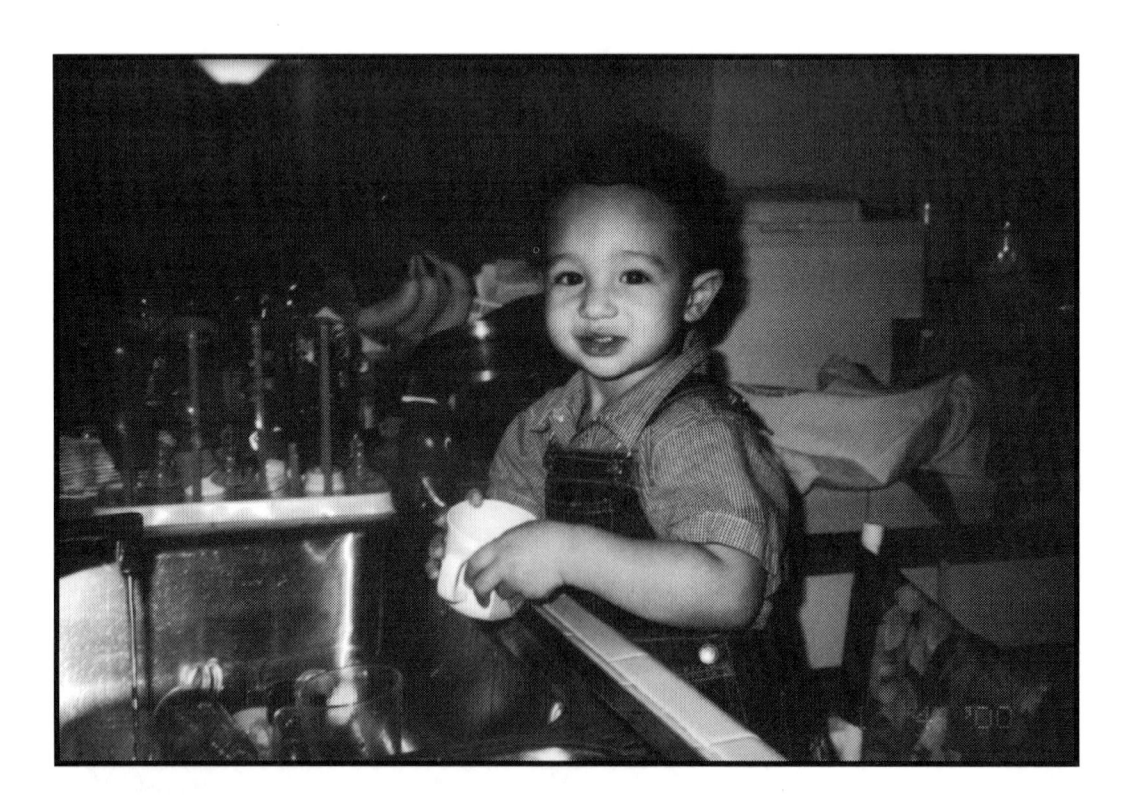

El infante móvil

Actividad: Presente la actividad. "Tomás, puedes servir el agua. Vierte el agua en los vasos." El niño necesitará usar las dos manos para agarrar la jarra. Esto le ayuda con el control. Ayude al niño si lo necesita. Puede sujetar el vaso, por ejemplo. Describa lo que el niño está haciendo: "Tomás, estás virtiendo agua en los vasos." Si el niño quiere beber el agua, muéstrele agua para beber en otra mesa.

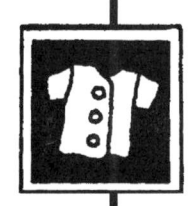

Extensiones y variaciones:

- Cuando el niño está listo (normalmente los niños pequeños y los de dos años), ponga pequeñas jarras an la mesa de comer y anime al niño a servirse agua y jugo. Habrá derrames y procure no avergonzar al niño cuando hay accidentes. Si solo se sirve un poquito, no habrá tantos accidentes.
- Los niños más jóvenes pueden explorar los vasos con una cuchara sin agua.
- Ponga tazas y platillos en la mesa y el niño puede servir un té imaginario.

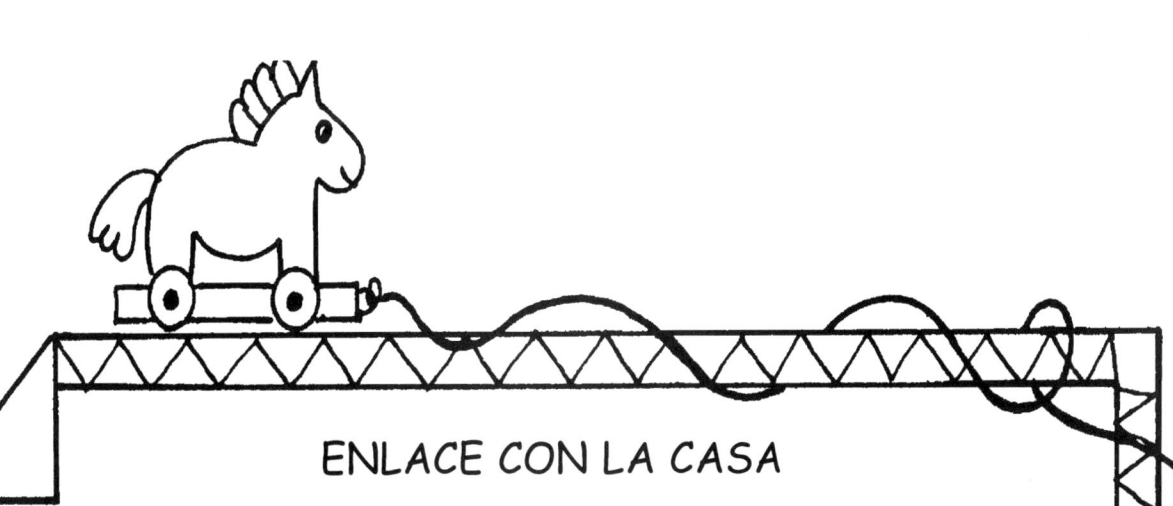

ENLACE CON LA CASA

A los padres les preocupan los derrames y muchas veces no quieren que el niño practique con bebida verdadera. Puede sugerir que practiquen con agua, y explique a los padres que el niño tendrá que practicar mucho con agua antes de pasar al jugo. Si no quieren practicar con agua, podrían usar otras cosas como cuentas o frijoles.

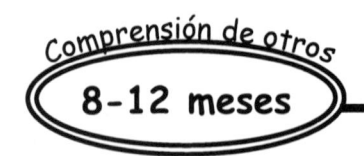

Comprensión de otros
8-12 meses
Un librito acerca de mí

Propósito: El adulto prepara un librito individual para el niño. El niño llega a reconocerse como una persona separada.

Materiales: fotos del niño y de su familia
un dibujo o una foto de un juguete favorito
papel de colores
rotuladores
hilo
pegamento

Preparación:

1. Pida fotos del niño de su familia.
2. Dibuje el juguete favorito del niño.
3. Corte el papel de colores para hacer páginas-una página para cada foto o dibujo. Pegue una foto o dibujo en cada papel. Se pueden cubrir las páginas con plástico para que duren más.
4. Haga 4 agujeros al lado de cada página. Use el hilo para juntar las páginas y átelo.
5. Escriba un título en la primera página, como por ejemplo "Un libro acerca de Ana."

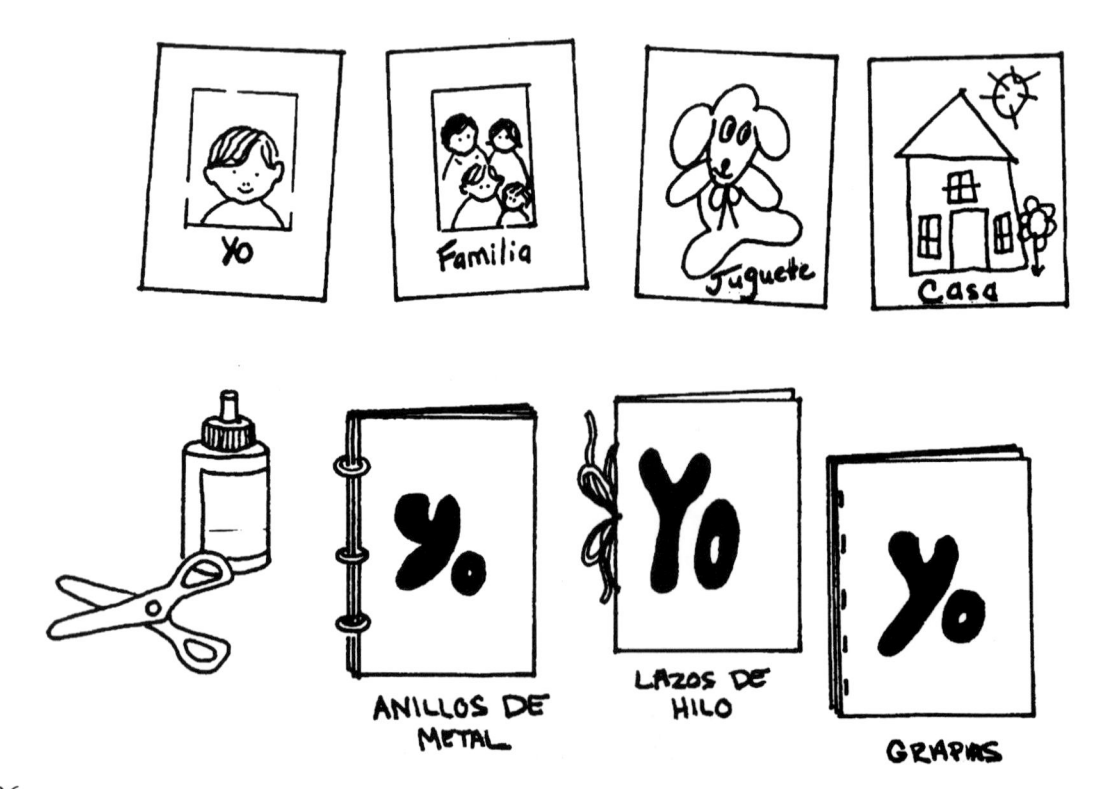

El infante móvil

Actividad: Ponga al niño en las rodillas y lea el librito. Hable de cada foto y pregunte, "¿Qué es esto?" Describa las fotos, señalando quién o qué está en cada página. Describa lo que el niño está haciendo. Si el niño tiene interés, lea el librito otra vez.

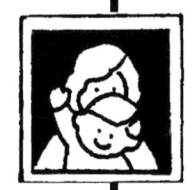

Extensiones y variaciones:

- Saque fotos del niño en la clase, y haga un librito acerca de la rutina del niño en el salón de clase. Estas fotos pueden incluir al niño jugando con un juguete favorito, o al niño comiendo, durmiendo, lavándose, o jugando con otros niños. Estas fotos pueden ser interesantes para la familia, y pueden pedir el libro prestado. Lea el libro antes de la hora de la siesta.
- Haga un librito acerca de la familia del infante.
- Haga un librito de "Mis amigos" sacando o coleccionando fotos de los otros niños del grupo. Lea el libro al niño o al grupo. Anime a los niños a identificarse en las fotos. Con un niño mayor, pregunte, "¿Quién es el amigo?"

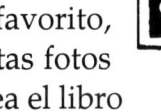

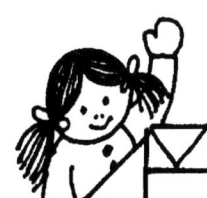

ENLACE CON LA CASA

Las familias pueden contribuir fotos para el librito. Pueden llevar el libro a casa y leerlo.

Comprensión de otros
13-18 meses

Una pintura con mis amigos

Propósito: Esta actividad presenta la oportunidad de dibujar una pintura en grupo. Los niños dibujan uno al lado del otro y practican el juego paralelo. Aprenden habilidades sociales mientras trabajan juntos. También practican el control sobre los músculos pequeños y expanden su creatividad.

Materiales: un papel muy grande
una caja de crayolas para niños pequeños
cinta adhesiva transparente para sujetar el papel en la mesa

Preparación:
1. Vacíe un espacio en la mesa o en el suelo.
2. Corte un papel grande y use la cinta adhesiva para sujetarla.
3. Ponga unas crayolas en la mesa al alcance de los niños.
4. Esta actividad se puede hacer con un grupo pequeño de 2-4 niños.

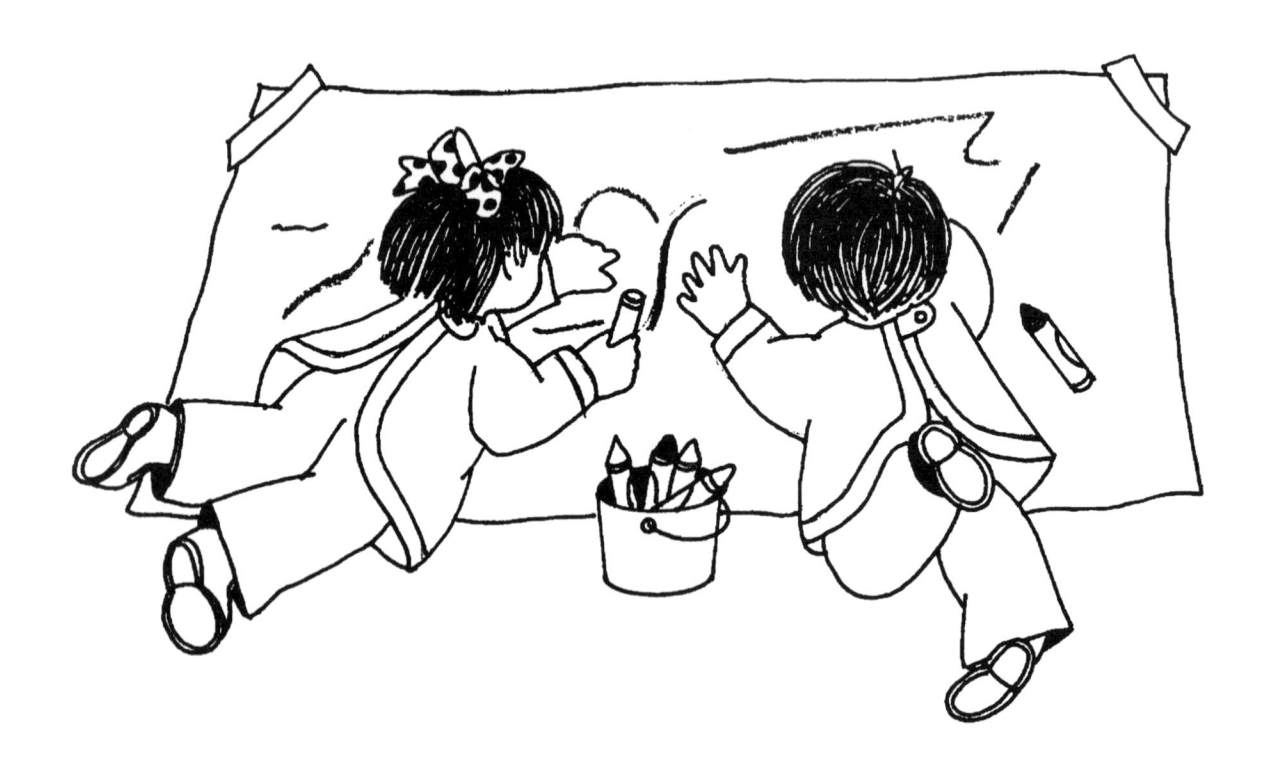

El infante móvil

Actividad: Inivite a los niños a dibujar. "Este papel y estas crayolas son para dibujar. Todos trabajan en el dibujo." Si es necesario, ayude al niño a agarrar la crayola. Observe si el niño dibuja. Anímelo a dibujar en el papel. Describa su trabajo: "Pedro, estás haciendo una bonita línea azul. Estás haciendo una línea corta."

Trate de poner énfasis en el proceso del dibujo y no en el producto. Describa los colores, las formas y el tamaño de lo que el niño dibuja.

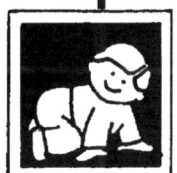

Cuando los otros niños se juntan al grupo, describa como están trabajando en el mismo dibujo. Cuando cada niño termina, escriba su nombre al lado de su dibujo. Si un niño trata de agarrar la crayola de otro niño, recuérdele que el otro niño la está usando. Ofrezca otra crayola. Al final de la actividad, cuelgue la pintura. Pídales a los niños que le ayuden a colgarla. Dígales, "Todos hemos trabajado mucho. Hicimos la pintura juntos."

Extensiones y variaciones:

- Pinte un mural de la amistad. Use envases pequeños que no se pueden derramar de pintura con dos o tres colores. Asegúrese que hay suficientes batas. Limite el número de participantes a 1-3 niños.
- Use las estampas para hacer un mural. Corte unas esponjas viejas en diferentes formas. Ponga dos colores de pintura en bandejas pequeñas. Los niños necesitarán las batas. Demuestre cómo hay que poner la esponja en la pintura y luego en el papel.

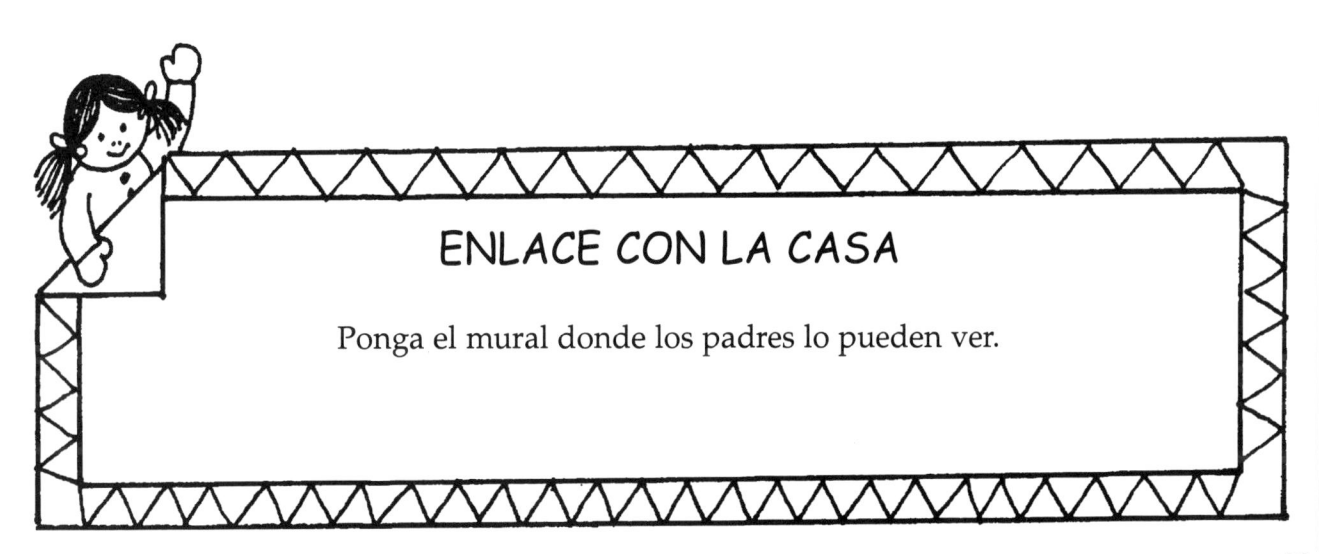

ENLACE CON LA CASA

Ponga el mural donde los padres lo pueden ver.

Comprensión de otros — 13-18 meses
Nuestra caja de cartón de colores

Propósito: Los niños colorean una caja de cartón grande en grupo. Esta actividad fomenta el juego paralelo. Los niños aprenden a ser miembros de un grupo coloreando juntos. Esta actividad también permite que los niños usen los rotuladores y que desarrollen su creatividad.

Materiales: una caja de cartón grande
una caja de rotuladores
dos envases o latas donde poner los rotuladores

Preparación:
1. Vacíe una zona que se puede vigilar bien.
2. Ponga la caja de cartón en la zona y ponga los rotuladores a cada lado de la caja. Ponga los mismos colores en cada envase.
3. Un grupo pequeño de 2-4 niños funciona mejor en esta actividad.

Actividad: Invite a los niños a colorear la caja grande. Ayúdeles a destapar los rotuladores. Es posible que necesiten ayuda para tapar los rotuladores más tarde. Observe el trabajo con los rotuladores. Recuérdeles que los rotuladores deben quedarse cerca de la caja para que no se los lleven a otras partes de la clase. Describa el trabajo de cada niño. Las primera líneas del infante móvil son importantes ejemplos de creatividad y de desarrollo físico. Puede describir la selección de cierto color, el tamaño y la forma de los dibujos, y el uso del espacio. Describa como los niños trabajan juntos. "Marina y Julia están trabajando al mismo tiempo." Cuando cada niño termina, escriba su nombre al lado de su trabajo. Termine la actividad para todos diciendo, "Todos trabajaron bien juntos para colorear la caja."

Presente la caja terminada a la clase para que todos la admiren.

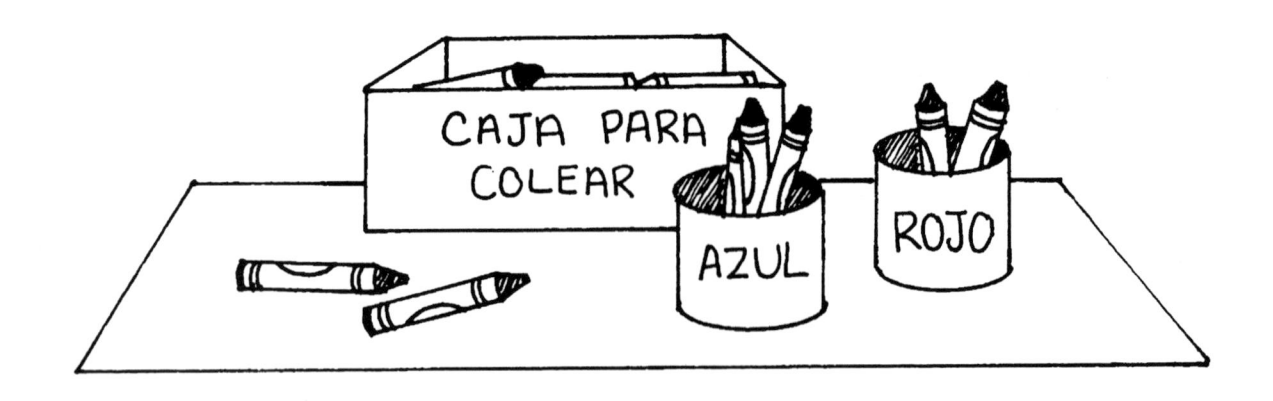

Extensiones y variaciones:

- Cubra la caja con papel y sujete el papel con pegamento. Así tendrán una superficie más limpia.
- Los niños pueden trabajar en cajas más pequeñas y luego exponer las cajas en un estante.
- Se puede usar pintura en vez de rotuladores.
- Los niños pueden meterse en la caja y dibujarla por dentro.
- Se puede hacer esta actividad al aire libre como una actividad de grupo.

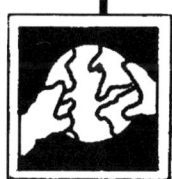

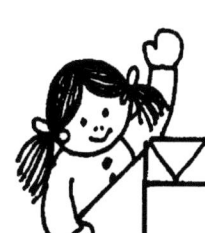

ENLACE CON LA CASA

Los padres pueden donar las cajas. También pueden admirar la caja una vez terminada.

Comprensión del mundo
8-10 meses

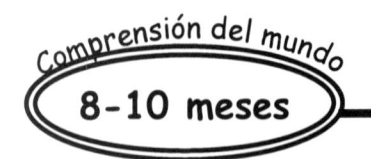

Puedo encontrarlo

Propósito: El adulto esconde un juguete dentro de una caja y el niño lo encuentra. Esta actividad fomenta la permanencia del objeto en que el niño aprende que un objeto existe aún cuando no lo puede ver. El infante móvil también puede practicar su observación de objetos.

Materiales: una caja
materiales como pequeños pedazos de tela o papel (Use material que es bastante grande para que el niño no lo trague)
juguetes o objetos pequeños-por ejemplo, cochecitos, sonajeros (chischiles), o pelotas

Preparación: 1. Ponga los pedazos de tela o papel en la caja y esconda un objeto en la caja.
2 Encuentre un lugar donde sentarse en el suelo para jugar.
3. Esta actividad se puede hacer con un grupo pequeño de 1-3 infantes durante la hora de jugar

Actividad: Dígale al niño que tiene un juego. Demuestre como encontrar el juguete. El niño puede encontrar más de un solo juguete. Entonces, añada otros objetos y anime al niño a encontrar más. Si hay más de un niño, ponga varios objetos en la caja y deje que dos o tres niños busquen a la vez. Describa el juego mientras los niños buscan los objetos.

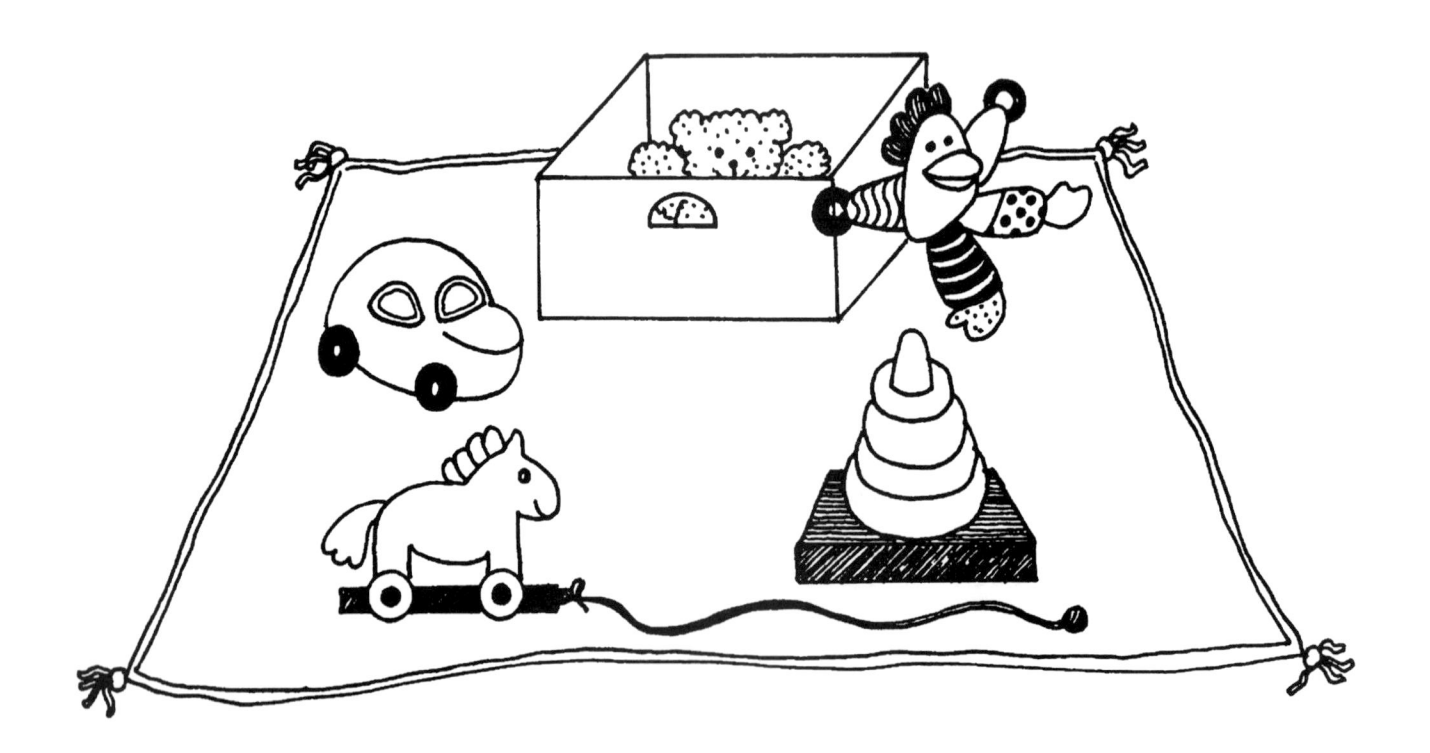

92

El infante móvil

Extensiones y variaciones:

- Los objetos grandes son más fáciles de encontrar y funcionan mejor para los niños que tienen dificultad en agarrar las cosas. Cuando esconde el objeto, deje que el niño vea una parte del objeto. Es mejor para los niños que tienen dificultad en ver.
- Se pueden usar objetos más pequeños para los niños mayores. Use más material para tapar los objetos para que sea más difícil de encontrarlos.
- Esconda un objeto en la mano y cámbielo de una mano a otra. Deje que el niño adivine en qué mano está. Entonces permita que el niño lo esconda.
- Esconda los objetos en una caja de zapatos sin material para taparlo. Ponga la tapa en la caja para esconder el objeto.

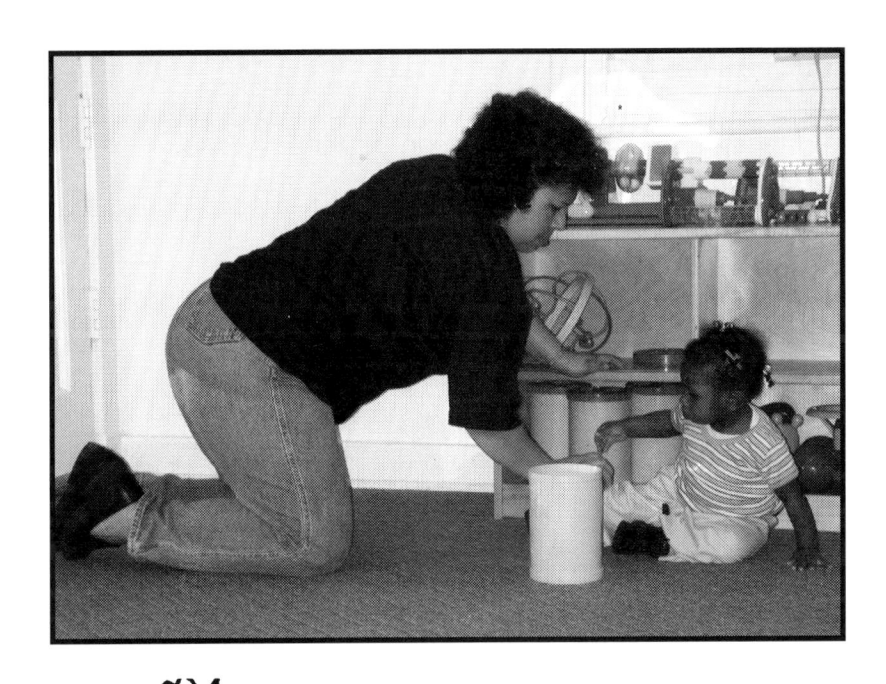

ENLACE CON LA CASA

Los padres pueden hacer este juego en casa con una caja. Présteles la caja si no tienen una en casa. Es un juego bueno para los hermanos mayores en casa.

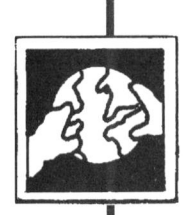

Compensión del mundo
10-12 meses

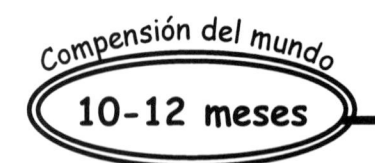

Construir una torre

Propósito: El adulto hace bloques sencillos y el niño construye una torre con los bloques. Jugar con bloques es divertido y es importante para la abilidad futura de resolver problemas y para las matemáticas. Los niños pequeños aprenden del equilibrio, la altura, el peso, y el tamaño de las cosas mientras juegan. A esta edad, los bloques no muy pesados son más fáciles de manipular.

Materiales: envases limpios de cartón de leche o de jugo-pequeños, medianos, y grandes, por lo menos dos de cada tamaño
tijeras o un cuchillo
papel pegajoso para cubrir los bloques (opcional)

Preparación:
1. Corte la parte de arriba de cada envase.
2. Tome dos envases y júntelos por la parte abierta para hacer un bloque.
3. Corte algunos de los envases más grandes por la mitad para crear bloques cuadrados.
4. Se pueden cubrir los bloques con papel pegajoso.
5. Construya una torre con 1-2 niños.

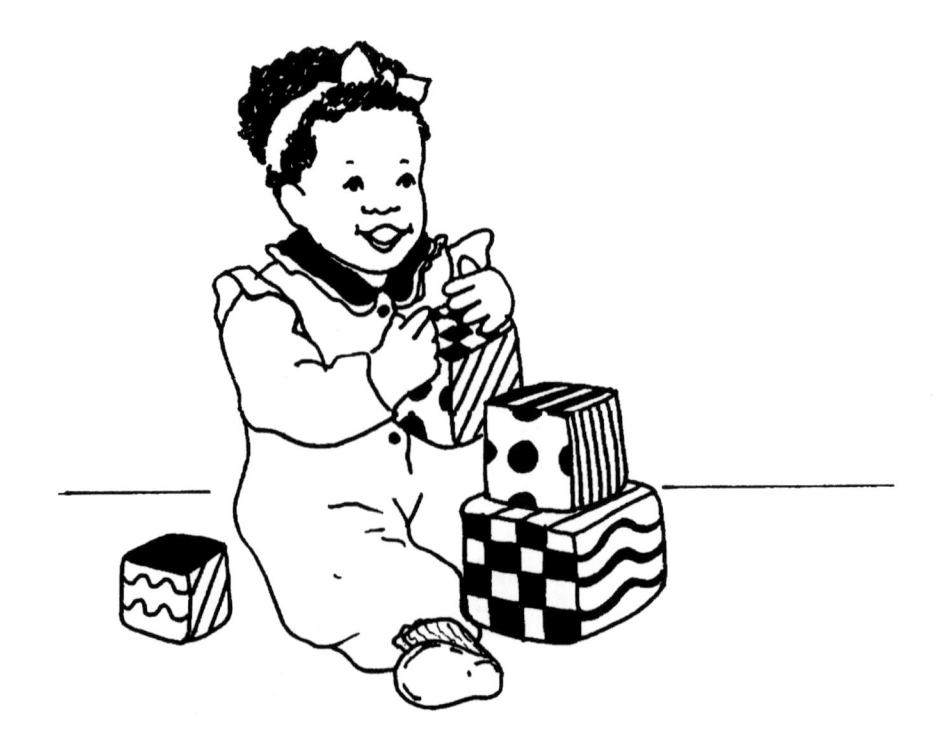

El infante móvil

Actividad: Use estos bloques durante la hora de jugar. Siéntese en el suelo con los niños y empiece a amontonar los bloques. Los niños de esta edad pueden amontonar 3 bloques con práctica, así que trate de limitar su torre a 3 bloques. Anime al niño a construir con Ud. Empiece con algunos bloques grandes con el niño más joven. Al principio es posible que el niño solo quiera derrumbar lo que Ud. ha construido. Anime al niño a poner un bloque encima de otro. Puede animar al niño diciendo, "José, estás construyendo con bloques. Estás poniendo un bloque encima de otro. ¡Qué buen constructor!"

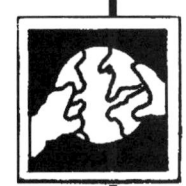

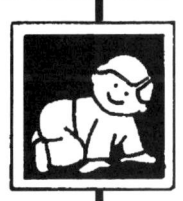

Extensiones y variaciones:

- Cuando los niños tienen más habilidad, añada 2 o más bloques.
- Procure tener dos colecciones de bloques para que varios niños puedan construir a la vez.
- Añada pequeños coches y figuritas al juego con los bloques. Los bloques se pueden convertir en edificios por los cuales conducir los coches, y las figuritas pueden vivir en los edificios.

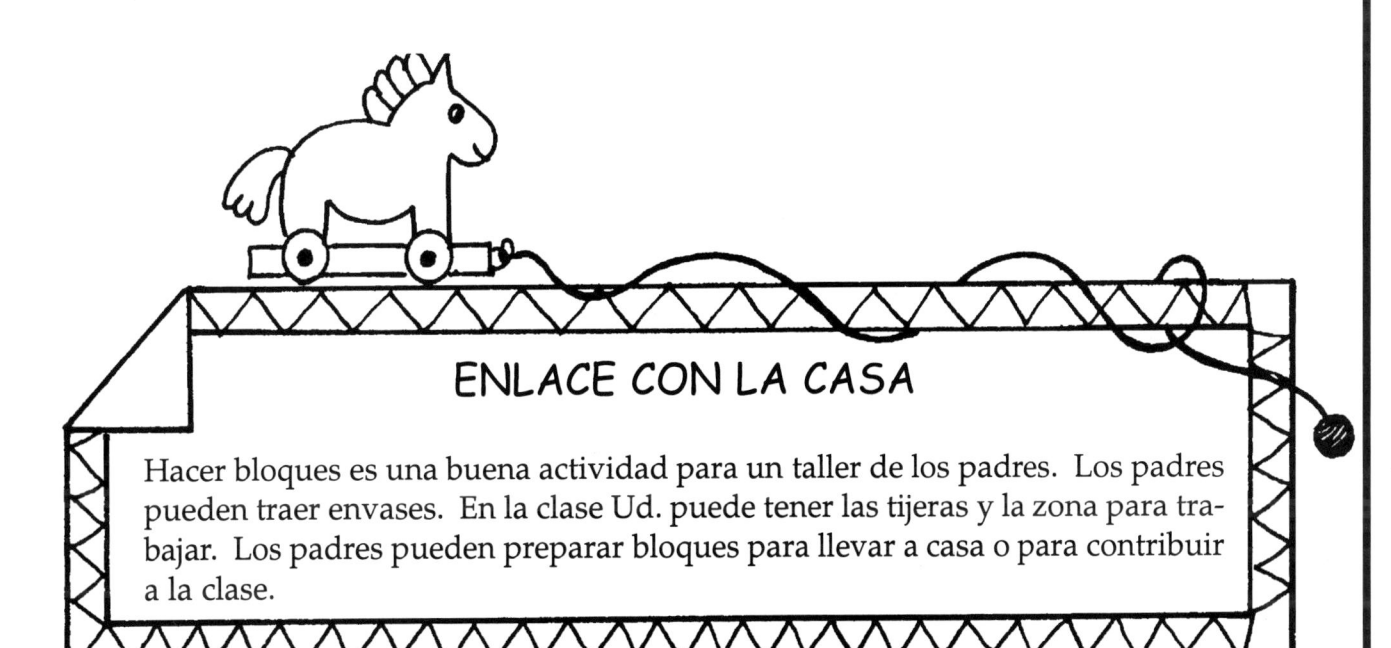

ENLACE CON LA CASA

Hacer bloques es una buena actividad para un taller de los padres. Los padres pueden traer envases. En la clase Ud. puede tener las tijeras y la zona para trabajar. Los padres pueden preparar bloques para llevar a casa o para contribuir a la clase.

Comprensión del mundo
10-18 meses

El círculo

Propósito: El niño deja caer unos círculos en una ranura en una tapa. Esta actividad desarrolla la comprensión de la permanencia de los objetos y el niño aprende de la forma circular. La actividad desarrolla el control de los músculos pequeños. El niño aprende a resolver los problemas.

Materiales: un envase de cartón con una tapa (por ejemplo, el envase de avena)
círculos cortados de un papel grueso o de cartón

Preparación:
1. Corte una ranura en la tapa del envase de cartón para que los círculos puedan caber fácilmente por la ranura.
2. Asegúrese que los círculos son lisos y seguros para el juego.
3. Cubra la tapa con papel para que sea más atractiva.
4. Use esta actividad a la hora de jugar con 1-2 niños.

Actividad: Invite al niño al juego de los círculos. Enséñele como meter el círculo en el envase. Mientras el niño lo intenta, Ud. puede animarle diciendo, "Estás metiendo el círculo por la ranura con mucho cuidado. Has puesto el círculo por la ranura. Muy bien!" Para desarrollar la comprensión de la permanencia de los objetos, después de que los círculos están dentro del envase, pregúntele, "Marcos, ¿dónde están los círculos?"

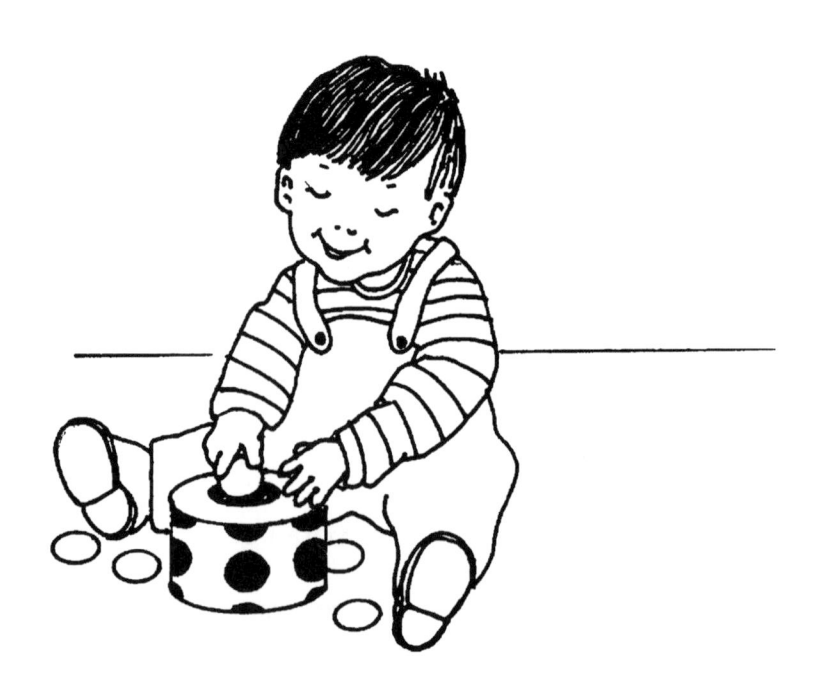

El infante móvil

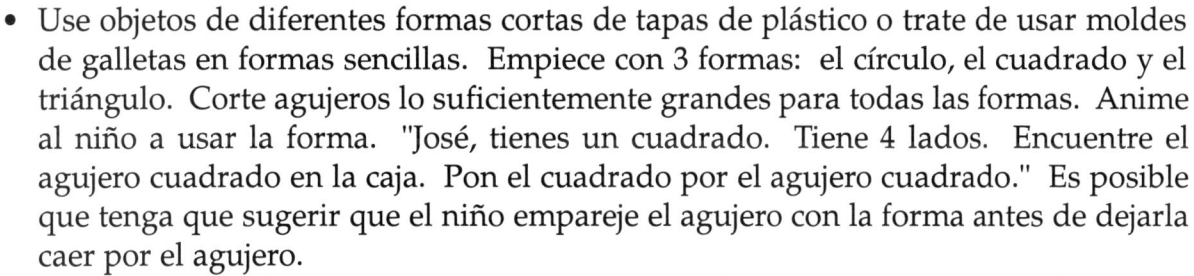

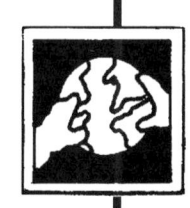

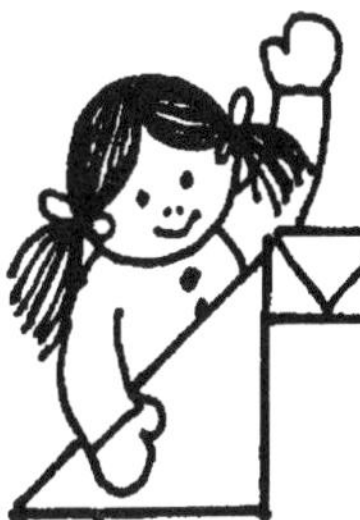

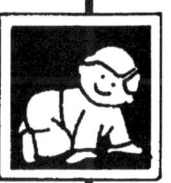

Extensiones y variaciones:

- Use objetos de diferentes formas cortas de tapas de plástico o trate de usar moldes de galletas en formas sencillas. Empiece con 3 formas: el círculo, el cuadrado y el triángulo. Corte agujeros lo suficientemente grandes para todas las formas. Anime al niño a usar la forma. "José, tienes un cuadrado. Tiene 4 lados. Encuentre el agujero cuadrado en la caja. Pon el cuadrado por el agujero cuadrado." Es posible que tenga que sugerir que el niño empareje el agujero con la forma antes de dejarla caer por el agujero.
- Es posible que el niño quiera trabajar sin su ayuda. Esta es una actividad en la que el niño puede trabajar solo. Haga 2 colecciones para que 2 niños puedan jugar al mismo tiempo.
- Añada más formas cuando el niño está listo.

ENLACE CON LA CASA

Prepare una lista de cosas circulares que se encuentran en la casa. Anime a los padres a señalarle estos círculos al niño. Algunos ejemplos son los relojes, las ollas, y la parte de abajo de las botellas y las latas.

Comprensión del mundo

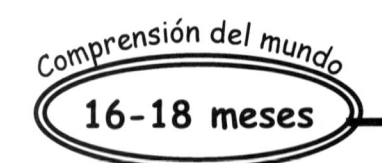

16-18 meses

Clasificar formas

Propósito: El niño clasifica las formas en envases diferentes. Esta actividad fomenta la identificación de objetos que son diferentes y los que son similares. El niño aprende a categorizar los objetos similares. Este tipo de clasificación es importante para su futuro aprendizaje y también ayuda a aprender las formas.

Materiales: 2-3 objetos de formas sencillas-cuadrados, triángulos, círculos-use pedazos de rompecabezas, bloques de madera, o haga formas de papel grueso
3 porras donde clasificar las formas
una porra transparente para todas las formas

Preparación:
1. Haga o arregle las formas.
2. Coloque las porras clasificar las formas a cada lado de la porra transparente.
3. Vacíe un espacio en la zona de jugar. Esta actividad funciona bien cerca de otros jueguetes manipulativos. Uno o dos niños pueden trabajar en esta actividad. Otros niños pueden jugar al lado de esta actividad con otros juguetes que Ud. ha expuesto, por ejemplo, algunos bloques de construccíon o rompecabezas.

Actividad Invite al que parezca tener interés a jugar. "María, mira estas formas." Puede describir los objetos y nombrar los círculos, los cuadrados y los triángulos. Observe al niño explorando las formas. Puede sugerir que clasifique las formas en las porras. Trate de seguir al niño en la clasificación. Si el niño tiene un círculo, tome otro círculo y póngalo en la porra. Pida al niño que ponga el suyo en la porra. Puede describir el juego diciendo, "Pusimos los círculos en la porra." Entonces, observe al niño tomar otra forma y diga, "María, pongamos el triángulo en la porra." Ponga la forma en una porra separada. Mientras trabaja, anime al niño. Algunos comentarios apropiados serían, "María, estás clasificando las formas en porras. Lo has hecho bien."

Anime pero no empuje al niño. Algunos niños solo quieren explorar las formas y no están interesados en clasificarlas. Si ofrece esta experiencia una

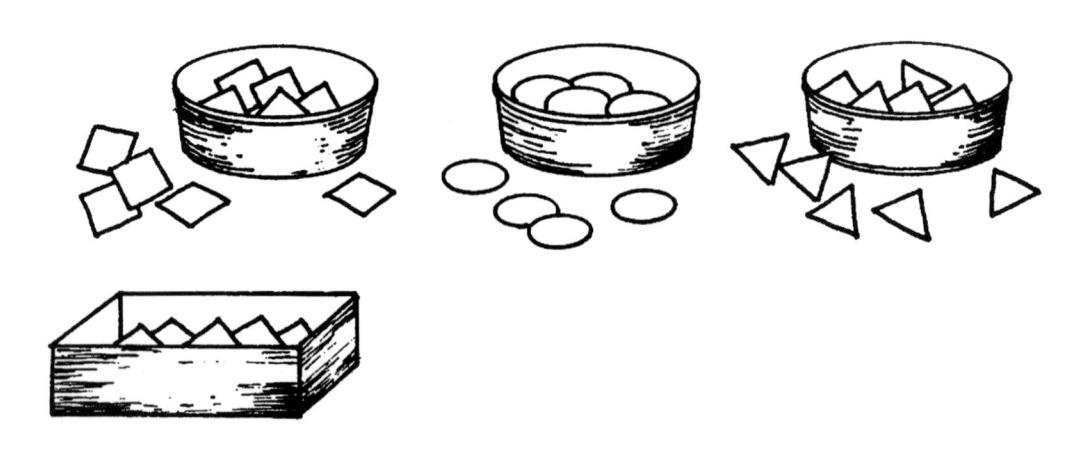

El infante móvil

segunda y tercera vez, el interés en clasificar aumentará una vez que el material les es más familiar.

Extensiones y variaciones:

- Use otros objetos para clasificar, por ejemplo, pequeños camiones en una porra y los pequeños coches en otro.
- Para clasificar según el color, tenga objetos de distintos colores, por ejemplo, 5 coches azules, 5 coches rojos, o 5 círculos rojos y 5 círculos azules. Para facilitar la actividad, clasifique los objetos rojos en una porra roja, y los azules en una porra azul.

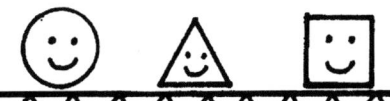

ENLACE CON LA CASA

Explíqueles a los padres la importancia de clasificar. Esta es una actividad que los niños pueden empezar a practicar ya como infantes y continuar por los primeros años de la escuela.

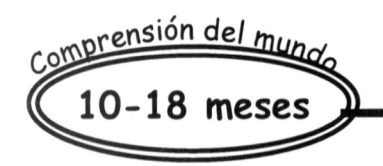

10-18 meses — Clasificar las latas por tamaño

Comprensión del mundo

Propósito: El niño coloca las latas más pequeñas dentro de las latas más grandes. Esta actividad le ayuda a ver las diferencias en tamaño, y practica el control de los músculos pequeños. Esta actividad también puede fomentar la clasificación por tamaño: pequeño, mediano, grande.

Materiales: latas pequeñas, medianas, y grandes
cinta adhesiva gruesa para cubrir los bordes de las latas
tenazas para aplastar los puntos agudos de las latas

Preparación:
1. Observe las latas buscando bordes agudos. Use las tenazas para aplastar puntos agudos.
2. Cubra los bordes de las latas con una cinta adhesiva gruesa.
3. Encuentre una zona libre para sentarse y jugar.
4. Haga esta actividad con 1-2 niños a la hora de jugar.

Actividad: Invite a un niño interesado en las latas a jugar diciendo, "Pongamos la lata pequeña en la lata grande." El adulto empieza esta actividad dándole al niño la lata más pequeña. El adulto coloca las primeras dos latas y el niño puede meter la lata más pequeña. Luego, sugiera que el niño ponga la lata pequeña en la mediana. Entonces sugiera que el niño coloque las dos en la lata más grande. Ud. puede meter la primera lata para empezar la actividad. Algunos niños solo podrán meter una lata al principio.

Dos niños pueden hacer la actividad con su ayuda. Cada niño puede meter una lata en otra. Necesitarán su ayuda en decidir quién va primero.

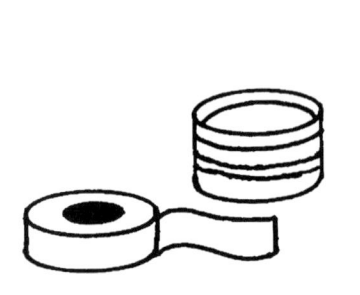

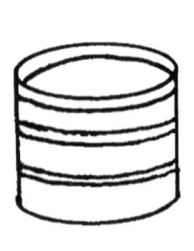

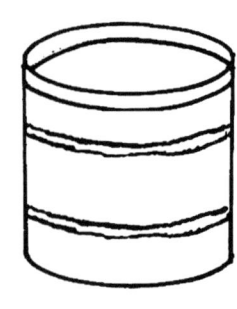

El infante móvil

Extensiones y variaciones:

- Intente construir una torre con las latas. Al principio el niño solo podrá poner la lata más pequeña encima de las otras dos. Con la práctica y con su ayuda, el niño podrá usar las 3 latas.
- Para que sea más difícil, puede añadir 2 latas más entre la más grande y la más pequeña.
- Encuentre un objeto que justo cabe dentro de la lata mediana. Permita que el niño lo meta en la lata y que lo saque. Pida al niño que lo ponga en la lata más pequeña. Cuando no cabe allí, diga, "Demasiado grande." Repita este juego poniendo el objeto en la lata grande y diciendo, "Demasiado pequeño." Entonces pruebe la lata mediana otra vez diciendo, "Justo." Este juego permite que el niño explore la relación entre varios tamaños y le da las palabras para describir los tamaños diferentes.
- Use tazas y cucharas de medir.

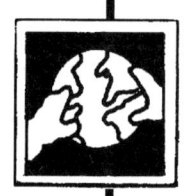

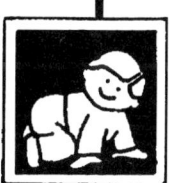

ENLACE CON CASA

Las familias pueden ayudar guardando las latas y las cajas de tamaños diferentes. Los padres pueden hacer la misma actividad en casa. Puede mandar una colección de latas a casa para que el niño pueda tener mucha práctica con esta actividad.

Comunicación con otros
8-12 meses

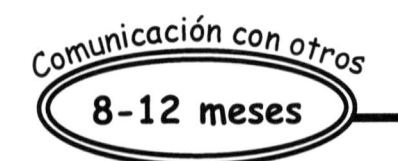

La visita del osito

Propósito: El niño aprende palabras en un juego con un animal de peluche o un títere. Esta actividad fomenta la habilidad lingüistica y el vocabulario. Los niños aprenden los nombres de las partes del cuerpo además de vocabulario como piel, oso, cola, cosquillas, tocar, y abrazo.

Materiales: un osito de peluche o un títere en forma de oso

Preparación: 1. Encuentre un espacio para sentarse y compartir la actividad del oso con 1-2 niños. A lo mejor los otros niños vendrán cuando escuchan el juego.
2. Observe a ver quien está interesado e invítelo a jugar.

Actividad: Muéstrele el oso de peluche. Hable del cuerpo peludo y de la cola del animal. Haga que el oso trate de darle cosquillas o de abrazar a distintas partes del cuerpo del niño. Diga, "El oso te va a hacer cosquillas en la pierna ahora," y el oso le toca la pierna del niño. El oso puede tocar otras partes como los dedos y los brazos.

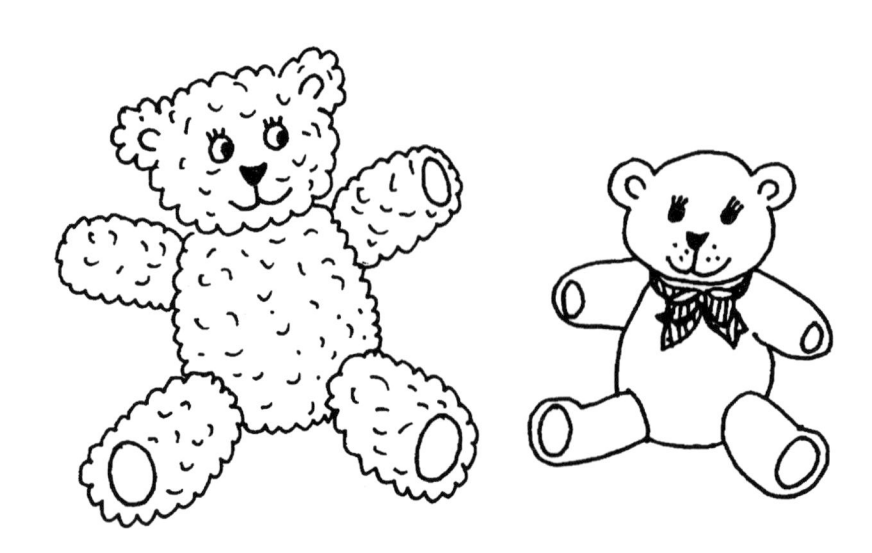

El infante móvil

Extensiones y variaciones:

- Use otros animales de peluche.
- A los niños mayores les gusta sentarse en un grupo pequeño y hablar del cuerpo del oso o de otro animal. También puede enseñarles una foto de un animal y nombrar las partes del animal como la cola, las plumas, el pico etcétera.

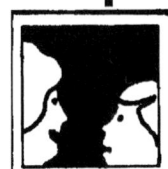

ENLACE CON LA CASA

Enseñe esta actividad en una reunión de padres o cuando los padres vienen a recoger a su hijo. Pueden probar este juego en casa con un animal de peluche diferente.

Comunicación con otros
10-12 meses
Hacer sonidos de animales

Propósito: El adulto hace o lee un libro acerca de los animales y anima al niño a hacer sonidos de animales. Esta actividad le ayuda al niño a aprender nuevo vocablario y sonidos. El niño aprende cómo responder a preguntas por medio de la comunicación con la persona que lo cuida.

Materiales: libro con animales familiares como animales domésticos o de una finca
fotos de animales de revistas, o dibujos de animales
papel grueso para hacer páginas
pegamento
plástico o papel pegajoso
hilo

Preparación: 1. Corte fotos de animales o dibuje animales.
2. Corte páginas del papel, suficiente para una página para cada foto.
3. Pegue una foto en cada página.
4. Cubra las páginas con plástico o papel pegajoso para que las páginas duren más tiempo.
5. Junte las páginas cortando 4-5 agujeros al lado izquierda y atando el hilo por los agujeros.

Esta actividad funciona bien con un individuo o con grupos pequeños de 4.

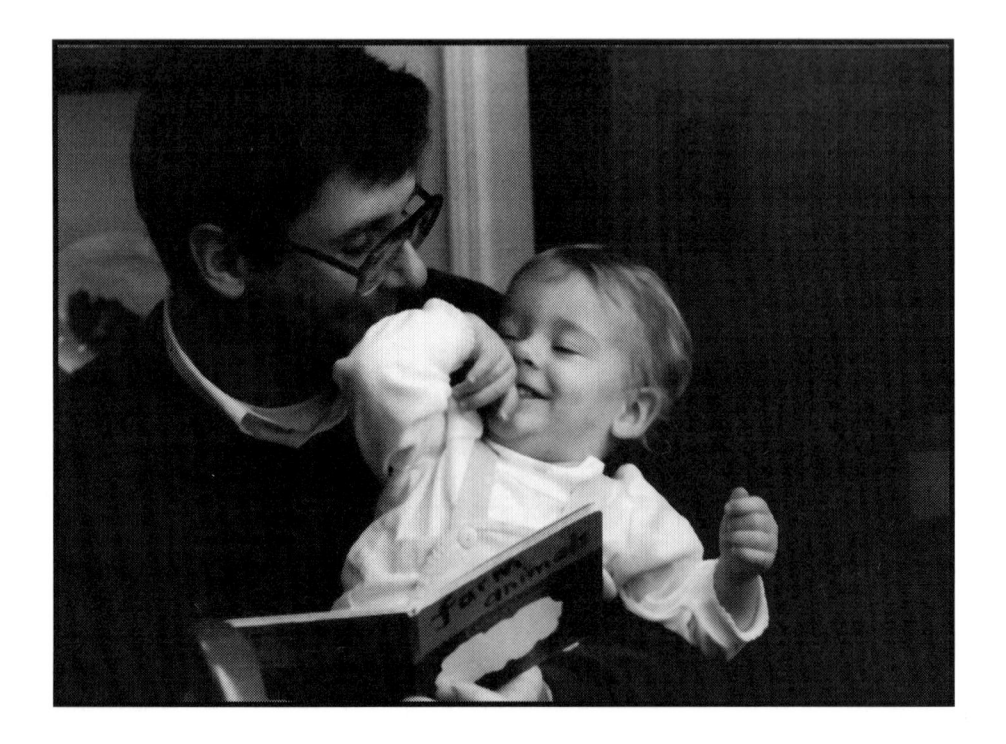

Actividad: Cuando el libro está hecho, póngalo con los otros libros. Espere hasta que un niño lo elige. Ofrezca leérselo. Si el niño se pone de acuerdo dándole el libro o indicando que sí, siéntese con el niño y empiece a leer. Mientras lee, haga preguntas de las fotos. "Pedro, ¿qué animal es éste?" Si el niño no tiene una palabra para nombrar el animal, dígala por él. Pregunte, "¿Qué sonido hace un pato?" Anime al niño diciendo, "Sí, un pato hace cuac." Lea el libro de nuevo si le interesa. Lea el libro a otros niños que se han juntado al grupo. Deje el libro en la zona de jugar para que los otros niños lo miren.

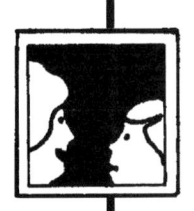

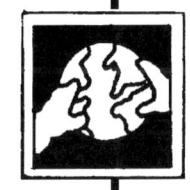

Extensiones y variaciones:

- Cante una canción con sonidos de animales.
- Elija otros libros con animales y pídales a los niños que los identifiquen y que hagan los sonidos que hacen los animales.
- Haga animales sencillos de fieltro. Póngalos en una cartelera de fieltro y pídales a los niños que nombren los animales y sus sonidos. (Véase la actividad siguiente para instrucciones de cómo hacer una cartelera de fieltro.)

ENLACE CON LA CASA

Descubra los animales que el niño ha visto. Trate de incluirlos en el libro. Explique a los padres cuáles son los animales de que están hablando en la clase.

Sonidos de la avispa

Comunicación con otros — 13-18 meses

Propósito: El niño canta de la avispa y aprende de ellos. Esta actividad fomenta el aprendizaje del vocabulario acerca de la casa de los abejorros y la práctica de los sonidos. El niño aprende los nombres de las partes del cuerpo.

Materiales: una foto grande de una avispa o una avispa hecha de fieltro
pedazos de fieltro-grandes y pequeños
pegamento
un pedazo grande de cartón

Preparación:
1. Haga una avispa de fieltro dibujando en el fieltro.
2. Haga una colmena de fieltro.
3. Haga una cartelera de fieltro pegando un pedazo grande de fieltro en el pedazo de cartón.
4. Los niños podrían hacer lo individualmente o en un grupo pequeño de 1-4.

Actividad: Encuentre un sitio donde sentarse con la cartelera de fieltro, tal vez cerca de los otros libros y la zona con materiales lingüisticos. Cante una canción sencilla para niños (puede inventarse su propia música):

Aui, Aui, Avispa zumba
voló de la colmena
y aterrizó debajo de la barbilla de Marina
Zumba, Zumba, Zumba (le hace cosqillas a Marina en la barbilla)

Repita la canción usando los nombres de otros niños. Use la avispa de fieltro para la canción. Primero, ponga la colmena y entones la avispa en la cartelera. Es posible que los niños quieran poner la avispa en la cartelera mientras Ud. canta.

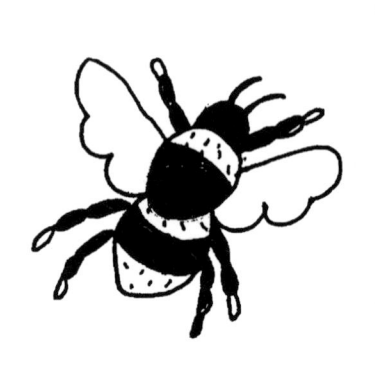

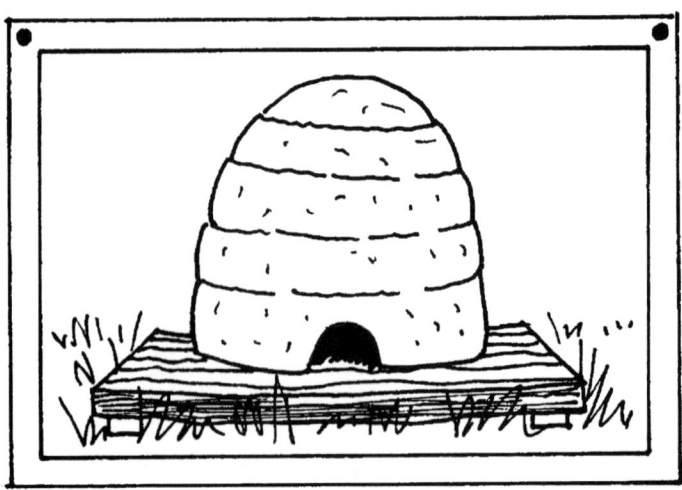

El infante móvil

Extensiones y variaciones:

- Use otras criaturas que vuelan como las mariposas con flores o los pájaros.
- Cambie las palabras de la canción para incluir otras partes del cuerpo.
- Con los niños mayores use diferentes tipos de pájaros para expander el vocabulario.

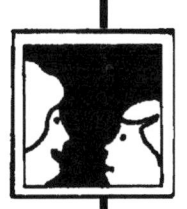

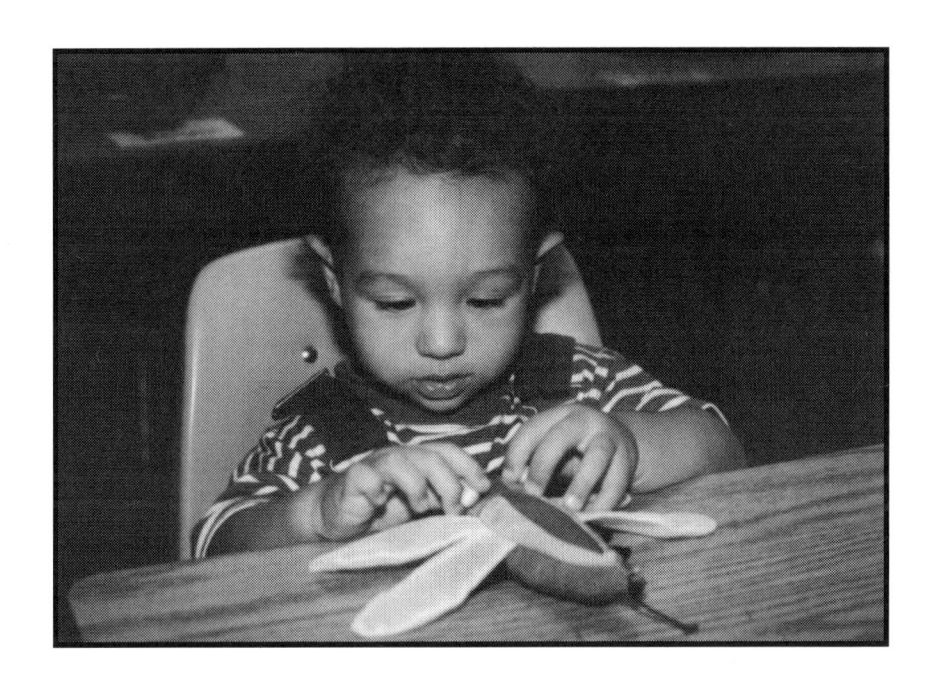

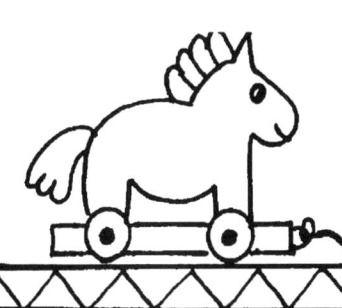

ENLACE CON LA CASA

Enseñe la canción a los padres. Puede escribirla y ponerla en la cartelera de información o cantarla cuando llegan a recoger a sus hijos. Pregunte qué tipos de insectos y pájaros la familia ve a menudo y procure incluirlos en la canción.

107

Comunicación con otros
13-18 meses

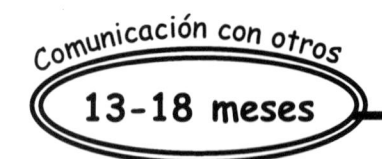

Libro de texturas

Propósito: El adulto presenta un libro con texturas diferentes. Esta actividad fomenta el lenguaje y le ayuda al niño a conectar una palabra con una experiencia sensorial.

Materiales: cuadrados de diferentes telas, como la franela, el pano, la piel falsa de animal y el poliéster
tarjetas o cartón para cada cuadrado de tela más dos tarjetas adicionales
pegamento
algo para hacer un agujero
un rotulador
un anillo para llaves

Preparación:
1. Pegue cada cuadrado de tela a una tarjeta.
2. Haga un agujero en la parte de arriba a la izquierda para cada tarjeta.
3. Escriba un título para el libro de textura en una tarjeta. La última tarjeta puede ser ilustrada o se puede dejar en blanco.
4. Ponga las tarjetas en orden empezando con la tarjeta titular y terminando con la tarjeta en blanco. Junte las tarjetas metiendo el anillo de llaves por el agujero en cada tarjeta.
5. Los niños pueden leer este libro durante su juego libre.

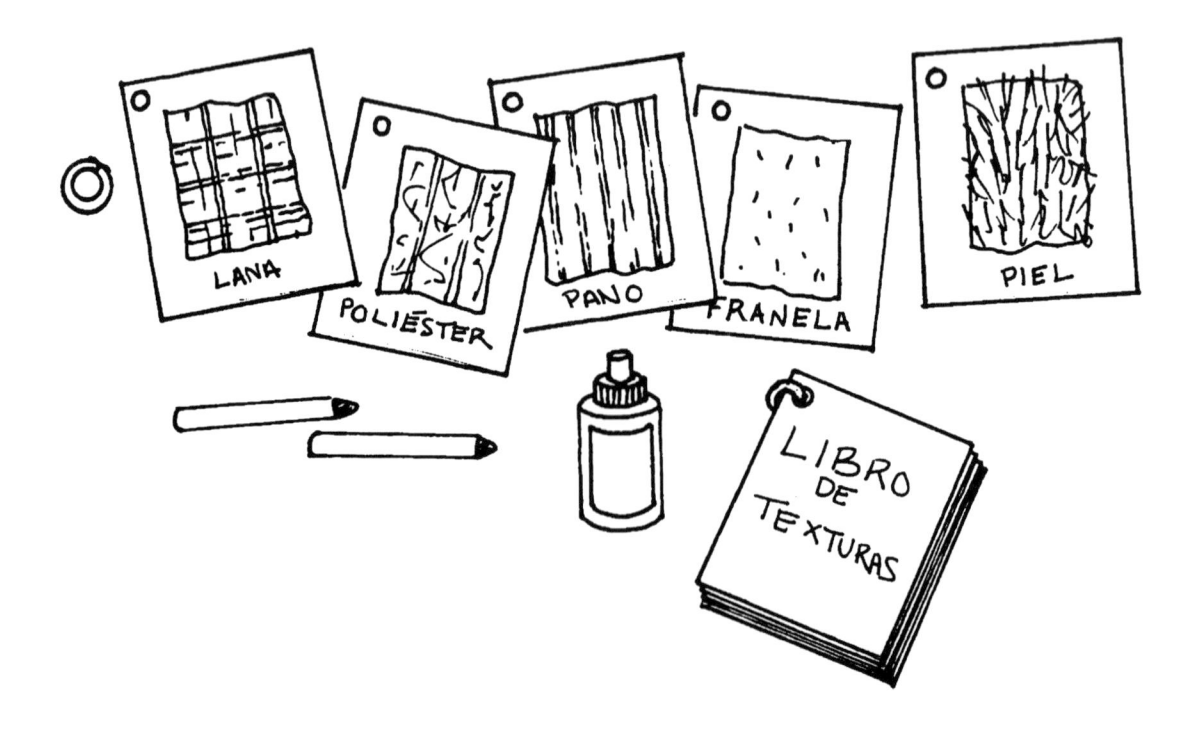

El infante móvil

Actividad: Ponga el libro en un estante con los otros libros o encuentre un espacio libre y ponga el libro en el suelo. Cuando un niño elige el libro, observe lo que el niño toca. Describa la experiencia sensorial de las texturas diferentes. "Alejandro, esto es muy liso." "Esto es muy desigual."

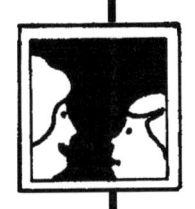

Pregunte al niño "¿Cómo siente esto?" También puede preguntar, "¿Qué más sientes?" Responda al lenguaje del niño diciendo, por ejemplo, "Sí, eso es suave."

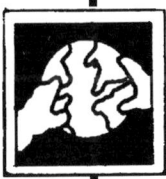

Extensiones y variaciones:

- Use otros objetos como la arena y el papel de lija para texturas ásperas, y pegamento o papel liso para las texturas lisas. Para ser seguro, cubra la arena con papel pegajoso.
- Los adultos pueden crear un paseo de texturas dentro de la clase. Use pedazos de alfombra, el suelo liso, y un pedazo de papel de lija (o un papel con arena pegada en él).
- Sujete los pedazos en el suelo. Guíe a los niños por el paseo y hable de cómo se siente cada uno con calcetines o descalzos.
- A los niños menores (de 8-12 meses) les gustará mirar el libro. Describa la textura de cada página y el niño aprenderá una palabra para cada sensación.
- También puede crear un paseo de texturas para un niño que no puede caminar todavía. Pasee por el salón de clase con el niño en brazos y haga que toque superficies diferentes.

ENLACE CON LA CASA

Los padres pueden ayudar guardando pedazos de alfrombra o tela. Pueden probar un paseo de texturas en el parque o dentro de su casa.

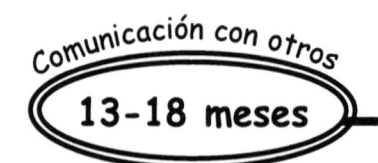

Comunicación con otros
13-18 meses
Encontrar cosas

Propósito: El adulto señala con el dedo varios objetos en la clase y el niño los nombra. Esta actividad desarrolla el lenguaje. El niño aprende a conectar las palabras con los objetos.

Materiales: ninguno

Preparación: 1. Se puede jugar el juego en diferentes zonas de la clase. Puede jugar en el suelo con 1-4 niños.
2. Este juego también se puede jugar mientras camina de un cuarto a otro o al aire libre.

Actividad: Empiece diciendo, "Hay muchas cosas alrededor nuestro y vamos a señalarlas y encontrarlas." Señale con el dedo algo que todos pueden ver como la alfombra o una luz y nombre el objeto. Entones señale otra cosa y pregunte, "Julia, ¿qué es eso?" Cuando el niño responde, "Alfombra," Ud. puede repetir, "Eso es una alfombra." Si el niño señala con el dedo sin hablar, Ud. puede añadir la palabra y decir, "Has señalado con el dedo la alfombra."

Señale por turnos. Modifique esto con diferentes niños. Para el niño que sabe muchas palabras, pídale que nombre objetos familiares. Anímelo a usar nuevas palabras señalando objetos no familiares. Para el niño con un vocabulario limitado, señale un objeto y nómbrelo, entonces anime al niño a repetir la palabra. Continúe hasta que el niño ya no está interesado.

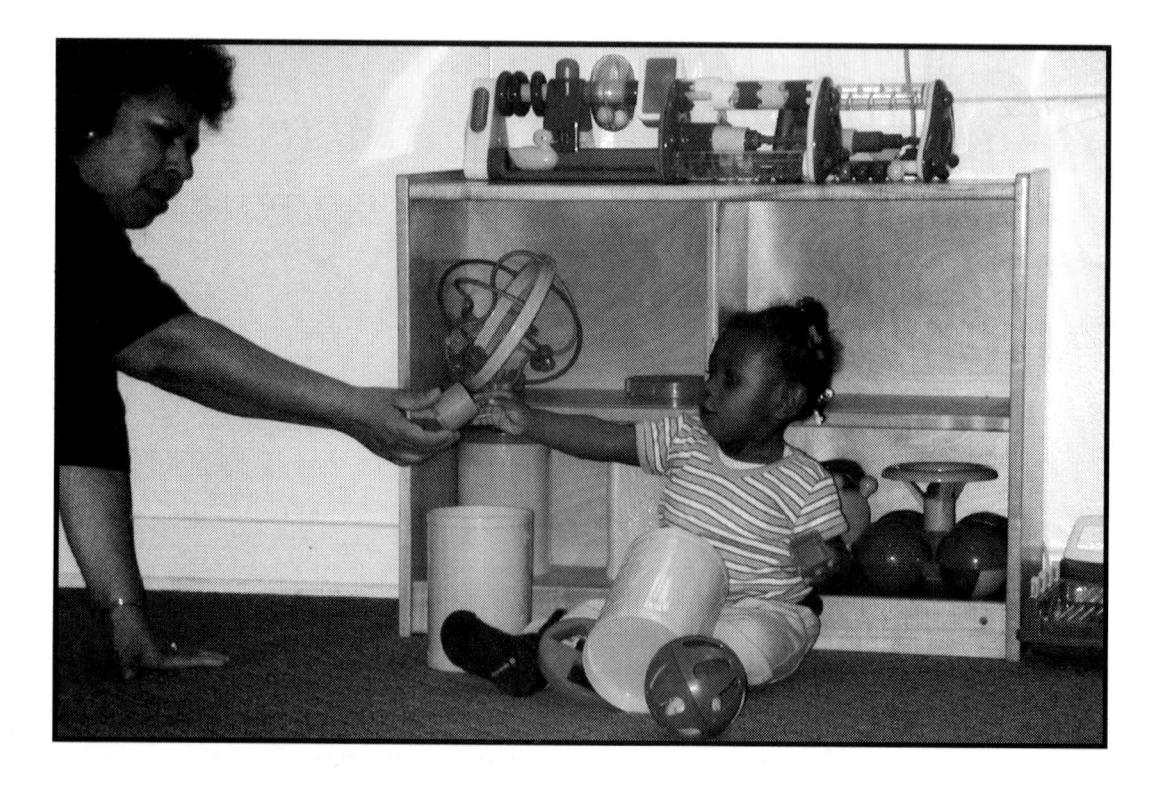

El infante móvil

Extensiones y variaciones:

- Esta actividad se puede hacer durante la rutina de vestirse y de comer. Es una buena manera de mantener la atención del grupo cuando están esperando algo.
- Para los niños mayores, pruebe la actividad con linternas durante la hora de juego libre. Con dos linternas (con la abertura sellada con cinta adhesiva para que no salgan las pilas), explique que la linterna puede encontrar cosas. Alumbre la linterna en un objeto familiar y diga, "Allí hay una silla en la luz. Ahora te toca a ti. ¿Qué puedes poner en la luz?" Observe a los niños y hable con ellos de lo que hay en la luz. Procure que nombren los objetos. Para los niños con un vocabulario limitado, identifique los objetos alumbrados por la linterna.

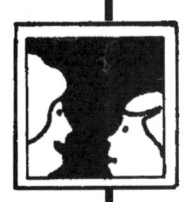

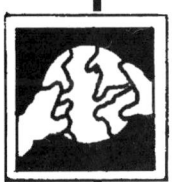

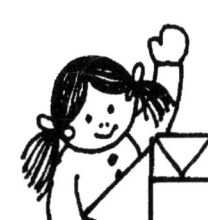

ENLACE CON LA CASA

Sugiera esta actividad a los padres. Se puede jugar en casa o cuando viajan a la escuela.

Comunicación con otros
10-18 meses

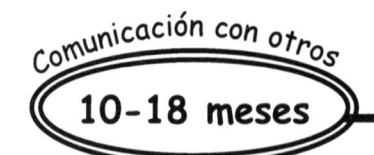

Juegos de títeres

Propósito: El adulto hace un títere y juega con el niño. El juego con títeres es valioso porque cuando el niño juega así, practica su comprensión de lenguaje y de hablar. Los títeres fomentan los comienzos del juego imaginario. Los títeres para esta edad deben ser sencillos y representar figuras familiares como animales y gente. Recuerde que el niño a esta edad cree que el títere es real.

Materiales: títeres de animales o de gente
2-3 títeres de calcectín se hacen de:
calcetines
rotuladores
hilo
aguja e hilo

Preparación: Para hacer un títere de calcetín:
1. Agarre el calcetín y ponga ojos con un rotulador.
2. Para el pelo, cosa hilo al extremo del calcetín.
3. Dibuje una boca y cosa una boca con tela.
4. Haga la actividad con 1-3 niños.

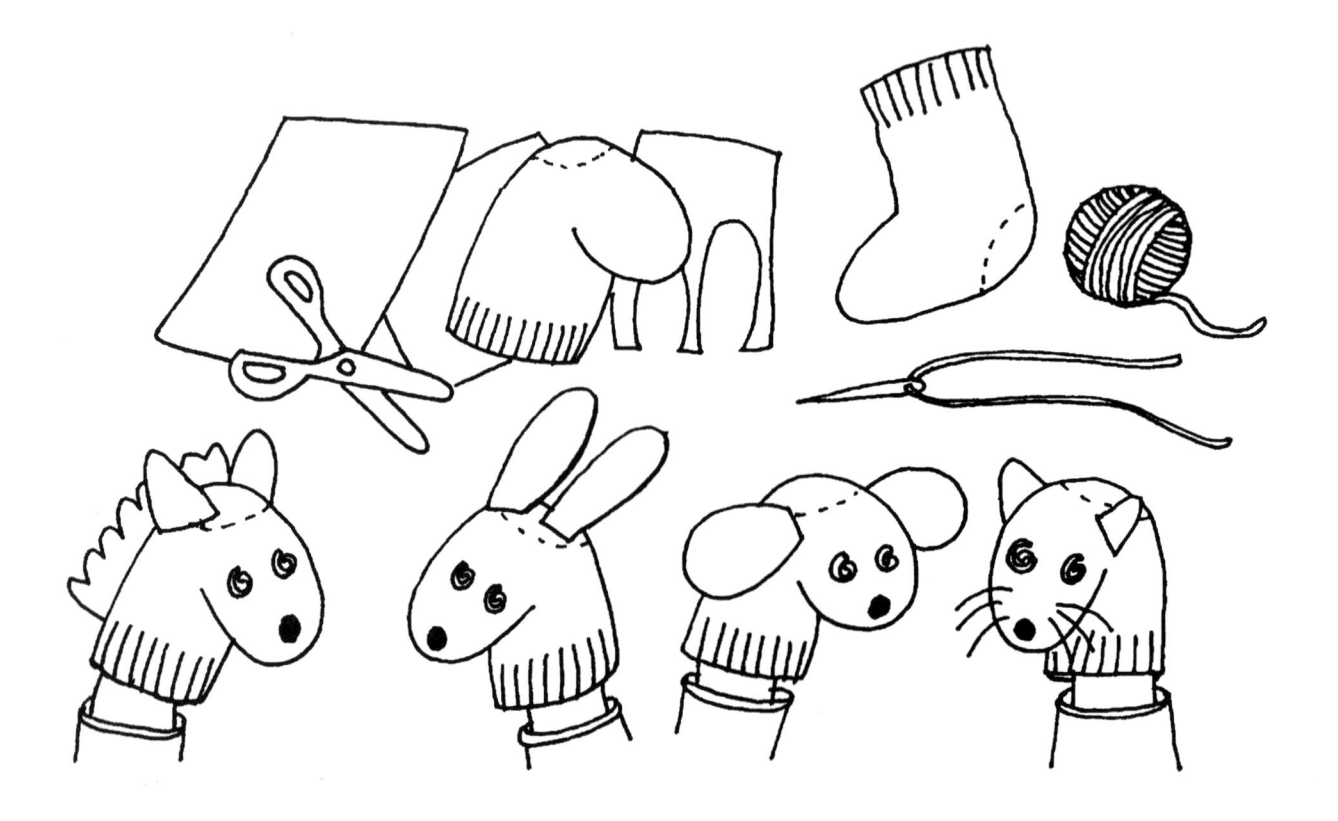

El infante móvil

Actividad: Tenga por lo menos 3 títeres disponibles y encuentre un espacio donde sentarse. Meta la meno dentro de un calcetín y transfórmelo mágicamente en una criatura con una boca. Con el calcetín todavía en la mano, hable con los niños que parecen estar interesados. Empiece siendo el líder y deje que el niño responda a su títere.

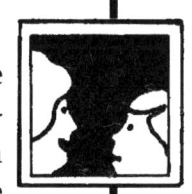

Anime al niño a ponerse un títere en la mano y que lo use para hablar con Ud. o con otro niño. Tendrá que desempeñar un papel central en este juego ya que los niños no han desarrollado suficiente lenguaje y abilidad de jugar con la imaginación para hacerlo solos. Guíelos primero, sugiriendo temas para los dramas, palabras, y si les gusta, continúe.

Con un grupo pequeño de niños, sugiera que jueguen juntos con títeres similares, por ejemplo 2-3 títeres.

Extensiones y variaciones:

- Ponga los títeres encima de los envases vacíos de jabón líquido. El niño puede manipular estos envases con más facilidad que meterse la mano en un títere.
- Haga títeres para representar los animales en un libro favorito.
- Los animales de peluche se pueden usar lo mismo que los títeres.

ENLACE CON LA CASA

Los padres pueden traer de casa calcetines viejos para hacer títeres. Pueden traer envases vacíos de jabón también. Los niños mayores de la familia pueden hacer títeres y jugar con el niño menor.

Moverme y causar cosas

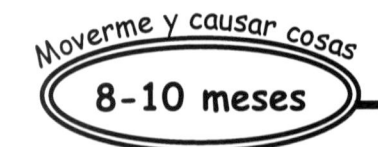

8-10 meses

Empujar juguetes

Propósito: El adulto le enseña al niño cómo usar los juguetes que se empujan. Esta actividad le proporciona al niño la experiencia de usar los sentidos diferentes juntos, por ejemplo, mirar y tocar. El niño usa los músculos grandes cuando persigue un objeto que está rodando. Usa los músculos pequeños para agarrar el objeto.

Materiales: una pelota pequeña o mediana para cada niño (pelota de tela para que no se ruede rápidamente.
un cochecito o un camión pequeño
una caja para los juguetes

Preparación:
1. Encuentre una zona libre donde sentarse, apartada de los juegos activos.
2. Traiga los juguetes en la caja.
3. Juegue con 1-3 niños.

Actividad: Invite a los niños a jugar con los juguetes. Al principio es posible que el niño quiera explorar el juguete tocándolo o metiéndolo en la boca. Entonces ruede el juguete hasta que está un poquito fuera del alcance del niño. Anime al niño a gatear tras el juguete. Si el niño alcanza el juguete, empújelo un poquito más allá. Entonces sugiera que el niño lo empuje. Puede decir, "Julia, ahora tú empujas la pelota."

Algunos niños se frustran y no están listos para empujar la pelota. En este caso, permítales que agarren la pelota y que la exploren completamente. Los otros sonreirán y le mirarán directamente a los ojos cuando están listos para empujar. Empiece ayudando a empujar el juguete. Muévalo lentamente para que el niño pueda gatear y alcanzarlo. Elija juguetes que se mueven lentamente, por ejemplo, pelotas con texturas suaves como la tela, y coches pequeños con ruedas pequeñas.

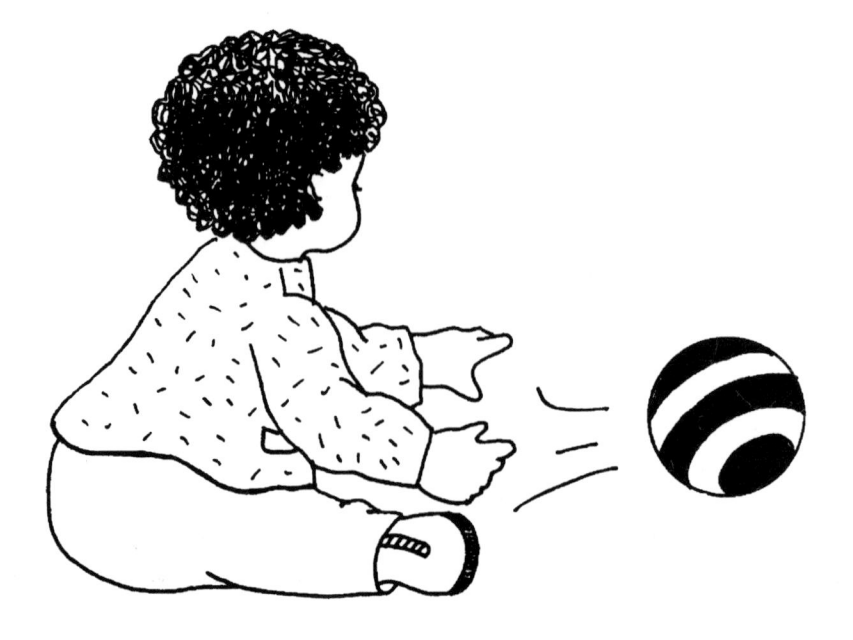

El infante móvil

Extensiones y variaciones:

- Elija juguetes que se mueven rápidamente como pelotas en una superficie dura. Esta actividad es divertida para los niños que pueden caminar o gatear rápidamente. Un empujón suave causará que la pelota se mueva más lejos y más rápido. Anime al niño a que siga la pelota tan rápido como posible.
- Para el niño que tiene dificultad en gatear o en ver, mantenga el juguete muy de cerca. Ayude al niño a alcanzar el juguete y felicítelo al alcanzalo. Puede elegir un juguete favorito del niño para animarlo.
- Use una almohadilla de goma espuma y una rampa de goma espuma. El niño sube la rampa para alcanzar un juguete y entones rueda el juguete por la rampa. Anime al niño a seguir el juguete que ha rodado. Es posible que jueguen dos niños con la rampa. Uno puede rodar el juguete por la rampa y otro puede gatear tras el juguete.

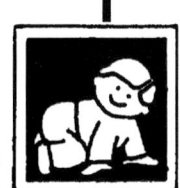

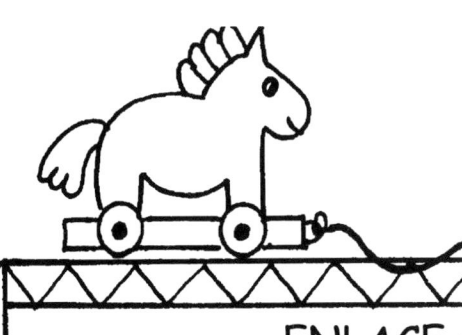

ENLACE CON LA CASA

Pregunte a los padres por los juguetes favoritos del niño. Use estos juguetes para animar al niño a partcipar en este juego. Pregúnteles a los padres si hacen este juego en casa y si los padres ven el progreso del niño en que puede moverse más lejos y empujar el juguete más distancia.

Moverme
10-18 meses

Tirar juguetes

Propósito: El niño aprende a tirar una variedad de juguetes. Esta actividad mejora el uso de la coordinación entre el ojo y la mano mientras el niño camina. Tirar juguetes es difícil para el niño que acaba de empezar a caminar ya que tiene que caminar y agarrar el juguete a la vez. El niño aprende la relación entre la posición del juguete y su propio cuerpo.

Materiales: una variedad de juguetes para tirar-comerciales o hechos en la clase
juguetes de tirar se pueden hacer atando una cuerda a un tren, coche, o camión pequeños
juguetes de tirar muy sencillos se hacen de:
cajas de cartón de zapatos o otras cajas
una cuerda o un hilo grueso

Preparación: 1. Meta la cuerda (menos de 33 cm. o 13 pulgadas) o el hilo grueso por un lado de la caja.
2. Deje la caja vacía para el niño más joven. El niño de 18 meses y más querrá llenar la caja con bloques, animales de peluche y otros juguetes.
3. Encuentre un espacio donde jugar y ponga 3-4 juguetes de tirar. Este espacio podría ser una zona con otros tipos de juego activo. Los niños se moverán por el espacio mientras tiran los juguetes.

Actividad: Enseñe los juguetes de tirar a un niño que los está mirando. Puede demostrar como tirar los juguetes tanto de pie como sentado. Tire el juguete con el niño para empezar. Una vez que el niño puede tirarlo, sugiera que lo lleve a un lugar específico. Empiece con un lugar cerca de donde está el niño. Cuando alcanza el lugar, sugiera otro un poco más lejos. Deje que el niño le enseñe un lugar donde tirar el juguete.

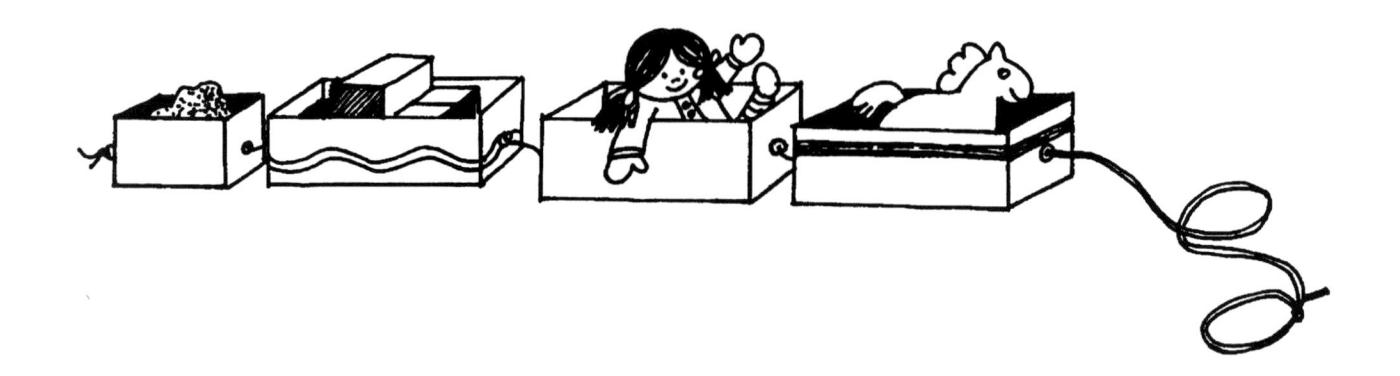

El infante móvil

Extensiones y variaciones:

- Haga un tren juntando dos cajas que se pueden tirar. El niño las puede tirar y hacer sonidos del tren.
- Deje que el niño ponga cosas en las cajas. Pueden ser cosas ligeras como esponjas cortadas en formas o pueden ser cosas más pesadas como los bloques. Hable de como es diferente tirar las cosas pesadas y las cosas ligeras.
- Saque los juguetes al aire libre para jugar. Los niños descubrirán que es diferente tirarlos por superficies diferentes como la arena, la tierra y el cemento. Pueden coleccionar hojas y piedras para poner en las cajas. Como el ambiente al aire libre es más duro, las cajas no durarán mucho tiempo, así que sáquelas una vez que están casi gastadas.

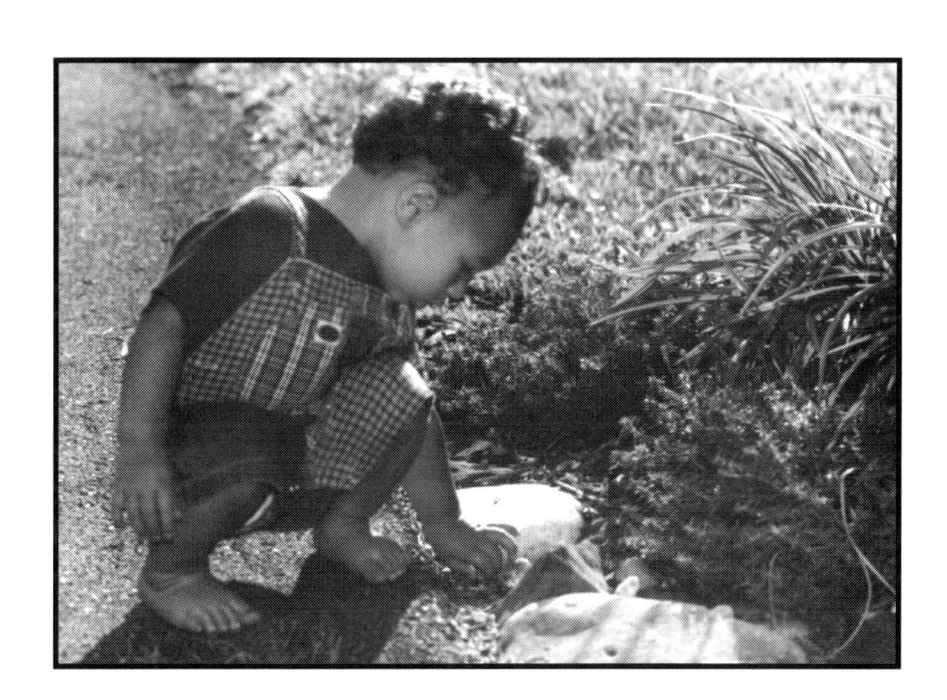

ENLACE CON LA CASA

Los padres pueden ayudar donando cajas para hacer juguetes de tirar. Si un padre trabaja donde se venden zapatos, es posible que pueda encontrar muchas cajas para donar.

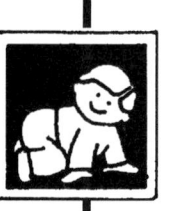

Moverme

8-18 meses

Gatear

Propósito: El niño gatea por un curso de obstáculos y por una senda. Esta actividad desarrolla los músculos grandes y las sensaciones de vista y tacto. El niño apende como resolver problemas mientras confronta los obstáculos.

Materiales: obstáculos-cajas, sillas, aros
cinta adhesiva de colores o cinta adhesiva protectora

Preparación:
1. Prepare para la experiencia. Puede empezar con un gatear por obstáculos y hacerlo 2 o 3 veces hasta que el niño necesita algo nuevo.
2. Elija un espacio donde ocurre el juego activo. Puede hacer esta actividad con un grupo pequeño de 3-4 niños. Es mejor que los que gatean más rápidamente vayan primero.
3. Prepare el curso de obstáculos poniendo 3 cosas en una línea por los cuales los niños pueden gatear. Intente poner 3 experiencias diferentes como el gatear alrededor una silla, por una caja, y sobre un aro.
4. Haga una senda con la cinta adhesiva. La senda puede ser una línea o un círculo. Empiece con una senda recta y luego una senda circular.

Actividad: Invite al niño a gatear. Puede iniciar la actividad demostrando y animándolo a seguir. Describa su actividad mientras lo hace, diciendo, "José, estás gateando alrededor de la silla. Ahora estás gateando hacia la caja. Estás gateando por la caja."

Algunos niños lo intentarán una sola vez y otros lo repetirán muchas veces. Si hay más de un niño, es mejor que vayan en la misma dirección.

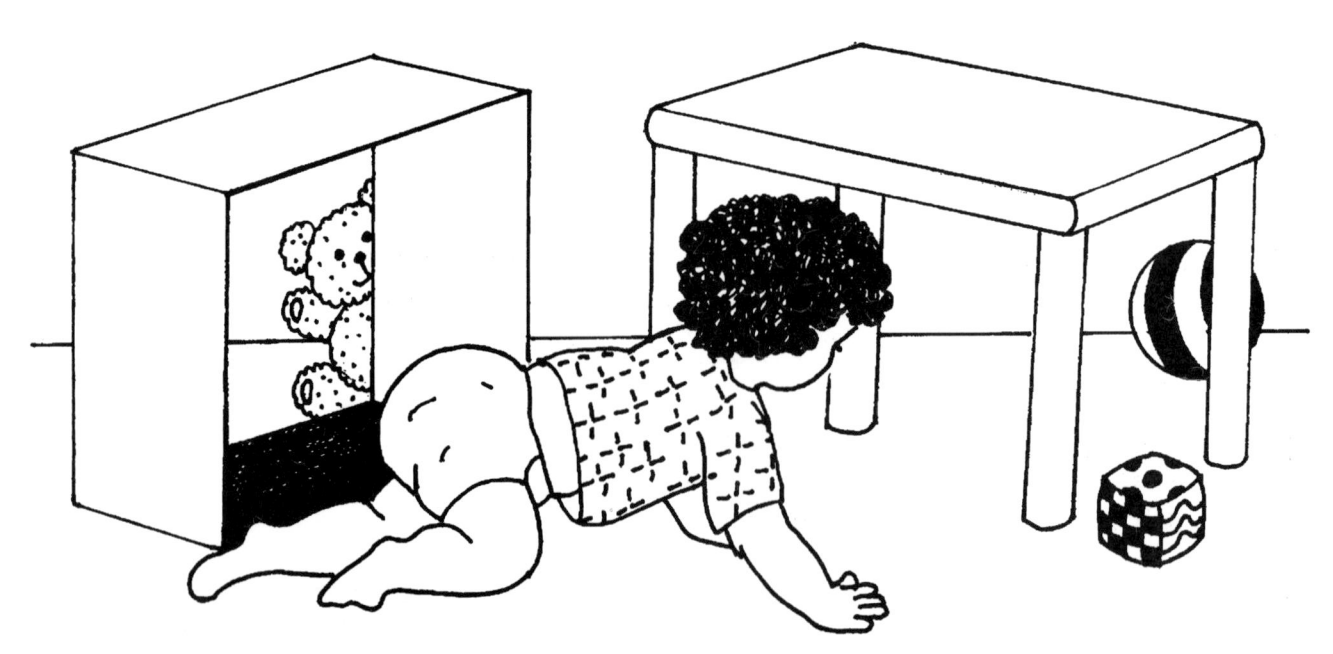

El infante móvil

Extensiones y variaciones:

- Ponga música para sugerir un ritmo.
- Los niños de más de 15 meses pueden añadir un juego imaginario y hacer un gateo de tortuga. Pueden gatear en las manos y las rodillas con una mantita como caparazón.
- Pueden imaginarse otros animales y réptiles-elefantes, culebras, etcétera.
- Planee un gateo de texturas al aire libre. Las texturas y los obstáclos pueden ser materiales naturales.

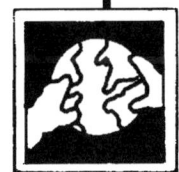

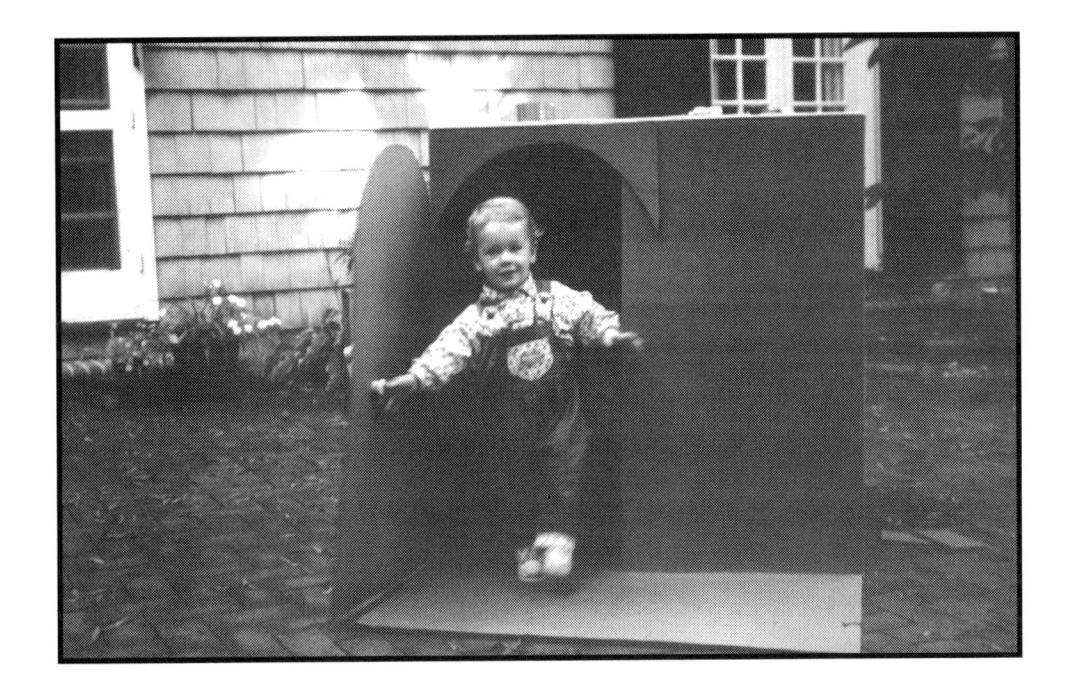

ENLACE CON LA CASA

Es posible que algunas familias hayan observado al niño gatear por los muebles en casa. Anímelos a crear un curso de obstáculos con almohadas y sillas. Es una buena actividad de la casa en el invierno.

Vaciar y llenar

Moverme — 10-18 meses

Propósito: El niño llena y vacía los envases de plástico con bloques pequeños. La experiencia de 'vaciar y llenar' mejora la coordinación entre el ojo y la mano. El niño empieza a comprender los conceptos de medida y tamaño. Mientras mueve los objetos aprende los conceptos de 'vacío' y de 'lleno.' Esta actividad le da una satisfacción emocional al niño también y le ayuda a desarrollar un sentido de sí mismo.

Materiales: envases de plástico, como los envases de lavar platos
cuentas pequeñas de madera o cuentas pequeñas de plástico, o bloques (deben ser suficientemente grandes para no ser tragadas)
tazas y cucharas de medir de plástico

Preparación:
1. Ponga el envase de plástico en el suelo en una zona con otros juguetes manipulativos.
2. Ponga las cuentas o los bloques en los envases tan profundamente como el pulgar de un adulto
3. Trabaje con 1-2 niños a la vez.

Actividad: Ponga los envases enfrente de un niño que parece tener interés y anime al niño a que llene y vacíe el envase. Es posible que primero quiera explorar los materiales. El niño más pequeño vaciará y llenará un envase. Después de poder hacer un envase, el niño puede vaciar y llenar de un envase a otro. Dos niños pueden trabajar cara a cara o cada uno puede tener su propio envase.

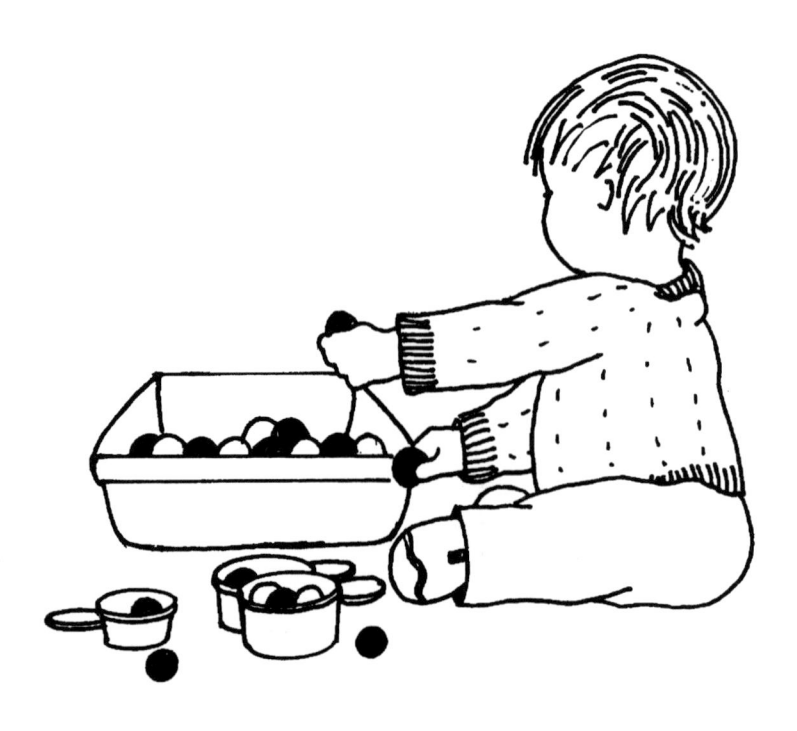

El infante móvil

Extensiones y variaciones:

- Use arena para llenar y vaciar los envases para los niños de más de 15 meses. Esta actividad no es apropiada para los niños más pequeños que intentarán comer la arena.
- Use agua. Ponga los envases en un mantel de plástico y tenga esponjas o trapos para los derrames. Habrá muchos derrames ya que el niño está practicando vertir y llenar, pero no tiene bastante coordinación para hacerlo bien.

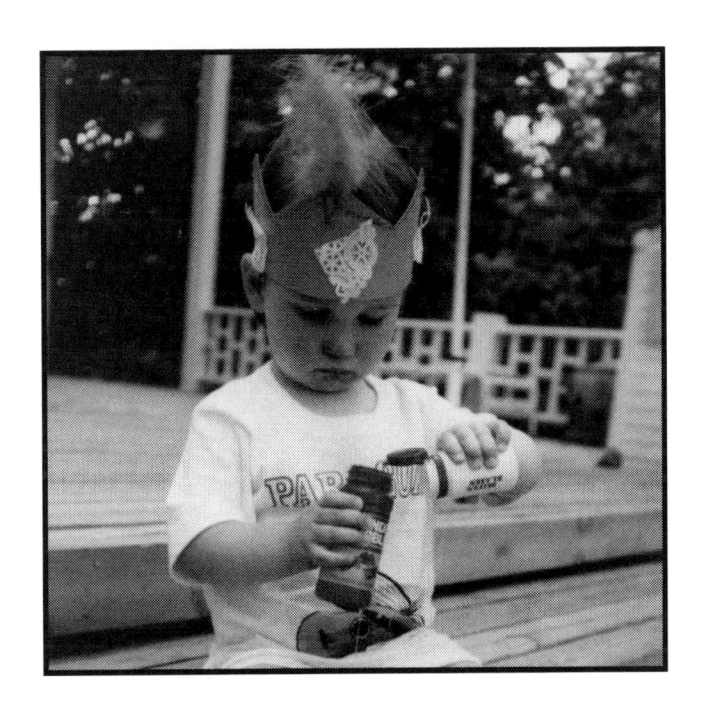

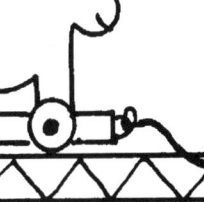

ENLACE CON LA CASA

Si los padres han observado al niño jugando con tazas y cucharas de medir en la clase, anímelos a hacer la actividad en casa. Pueden añadir cosas de la casa para llenar y vaciar. Recuérdeles que hay que usar materiales suficientemente grandes para que el niño no las trague.

Moverme

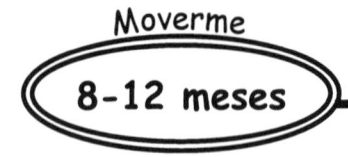

8-12 meses

Rodar pelotas

Propósito: El niño y el adulto se pasan la pelota. El niño aprende el concepto de rodar y practica las habilidades físicas de rodar la pelota a otra persona. El niño también aprende a rodar por turnos.

Materiales: una pelota pequeña o mediana

Preparación:
1. Encuentre un espacio dentro de la clase o al aire libre donde se puede sentar con el niño.
2. Siéntese y haga una forma de V con las piernas. El niño debe sentarse con sus pies tocando sus pies. Así hay un espacio cerrado para el juego.
3. Juegue con un niño a la vez.

Actividad: Ruede la pelota hacia el niño y diga, "Aquí viene la pelota. ¿Me la puedes rodar a mí?" Anime al niño a rodar la pelota suavemente. Puede darle palabras para diferentes tipos dentro de las piernas. Ruede la pelota por turnos hasta que el niño se cansa del juego.

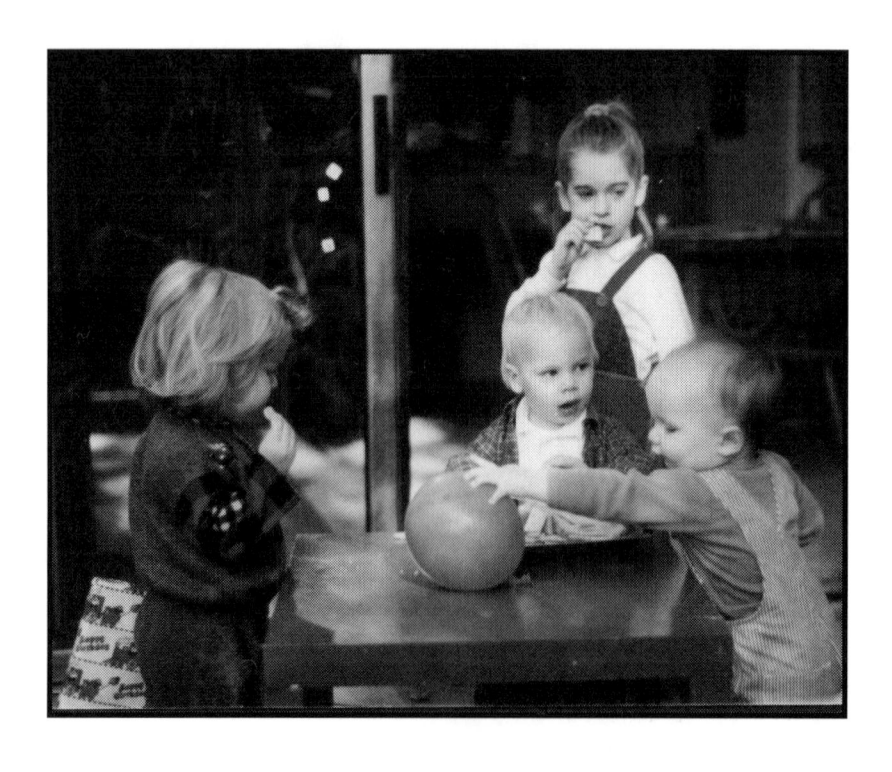

El infante móvil

Extensiones y variaciones:

- Use una pelota grante para un niño que tiene dificultad en ver o en moverse los brazos.
- Use una pelota más pequeña para un niño mayor. Es una buena actividad para un niño que tiene interés en las pelotas pero que todavía no tiene la habilidad de tirarla bien. Rodar la pelota es buena práctica para poder apuntar la pelota.
- Intente este juego con 2 niños. A los niños mayores les gusta jugar con otros niños. Ayude diciendo a quién debe rodar la pelota. Al principio, todos los niños querrán rodar la pelota a Ud. Pero una vez que se familiarizan con el juego se rodarán la pelota entre ellos. Esta interacción fomenta las habilidades sociales.

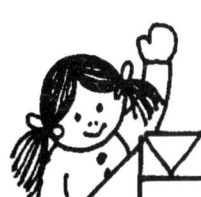

ENLACE CON LA CASA

Las pelotas son un juguete favorito. Pregunte qué juegos de pelota hacen los padres con los niños en casa, e intente incluir estos juegos en la escuela.

Moverme
13-18 meses

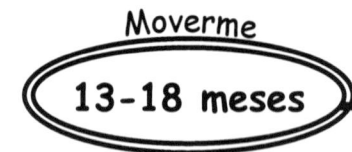

Tirar pelotas

Propósito: El niño tira las pelotas en una caja o una cesta. Esta experiencia proporciona práctica con tirar los objetos y coordinar los movimientos del ojo y la mano. Tirar a un blanco específico es una habilidad difícil, y esta actividad le ayuda al niño a lograr esta habilidad.

Materiales: 6 pelotas pequeñas como las de tenis
una caja o una cesta con una abertura grande

Preparación: 1. Encuentre una zona libre dentro de la clase o al aire libre. Ponga la caja o cesta junta a una pared.
2. Coloque las pelotas cerca de la caja en el suelo.
3. Esta actividad funciona bien con un grupo pequeño de 2-4 niños.

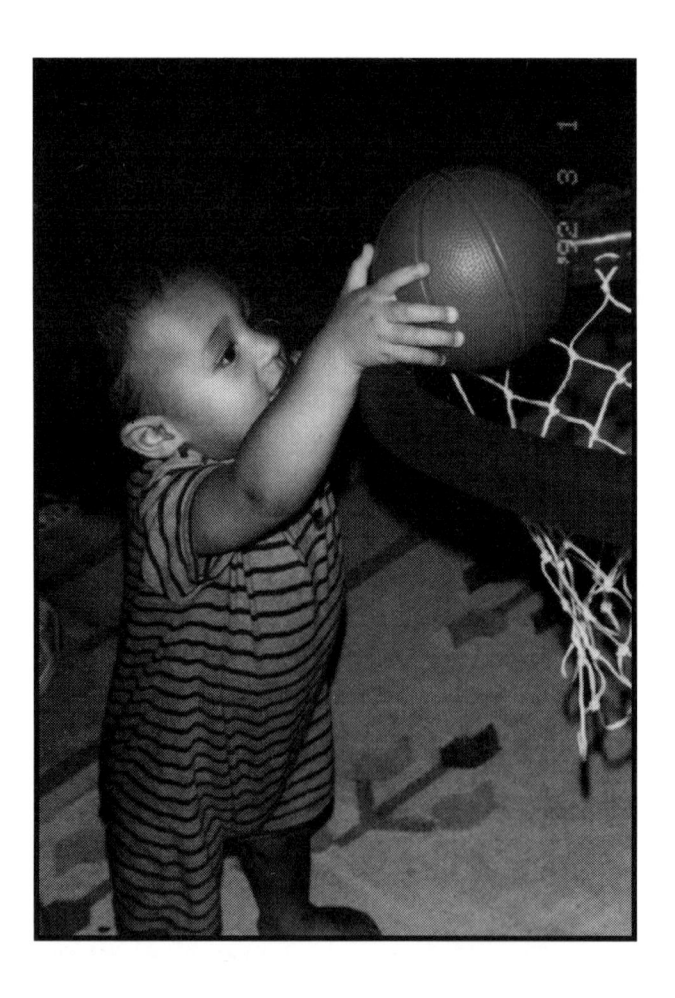

Actividad: Cuando el niño gatea o camina a la zona, presente la actividad. "Daniel, esto es un juego. Tira las pelotas en la caja." Muéstrelo cómo tirar la pelota en la caja. Cuando tira la pelota, describa la actividad y felicítelo. Si el niño deja caer la pelota sin tirarla, ayúdelo a tirar. Es posible que esto tome mucha práctica.

Extensiones y variaciones:

- Use pelotas grandes para practicar con los músculos grandes.
- Use bolsas llenas de frijoles.
- Haga una pelota de un calcetín. Corte un calcetín de adulto dejando 5 pulgadas. Rellénelo y cosa la parte abierta para formar una bola.
- Los niños de más de dos años pueden tirar de una distancia más corta.
- Para los niños mayores, dibuje una cara en la caja. Corte un agujero para la boca. Sostenga la caja contra la pared y pídales a los niños que tiren la pelota por la boca. Esta actividad se llama "dar de comer a los animales."

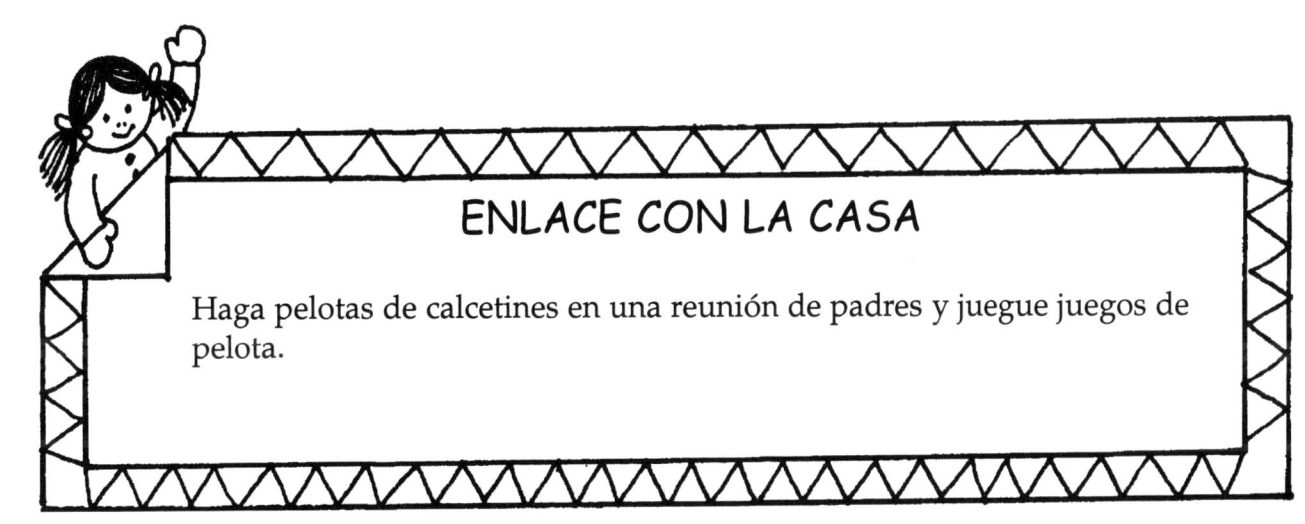

ENLACE CON LA CASA

Haga pelotas de calcetines en una reunión de padres y juegue juegos de pelota.

Moverme
16-18 meses

Cajas de ganchos de ropa

Propósito: El niño coloca ganchos de ropa al borde de un envase. Esta actividad ayuda a desarrollar la coordinación de los músculos pequeños. Agarrar los ganchos es práctica para agarrar un lápiz más tarde. El niño practica la coordinación entre el ojo y la mano.

Materiales: cajas de cartón de zapatos
10 ganchos de ropa

Preparación:
1. Encuentre una zona libre cerca de otros juguetes manipulativos.
2. Meta los ganchos en la caja con la excepción de una que Ud. puede poner en el borde como ejemplo.
3. Esta actividad es buena para 1-2 niños a la vez, así que hay que asegurar que hay otros juguetes similares cerca, como rompecabezas u otros manipulativos.

Actividad: Cuando un niño se acerca, explíquele la actividad diciendo, "Este gancho va en el borde de la caja así. ¿Puedes poner los otros ganchos en el borde?" Deje que el niño trabaje independientemente. Ayúdelo si es necesario. Puede animar al niño diciendo, "Marta, estás trabajando mucho."

Puede contar los ganchos que el niño ha puesto en la caja. Esto fomenta el concepto de los números básicos, en este caso, de una correspondencia de uno a uno. Cuando el niño ha terminado, pídale que devuelva los ganchos a la caja.

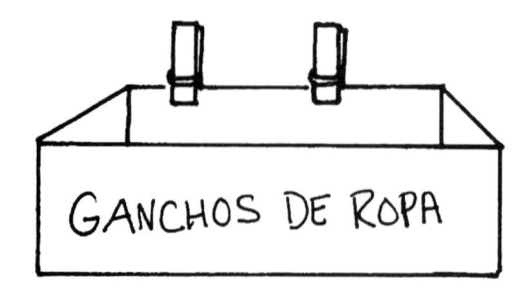

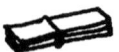

El infante móvil

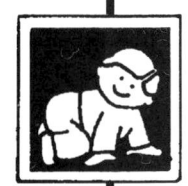

Extensiones y variaciones:

- Use un envase redondo de plástico o un cubo en vez de una caja.
- Para los niños que están listos, ofrezca los ganchos que hay que apretar. Al principio esta actividad es difícil, así que debe estar presente para ayudarles.

ENLACE CON LA CASA

Esta actividad se puede hacer en casa. Si la familia usa ganchos, puede usar los que ya tienen en casa. Los ganchos se pueden colocar en una caja de cereal o otro envase.

CAPÍTULO CUATRO

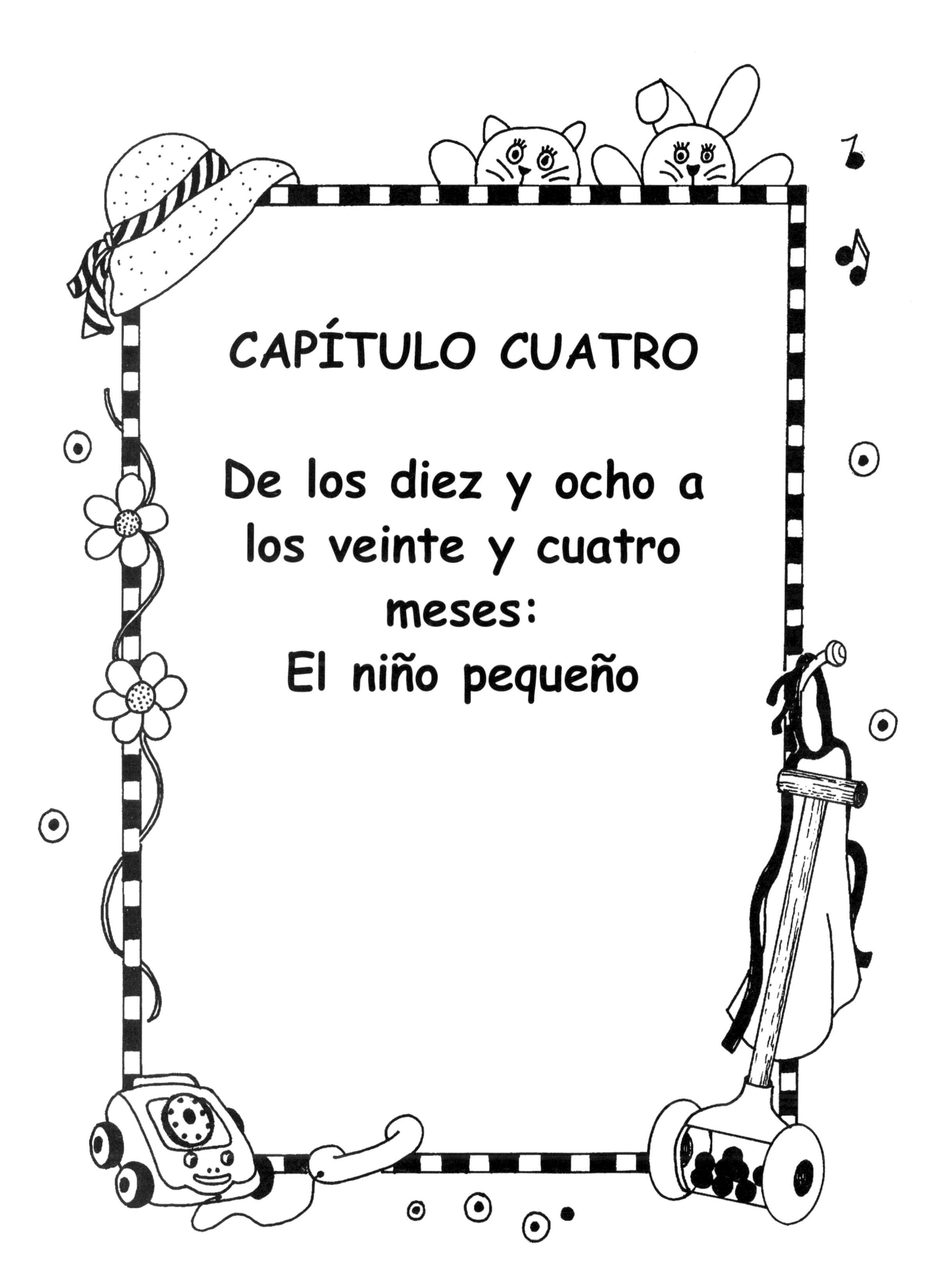

De los diez y ocho a los veinte y cuatro meses:
El niño pequeño

El niño pequeño

¿Cómo es el niño de los diez y ocho a los veinte y cuatro meses?

El niño a esta edad empieza a explorar el mundo y a participar más activamente en la comprensión de como funcionan las cosas. Está aprendiendo como comunicarse con los adultos y con otros niños. También muestra una nueva independencia. El niño de diez y ocho a veinte y cuatro meses disfrutará de muchos tipos de movimiento con todo el cuerpo y con las manos y los dedos. Mostrará mucha actividad y energía. Tendrá curiosidad por el mundo, y le hará muchas preguntas. A los niños de esta edad les encanta moverse a la música y aprender los nombres de las cosas.

Aquí hay unas de las características principales de los niños de los diez y ocho a los veinte y cuatro meses:

- Frecuentemente se niega a comer ciertas cosas, a acostarse y a hacer cosas sencillas
- Se conoce en el espejo, y empieza a usar las palabras 'yo' y 'me'
- Camina, corre, y trepa las sillas
- Puede mostrar interés en usar el baño en vez de los pañales
- Jugará al lado de otro niño pero generalmente no jugará con otro niño
- Usa muchas palabras nuevas para hablar de la gente, las actividades, las cosas, y muchas veces junta las palabras en oraciones sencillas, como "Mamá va" o "Yo, comer."

Cuando se planea la clase para un niño de esta edad, hay que pensar en la necesidad de espacio para movimiento activo y para juguetes manipulativos como rompecabezas. Tenga rompecabezas y otras cosas interesantes en la clase para que el niño pueda explorar. Cada niño debe de tener un lugar suyo, como un cajón o una zona donde colgar su abrigo. Los niños pueden guardar sus propias cosas allí. Cuando quiera que sea posible, permita que el niño tome sus propias decisiones, por ejemplo, diga, "¿Prefieres la pelota roja o la azul?" o "¿Te gustaría tomar la sopa con una cuchara grande o pequeña?" Asegúrese de que hay juguetes musicales en la clase, como chischiles, tambores, y campanas. Saque al niño a pasear al aire libre y hable de las cosas que ve. Nombre comidas, juguetes, ropa, y gente.

Comprensión de mí mismo

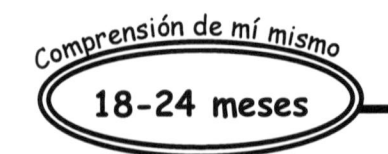

18-24 meses

Sé mi nombre

Propósito: El niño responderá con su nombre cuando alguien le pregunta, "¿Cuál es tu nombre?" o espontáneamente cuando se refiere a sí mismo.

Materiales: 2 teléfonos de juguete

Preparación: Esta actividad se puede hacer durante casi cualquier actividad diaria, pero también se puede hacer usando dos teléfonos de juguete.

Actividad: Usando el teléfono de juguete, llame al niño para que conteste el otro teléfono. Pregunte, "¿Quién es?" o "¿Es Alejandro?" Anime al niño a decir su nombre en el teléfono preguntando de una manera juguetona, "Esto suena al abuelo, ¿estás seguro que eres Alejandro?"

Diga el nombre del niño mucho durante el día. Por ejemplo, dígale, "Le estoy poniendo los zapatos a Pedro ahora." o "Le voy a dar de comer a Pedro ahora." Cuando el niño usa una palabra o un gesto, como señalar un objeto, expanda la comunicación diciendo, "Marta quiere tener el libro nuevo" o "Eva quiere acompañarme al jardín." Haga preguntas que inspiran al niño a decir su propio nombre, como, "¿Quién está llevando estos guantes?" "¿Quién está sentado en las rodillas de la abuela?" o "¿Quién está tomando una sopa caliente?" Pregúntele al niño, "¿Quién es?" cuando se está mirando en el espejo o cuando está mirando una foto de sí mismo.

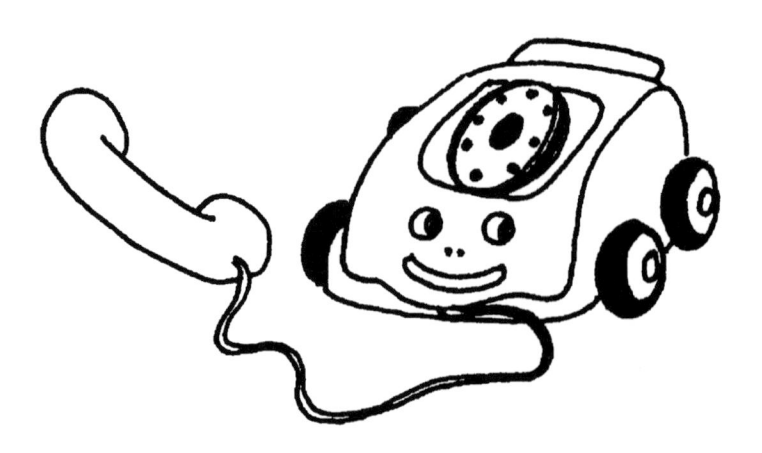

El niño pequeño

Extensiones y variaciones:

- Con el teléfono de juguete, diga cosas como "Hola, ¿puedo hablar con la Abuela? ¿Puedo hablar con Papá? ¿Con quién estoy hablando?"
- Si el niño no responde con su nombre, anímelo a decirlo diciendo, "¡Estoy hablando con Alejandro!" y repita el juego.
- Continúe diciendo el nombre del niño si no lo dice.
- Cuando se incluye a los niños mayores o menores en el juego, use los nombres y anímelos a usar el nombre de cada uno en el grupo.
- Espere después de cada respuesta para darle al niño tiempo para responder con el nombre antes de que Ud. lo diga.
- Sea juguetón, invente un nombre gracioso y pregúntele si es su nombre: "¿Te llamas Cucurucú? ¿No? ¿Timinini? ¿No? ¿Eres Julio? Sí,¡ creo que eres Julio!"

ENLACE CON LA CASA

Pida a las familias que continúen el juego en casa, usando nombres de los otros miembros de la familia. Por ejemplo, la familia puede usar el nombre del niño durante el día. También pueden hacer juegos graciosos con nombres, diciendo, "¿Eres Mamá? ¿Papá? ¿Alejandro? ¡Ah! ¡Eres Alejandro!"

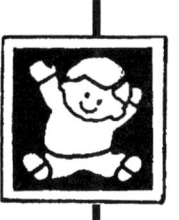

133

Comprensión de mí mismo
18-24 meses
Quiero hacerlo yo solo

Propósito: Esta actividad muestra el deseo del niño de ser una persona separada de la persona que lo cuida y el deseo de hacer las cosas por sí mismo que otros han hecho por él.

Materiales: cualquier objeto o material con que el niño está jugando

Preparación: Cuando el niño está jugando con un juguete familiar, usando una cuchara, o haciendo una actividad familiar, fíjese cuando el niño muestra un deseo de hacerlo por sí mismo rechazando la ayuda del adulto. Es posible que el niño dé la vuelta a Ud. para jugar o que se lleve el objeto a otra parte de la clase.

Actividad: Puede decir, "Estás listo para hacer esto por ti mismo." o "Ya eres un niño grande." Si el niño tiene dificultad en continuar solo, puede ofrecer ayuda. Cuando el niño muestra el deseo de hacer las cosas sin su ayuda, comprenda que el niño es capaz de hacer más y fomente su independencia.

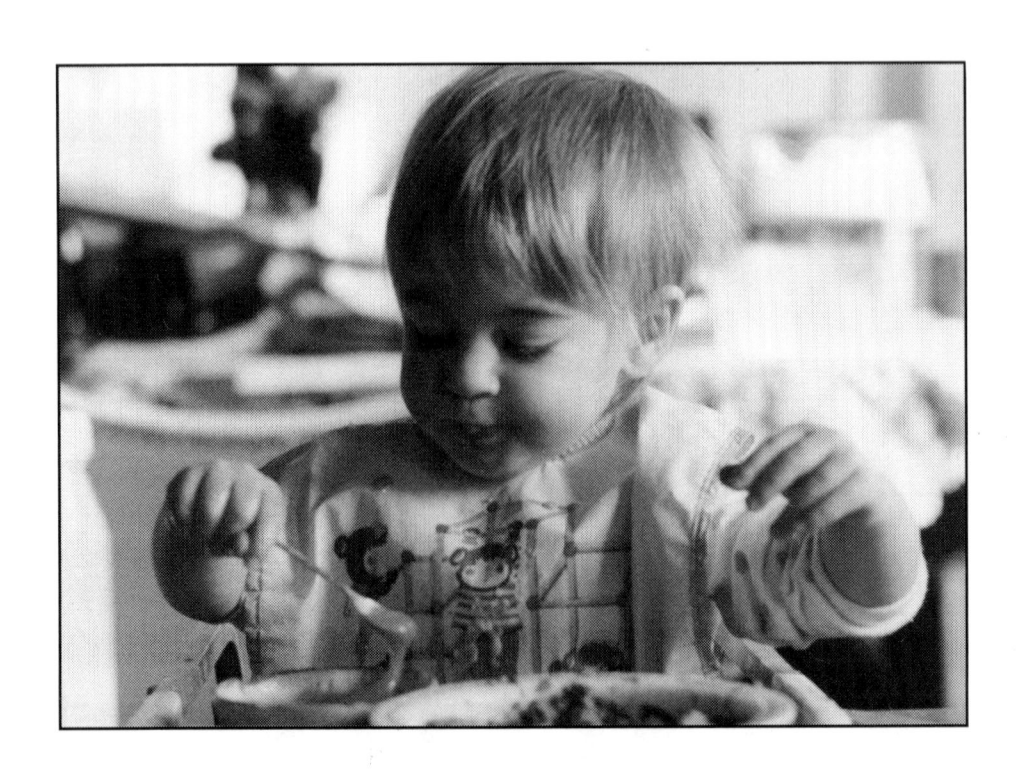

El niño pequeño

Extensiones y variaciones:

- Cuando inicia una actividad que un niño querrá hacer independientemente, como ponerse el abrigo, lavarse las manos, o poner una pieza de un rompecabezas, pregúntele al niño si quiere hacerlo por sí mismo o si quiere que lo haga Ud. con él.
- Cuando un niño mayor completa una cosa solo, dígale a un niño menor que pronto podrá hacer estas cosas también.
- Cuando el niño completa algo solo, diga, "Lo has hecho tú solo. ¡Muy bien!"

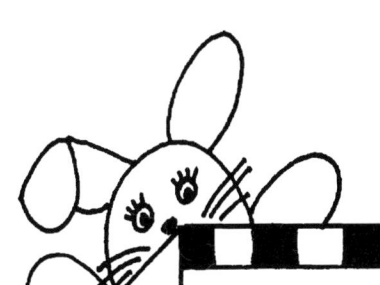

ENLACE CON LA CASA

Anime a las familias a permitir que el niño haga cosas independientemente en casa si desea. Muchas veces la actividad tarda más si el niño lo hace solo porque es más fácil que otra persona se lo haga. Por ejemplo, ponerse el abrigo o los guantes, comer con una cuchara, o lavarse las manos. Aunque los esfuerzos consumen más tiempo si el niño los hace, anime a las familias a permitir que las haga cuando el niño expresa su deseo de hacerlo.

Cuidarme

18-24 meses

Poner las cosas en su sitio

Propósito: El niño aprende que hay cosas que le pertenecen, y que puede cuidar de estas cosas. Esta actividad es parte de la comprensión de que él puede controlar y ser responsable por las cosas en el mundo.

Materiales: Cualquier cosa que está usando durante una actividad, o a la hora de comer o a la hora de jugar, o después de una actividad de música

Preparación: Cuando termina una actividad con el niño, no recoja todas las cosas. Anime al niño a ayudar devolviendo las cosas a su sitio.

Actividad: Después de completar una actividad, pida al niño que ayude a devolver las cosas a los estantes y los instrumentos musicales a su sitio. Nombre las cosas, y ayude al niño a recordar donde van diciendo, "Claudia, por favor devuelve las campanas a la caja," o "Javier, por favor pon el rompecabezas en el estante donde va." Después de la merienda o las comidas, pida al niño que ponga las servilletas en la basura o que deje los vasos en el fregadero para lavar.

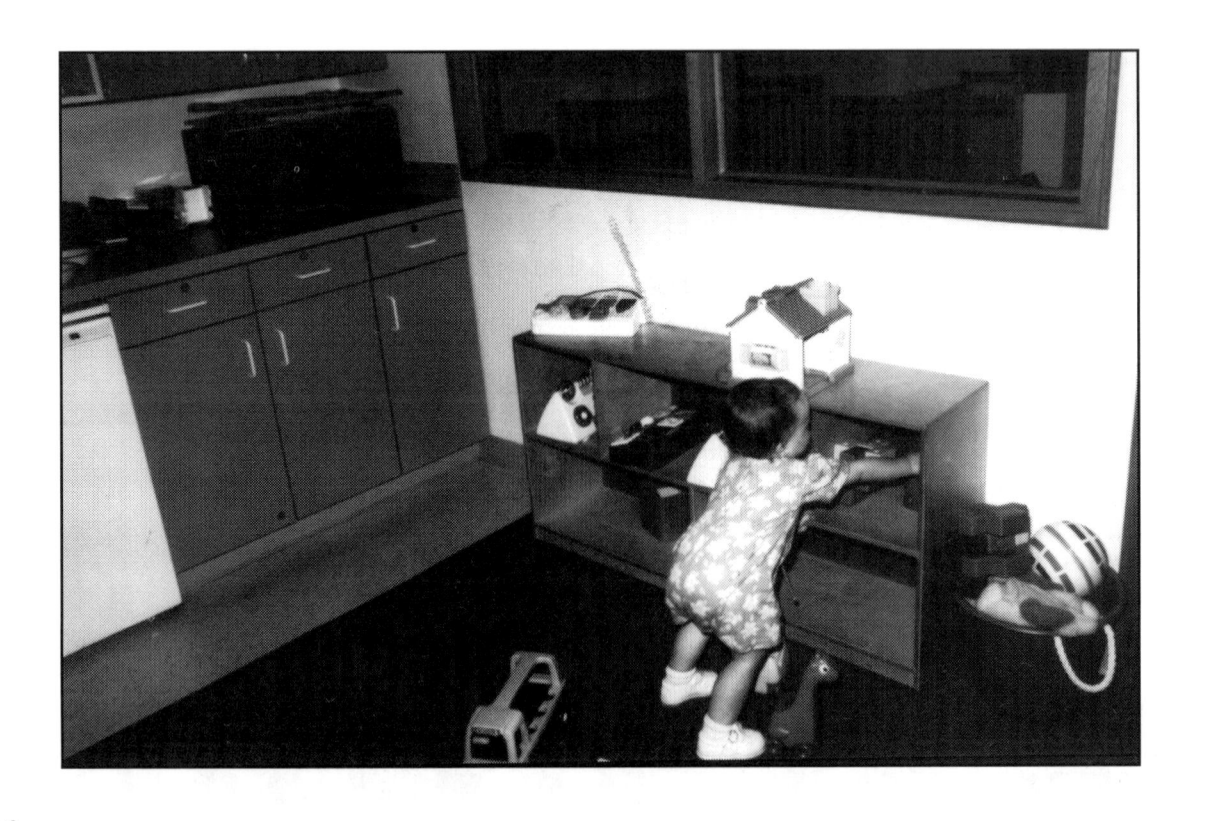

El niño pequeño

Extensiones y variaciones:

- Los niños pueden tener un espacio individual donde poner sus cosas.
- En este espacio pueden guardar sus abrigos, zapatos, un pequeño juguete de casa, las cosas que recogen de un paseo, o algo que quieren llevar a casa para enseñar a la familia.
- Anime a los niños mayores a ayudar a los más pequeños poniendo las cosas en su sitio y ayudando con limpiar.

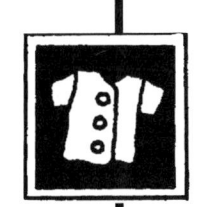

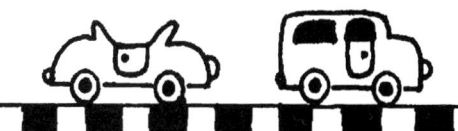

ENLACE CON LA CASA

Anime a las familias a ayudar al niño a participar en poner las cosas donde pertenecen. Por ejemplo, las familias pueden tener una caja o una cesta para los juguetes del niño y pueden animarle a poner sus cosas allí. También las familias pueden pedirle que ayude con tareas sencillas de la casa, como poner las cucharas en el fregadero, devolver los libros al estante, o poner los vasos en la mesa.

Cuidarme — 18-24 meses

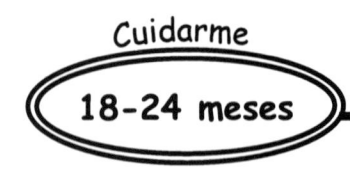

Puedo vestirme yo solo

Propósito: Esta actividad es el comienzo de la independencia del niño en cuanto a vestirse y elegir su ropa.

Materiales: la ropa que el niño lleva en un día típico

Preparación: Haga esta actividad durante la hora diaria de ponerse o de quitarse ropa. Por ejemplo, se puede hacer al despertarse, antes de dormir la siesta, antes de bañarse, o antes de acostarse Esta actividad también se puede hacer cuando los niños se preparan para salir en el tiempo frío.

Actividad: Mientras Ud. le quita la ropa al niño, anímelo a ayudar en cuanto pueda. Por ejemplo, pídale que se quite sus zapatos, que se quite los calcetines, que se quite la camisa etcétera. Cuando vuelven de un paseo al aire libre, anímelo a quitarse los guantes, la gorra o el abrigo.

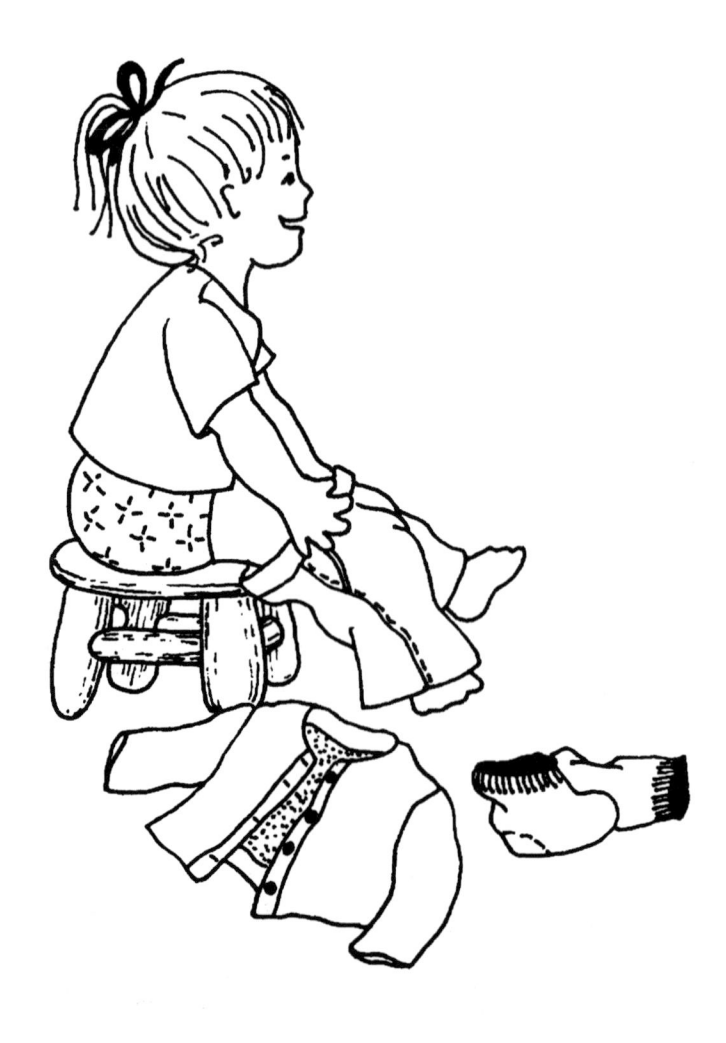

Mientras viste al niño, anímelo a levantarse los calcetines, la ropa interior, el pantalón. Estas habilidades son más difíciles que las habilidades de quitarse la ropa. Mientras ayuda al niño a vestirse, muéstrele como se usan los botones, los broches y las cremalleras. Elogie sus esfuerzos de ayudar, y continúe enseñándole cómo se hacen estas cosas.

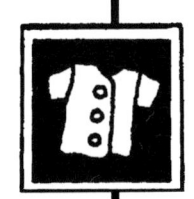

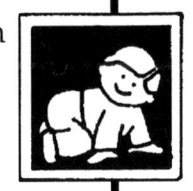

Extensiones y variaciones:

- Tenga en la clase muñecas grandes con ropa que se puede poner y quitar.
- También tenga juguetes con botones, cremalleras, broches, o cintas con que el niño puede jugar y practicar.
- Hable de ponerse y quitarse la ropa. "Estos son botones grandes." "Este abrigo te va a proteger del frío." "Estos pantalones tienen elástico en la cintura. Son fáciles de bajar."

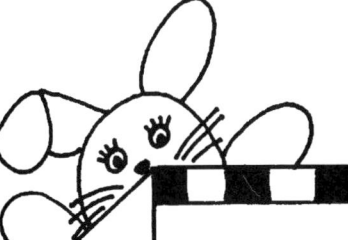

ENLACE CON LA CASA

Discuta con la familia las habilidades que el niño está aprendiendo en la escuela acerca de vestirse y quitarse la ropa, y pídales que continúen estos ejercicios en casa. Por ejemplo, el niño puede quitarse la ropa para el baño. Anime a la familia a elogiarle los esfuerzos de vestirse y desvestirse independientemente.

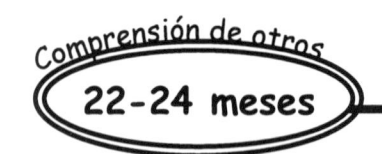

Comprensión de otros
22-24 meses
Consolar a otros

Propósito: Esta actividad ayuda al niño a sentir las emociones de empatía y consuelo. Esta habilidad es el primer paso en la abilidad de ver el mundo como otras personas lo miran, y de comprender las emociones y el punto de vista de otros. Estas son abilidades importantes para la futura interacción social.

Materiales: ninguno

Preparación: Esta actividad se puede usar cuando otro niño está llorando, cuando un adulto está alterado, o cuando el niño está jugando con una muñeca.

Actividad: Cuando el niño llora o gimotea porque otro niño está disgustado o alterado, consuélelo abrazándolo y diciendo algo como, "Estás triste porque Pedro está llorando. Es tu amigo y estás triste que él esté triste. Deja que te dé un abrazo y te sentirás mejor." O puede decir, "Quiero que Pedro se sienta mejor porque está triste. Vamos a darle un abrazo para animarlo. Entonces no va a estar tan triste."

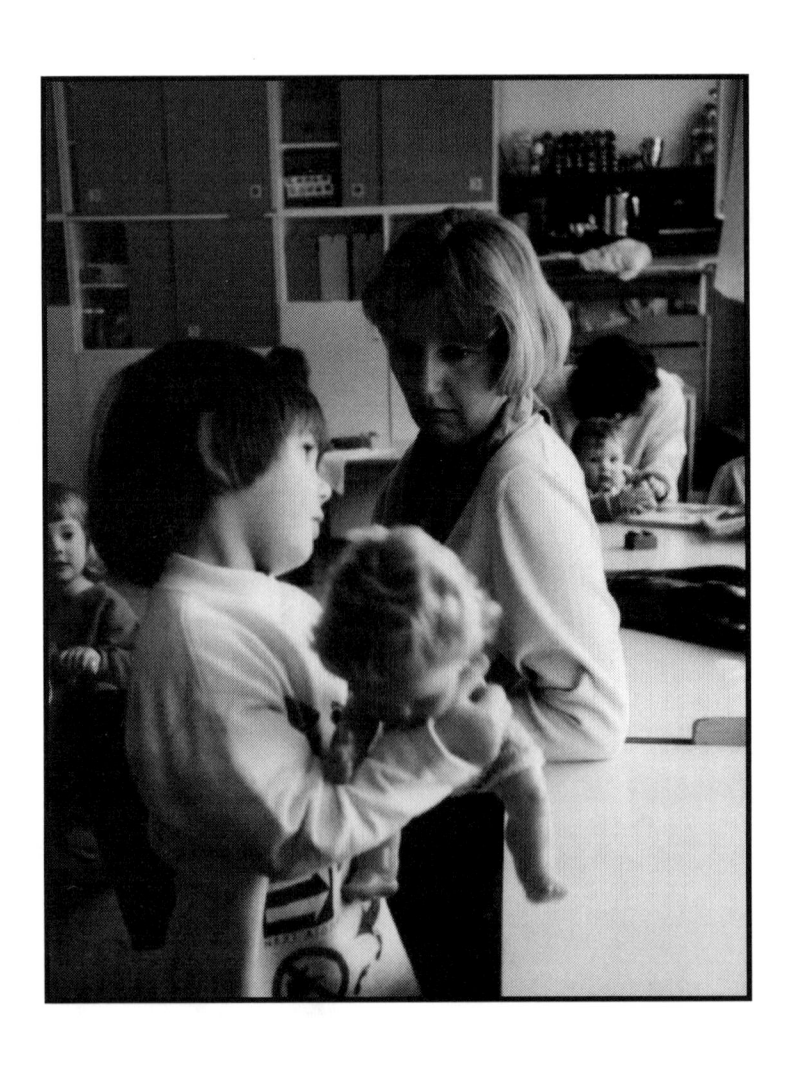

Cuando otro niño está llorando, muéstrele al niño que está con Ud. como abrazar, consolar y dar golpecitos en la espalda del niño que está llorando.

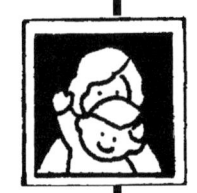

Cuando está jugando con una muñeca, finja que la muñeca está alterada, y enseñe al niño como consolar la muñeca. Pregúntale al niño qué se siente la muñeca. Tome una voz de la muñeca y déle las gracias al niño y dígale que su consuelo ha tenido éxito.

Cuando el niño está triste por las emociones de otras personas, tranquilícelo y consuélelo con atención, abrazos, y cariño.

Extensiones y variaciones:

- Haga papeles con el niño y la muñeca, Ud. haciendo el papel de la muñeca. Hable de como la muñeca se siente triste o dolida.
- Muestre como consolar la muñeca, continuando la conversación con la muñeca sobre cómo se siente, qué necesita para sentirse mejor, y otras expansiones de estas emociones.
- La muñeca puede preguntar al niño, "¿No te sientes triste a veces? ¿Qué es lo que te hace sentirte mejor? ¿Qué haces cuando hay personas que quieres y que están tristes? ¿Qué piensas que los ayuda cuando están tristes?"

ENLACE CON LA CASA

Hable con las familias acerca de como extender esta actividad a la casa. Anime a las familias a enseñarle al niño como consolar a otros cuando están disgustados, y enséñeles como jugar con una muñeca para mostrar esta actividad.

Comprensión de otros
18-20 meses

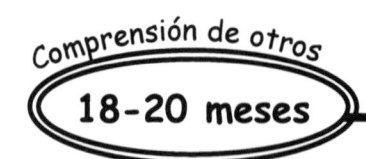

Dame un abrazo

Propósito: Esta actividad fomenta el desarrollo emocional enseñando al niño que es capaz de expresar intimidad y cariño. Esta actividad también enseña que puede recibir cariño de muchas maneras de todas las personas en su vida que le tienen cariño. Cuando un niño recibe mucho cariño, aprende a expresar estas emociones hacia otros.

Materiales: una muñeca o un animal de peluche

Preparación: Se puede hacer esta actividad siempre cuando están juntos el niño y la persona que lo cuida. Se puede hacer cuando el niño es receptivo y relajado, pero no cuando el niño está enfocado en otra actividad. Elija momentos cuando el niño no tiene que dejar otra actividad.

Actividad: Muestre al niño como darle caricias cariñosas a una muñeca o al animal de peluche, entonces muestre como abrazarlo. Anime al niño a hacer lo mismo con los animales domésticos o con otros niños.

También permita contacto abrazando y estando cerca de muchos otros niños.

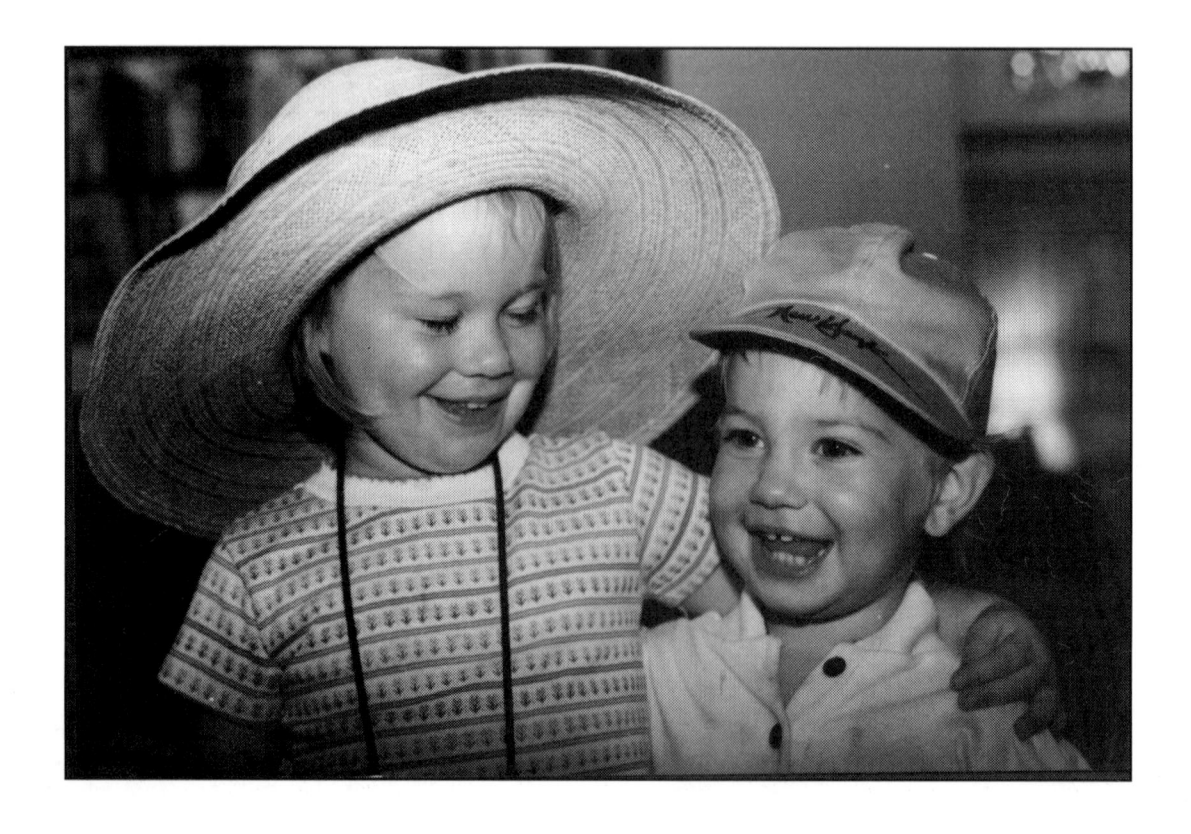

El niño pequeño

Extensiones y variaciones:

- Cuando está tomando papeles con las muñecas o los animales de peluche, pueden abrazarse y hablar de que son buenos amigos.
- Un títere o un animal de peluche puede darle un abrazo o besar al niño, y el niño puede reciprocar.
- Cuando otros niños participan en la actividad, anímelos a mostrar cariño los unos a los otros.

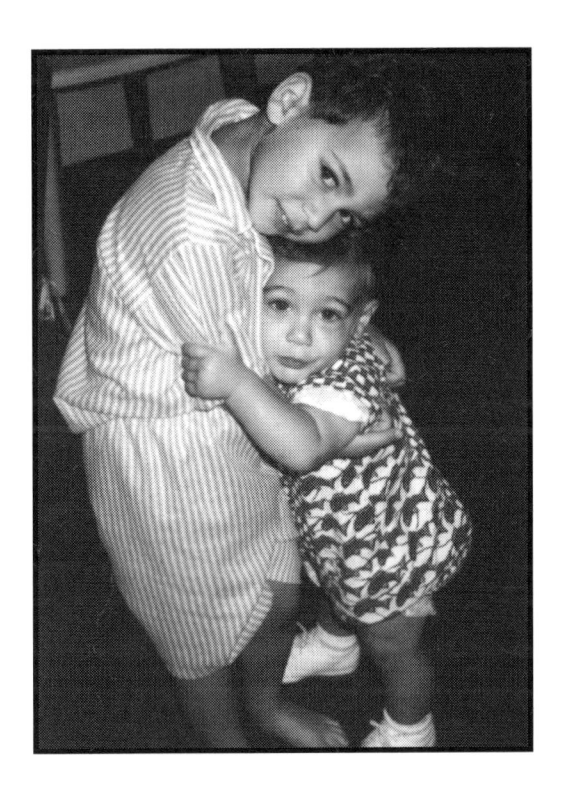

ENLACE CON LA CASA

Anime a las familias a mostrarle cariño al niño y a otros miembros de la familia. Algunas familias creen que demasiado cariño puede mimar al niño. Explique que al contrario, este cariño es una parte importante y sana del desarrollo emocional del niño.

Comprensión de otros
18-24 meses

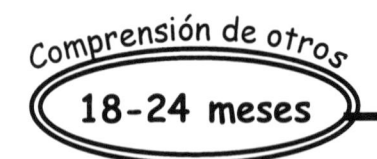

Jugar en grupos pequeños

Propósito: A esta edad, es posible que los niños sean agresivos entre ellos. Pueden empujar, agarrar juguetes, tirar, o ignorar a otros niños. Esta actividad prepara a los niños a jugar cooperativamente cuando sean mayores. En esta actividad de juego paralelo, los niños juegan uno al lado del otro, pero no siempre se relacionan entre ellos.

Materiales: una caja grande y no muy profunda con una capa con arroz o macaroni
papel o un vaso de plástico para cada niño

Preparación: Elija un lugar tranquilo y juegue con dos niños juntos.

Actividad: Ponga la caja con arroz/macaroni en el suelo, y ayude a los niños a jugar en el material con el papel y el vaso de plástico.

Ponga a los niños en una zona con 3-4 juguetes familiares. Anticipe que van a mirarse y agarrar los juguetes del otros. Ayude a cada niño a encontrar un juguete con que jugar.

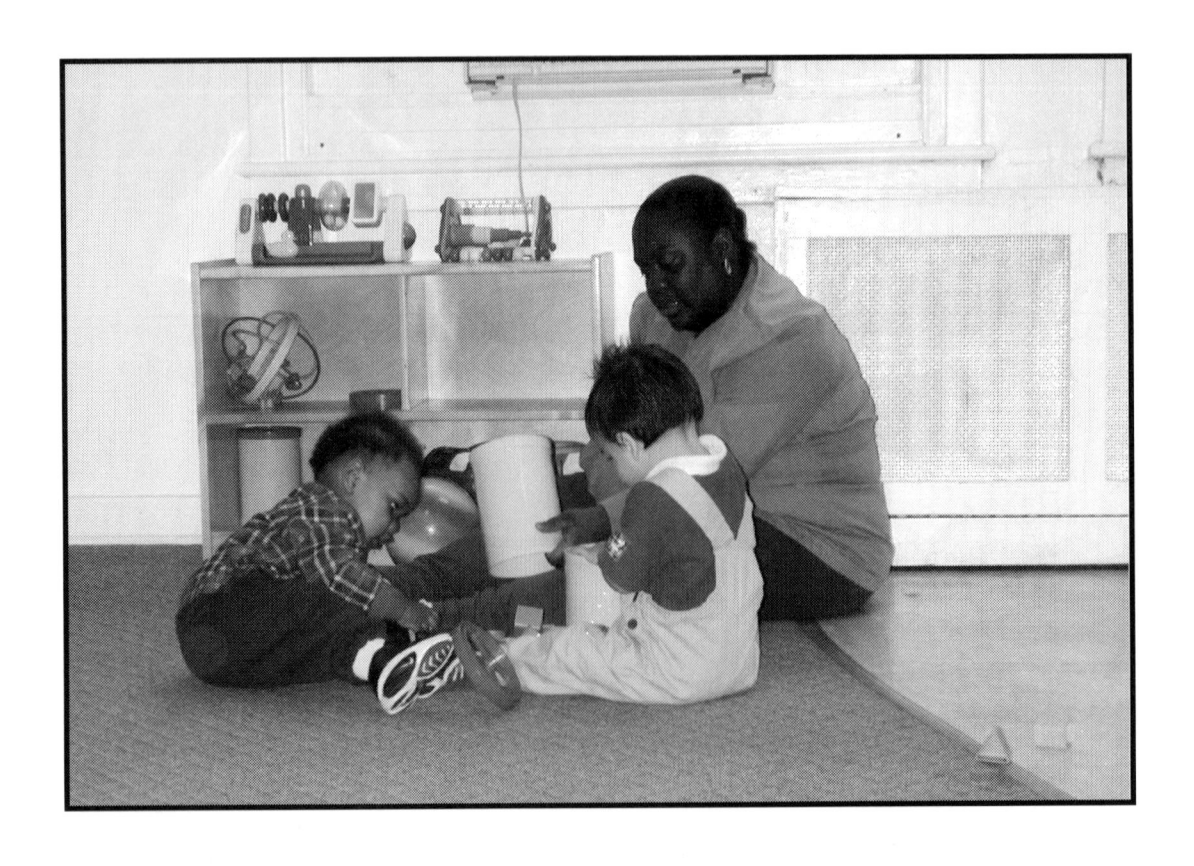

Extensiones y variaciones:

- Visite un parque o zona al aire libre donde juegan otros niños.
- Permita que el niño observe sin tener que participar hasta que quiere ser parte del grupo.
- Cuando forma parte del grupo, probablemente querrá jugar al lado de los otros niños en vez de jugar con el grupo.

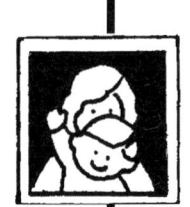

ENLACE CON LA CASA

Anime a la familia a invitar a otros amigos a la casa si no hay hermanos con quienes el niño puede jugar. A esta edad, tener solo un niño al lado es más tolerable que tener un grupo de niños.

Comprensión del mundo
18-21 meses

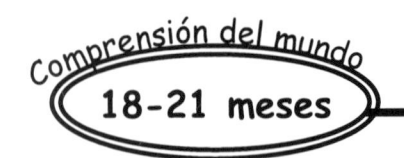

Puedo hacer ese sonido

Propósito: Cuando el niño llega a la edad de los 18-21 meses, normalmente empieza a imitar los sonidos típicos de su ambiente de la escuela y de la casa, como sonidos de animales, máquinas, y sonidos de la naturaleza. Los niños muchas veces nombran un objeto por su sonido en vez de por su nombre, diciendo "choo-choo" por tren, "bip bip" por coche, o "gua-gua" por perro. Producir estos sonidos es una forma temprana de imitación que tiene que ocurrir antes de que el niño pueda imitar el lenguaje y la intonación vocal de otra gente.

Materiales: ninguno, aparte de los sonidos que ocurren naturalmente durante la vida diaria del niño

Preparación: Se puede hacer esta actividad siempre cuando hay sonidos alrededor.

Actividad: Cuando está con el niño y oye un sonido típico, menciónéselo e imite el sonido. Anime al niño a copiarlo. Por ejemplo, si Ud. está cerca de un reloj, diga "tic-toc-tic-toc" y anime al niño a copiar. Se puede hacer con una campana de una bicicleta, o con los sonidos de los animales de granja, el pito de un tren o de un coche, y los sonidos de los animales domésticos.

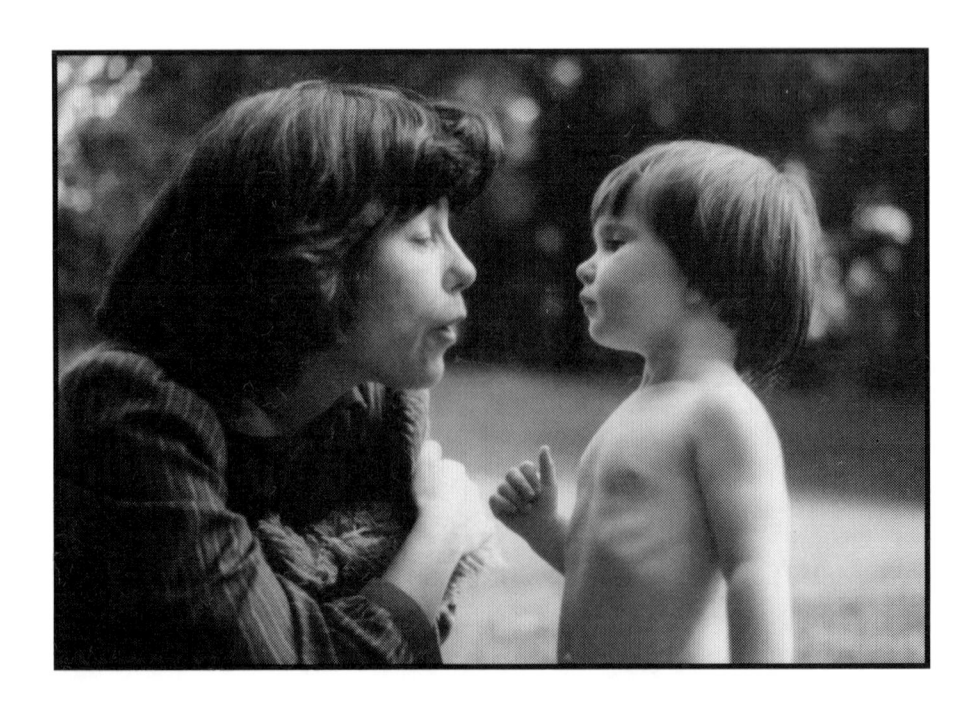

Cuando Ud. y el niño están jugando con juguetes como carritos, trenes o autobuses, haga el sonido que el objeto real haría. Por ejemplo, con camiones de juguete, podría hacer el sonido de un pito o el sonido del motor.

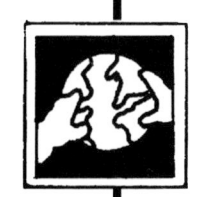

Cuando están jugando con instrumentos musicales, como campanas o tambores, haga el sonido del instrumento, como 'tin-tin' por las campanas.

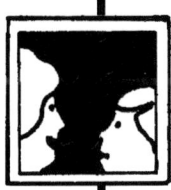

Extensiones y variaciones:

- Cuando va de paseo con el niño, señale los sonidos del viento en los árboles, la lluvia, el trueno, o el agua corriente.
- Imite los sonidos de la lluvia o del viento, y anime al niño a copiarlo.
- Durante las tormentas o en días de mucho viento, hable de como estos sonidos son diferentes e imítelos con el niño.
- Si tiene una grabacintas, haga una cinta de los sonidos del ambiente con el niño, entonces tóquelos e identifique los sonidos juntos.
- Cuando va de paseo, señale los pájaros y ayude al niño a escuchar los sonidos hechos por los pájaros. Imite estos sonidos.

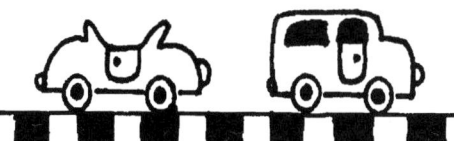

ENLACE CON LA CASA

En la clase, pregúnteles a los niños cuáles son los sonidos que oyen en casa que no oyen en la clase. Por ejemplo, es posible que tengan animales domésticos que hacen sonidos de animales, o tengan un hermano menor que llora, o un reloj que hace un sonido especial. Anime a las familias a jugar esta actividad en casa con la familia.

Comprensión del mundo
18-24 meses

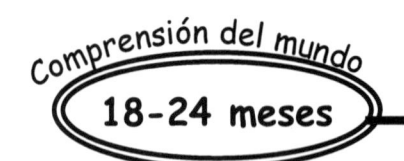

Texturas diferentes

Propósito: Esta actividad ayuda al niño a sentir varias texturas y a usar sus manos de manera más compleja.

Materiales: una tina pequeña de agua
objetos para flotar: esponjas, corchos, juguetes de goma, piedras, piezas de madera, vasos de plástico, y cucharas de plástico
arroz o otro grano
papel
crayolas o rotuladores

Preparación: Use 1-2 objetos que flotan. El niño o un grupo pequeño de niños puede sentarse a una mesa baja, en el suelo, o de pie a una mesa más alta.

Actividad: Ponga la tina de agua en una mesa baja y observe mientras cada niño coloca los objetos en el agua para ver si flotan o no.

Deje que cada niño mezcle el arroz con agua, o otro grano con el agua, para ver el efecto.

Ponga un papel en una mesa baja con los niños sentados a la mesa. Déles crayolas o rotuladores y anímelos a dibujar o hacer diseños.

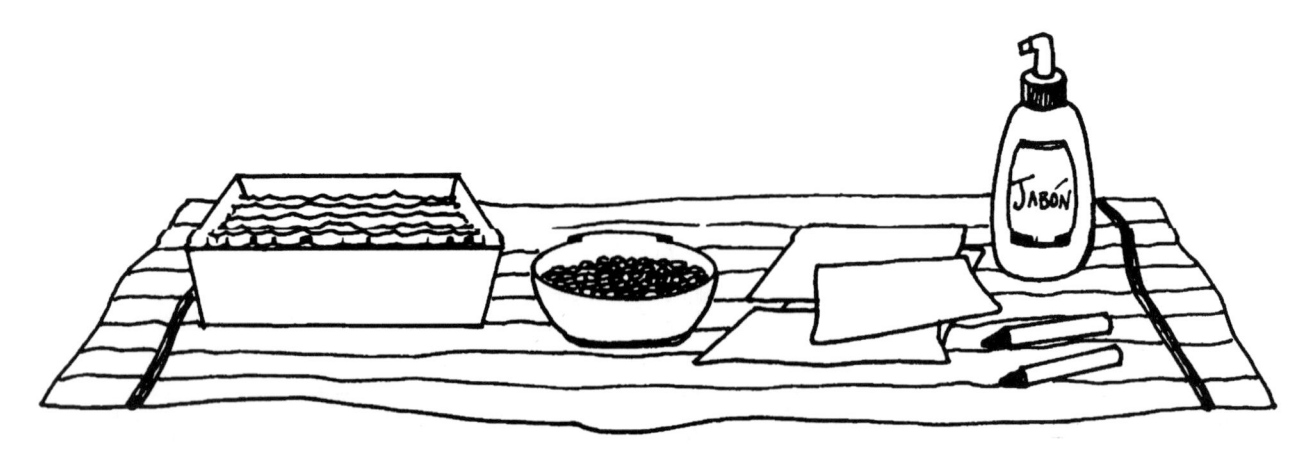

El niño pequeño

Extensiones y variaciones:

- Vaya a pasear con el niño y señale diferentes texturas. Por ejemplo, hable de la corteza de un árbol, de los pétalos suaves de una flor, de lo crujiente que es una hoja, o de la textura de una fruta o una verdura.
- Si hay una playa o un cajón de arena cerca, anime al niño a jugar en la arena. Si puede ir a la playa, anímelo a buscar pequeñas conchas, piedras y otros objetos naturales en la playa para sentir las texturas.

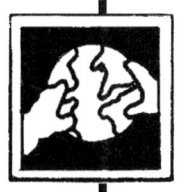

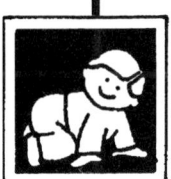

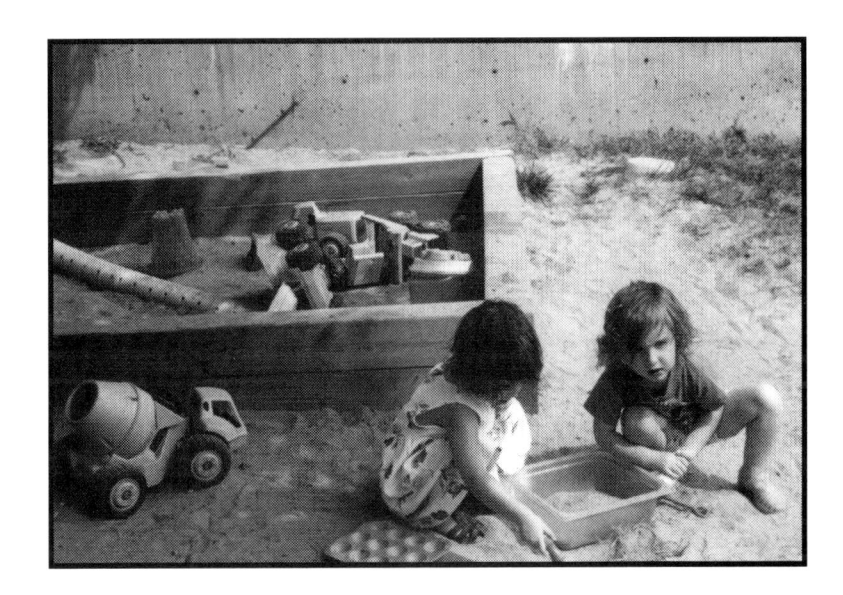

ENLACE CON LA CASA

Muestre a las familias como hacer el juego de texturas y lo fácil que es hacerlo en casa con los niños. En el baño, los niños pueden jugar con espuma de jabón, champú y agua. Cuando están cocinando, los niños pueden jugar con masa, arroz, o pasta. También pueden aprender de texturas mientras juegan en el jardín con la tierra, las plantas y las verduras.

Comprensión del mundo
18-24 meses

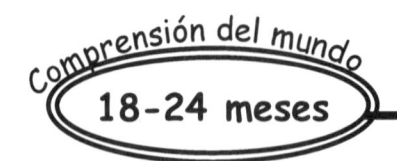

Hora de pintar

Propósito: Esta actividad sencilla de introducción a la pintura fomenta la creatividad. Los niños aprenden de las relaciones de causa y efecto cuando aplican la pintura al papel. También aprenden de los utensilios del pintor.

Materiales: 2 colores primarios en envases tapados que no se pueden derramar
pinceles gruesos para pintar
esponja y un vaso de agua para limpiar los derrames
un delantal para cada niño

Preparación: 1. Los niños pueden pintar en hojas grandes de papel en un caballete de niños o en un papel grande en una mesa. Si la pintura se hace en un caballete, asegúrese que el sitio para secar las pinturas está cerca.
2. Ponga el delantal en el caballete o en la mesa, cerca de la pintura.
3. Después de que los niños se ponen los delantales, ponga un color de pintura a su alcance. Un solo color es suficiente para empezar.
4. Los niños necesitan mucha atención individual de los adultos para esta actividad, así que es mejor trabajar con no más de 2 niños a la vez.

Actividad: Esta actividad atrae a los niños inmediatamente. Si dos niños quieren pintar, ayúdeles a ponerse los delantales. Si van a pintar en la mesa, 3 o 4 niños pueden pintar.

Una vez que están familiarizados con pintar, es más fácil tener un grupo pequeño. Mientras ayuda con el delantal, describa como empezar la pintura diciendo, "Primero vamos a poner el delantal y luego vamos a pintar." Una vez que el delantal está puesto, ofrezca un envase de pintura, diciendo, "Aquí está la pintura roja."

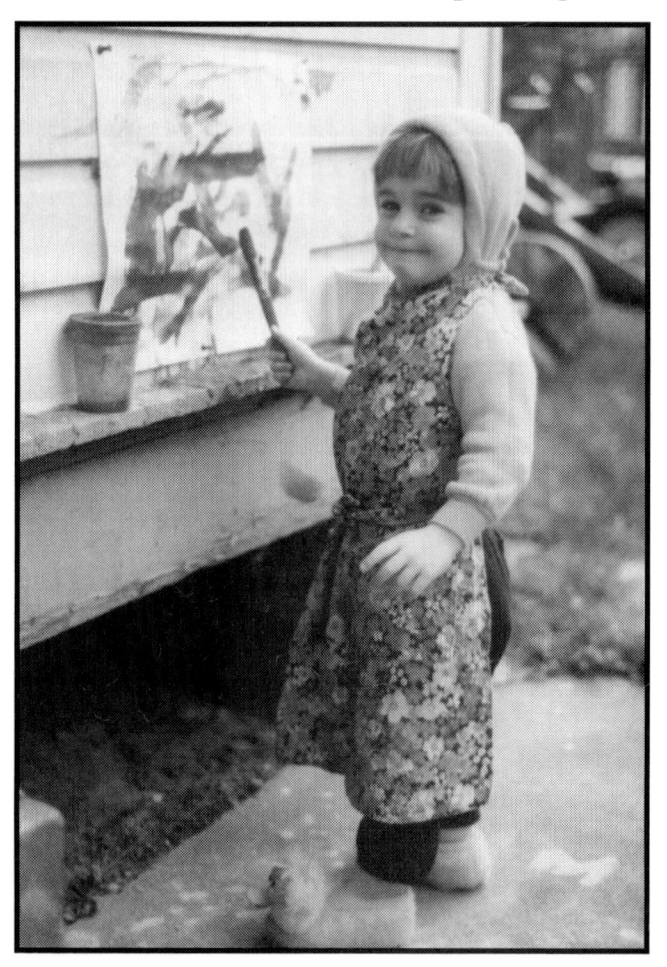

El niño pequeño

Observe el uso del niño del pincel y sus pinceladas. Es posible que tenga que ayudar al niño a manipular el pincel y a añadir pintura al pincel. Describa las pinceladas por tamaño, largura, y color. Anime los esfuerzos del niño, y permita que pinte hasta que no tiene interés. Si el niño quiere otro color, demuestre como meter el pincel en el envase antes de ofrecerle otro color con otro pincel. Los niños a esta edad no comprenden que necesitan cambiar de pincel para cambiar de color; es necesario que se lo explique y que se lo demuestre.

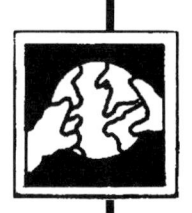

Los niños de esta edad también necesitan ayuda para encontrar un espacio personal, y es posible que un niño pinte en la pintura de otro. Algunos van a estar contentos de pintar uno al lado del otro, pero otros quieren un espacio individual. Observe al niño que es capaz de pintar al lado de otro, y al que necesita un espacio individual. Cuando los niños han terminado, escriba su nombre en el papel, ayúdelo a quitarse el delantal y a limpiarse las manos.

Extensiones y variaciones:

- Haga un mural de grupo con un papel grande. Ponga un título y cuélguelo.
- Ponga un tercer color después de que los niños han pintado un par de meses con 1-2 colores.
- Pinte cajas grandes o pequeñas. Ponga un trapo grande o un papel grande por debajo.
- Cuelgue papeles grandes en al aire libre para que los niños puedan pintar allí.

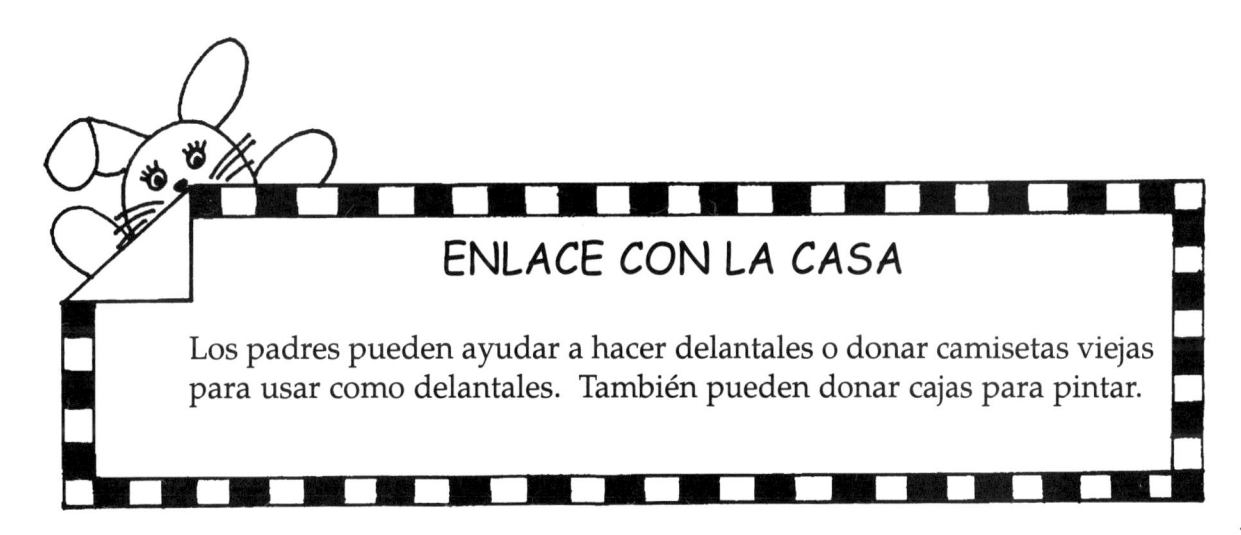

ENLACE CON LA CASA

Los padres pueden ayudar a hacer delantales o donar camisetas viejas para usar como delantales. También pueden donar cajas para pintar.

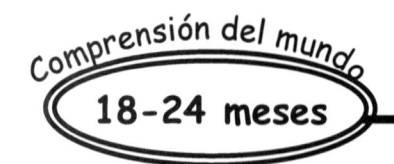

Comprensión del mundo — 18-24 meses
Puedo adivinar qué es

Propósito: Esta actividad es un precursor a la habilidad cognitiva de la permanencia del objeto, en la cual el niño sabe que un objeto todavía existe aún cuando él no lo puede ver. En esta actividad, el niño aprende a 1) reconocer los objetos tocándolos cuando no los puede ver, 2) reconocer los objetos cuando se ven en diferentes contextos, y 3) reconocer una clase de objetos que son similares, como hojas, bloques, o cuentas.

Materiales: Elija algunos de los objetos siguientes: bloques de madera, juguetes pequeños de plástico, animales, vasos, campanas, cuentas, pelotas, llaves, cucharas, una toallita, un calcetín
una toalla
un bolso de papel

Preparación: Es mejor hacer la actividad en la clase, sentado en el suelo o sentado a una mesa baja.

Actividad: Después de enseñarle al niño 2 o 3 de los objetos que le son familiares, póngalos debajo de la toalla y pídale que ponga las manos debajo de la toalla y los toque. Entonces pida que le dé a Ud. uno de los objetos sin mirarlo.

Coloque 2 o 3 de estos objetos en el bolso de papel, y pídale al niño que le dé uno de ellos sin mirar dentro del bolso.

Haga un bolso de tela fruncido con un cordón y coloque diferentes objetos dentro, uno por uno. Pida al niño que adivine qué hay dentro del bolso sin mirar. Puede incluir objetos como una hoja, una fruta, un calcetín, un cepillo, o otras cosas familiares.

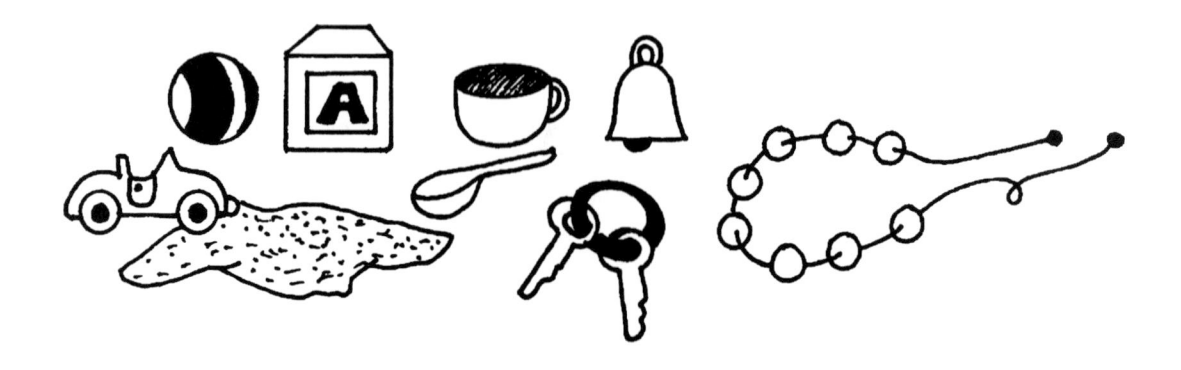

Extensiones y variaciones:

- Cuando va de paseo con el niño, coleccione cosas como piedras, palitos, hojas, y piñas. Más tarde, pida que el niño las identifique de la manera ya mencionada.
- Durante las celebraciones de días festivos, incluya objetos asociados con el día festivo. Pueden ser campanas, velas, muñecas con disfraces o animalitos.
- Ponga una variedad de objetos en una cesta o caja delante del niño. Ayúdelo a encontrar un tipo de objeto, como todos los bloques, todas las cuentas, todos los vasitos, etcétera.

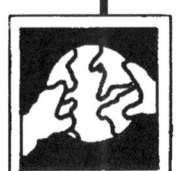

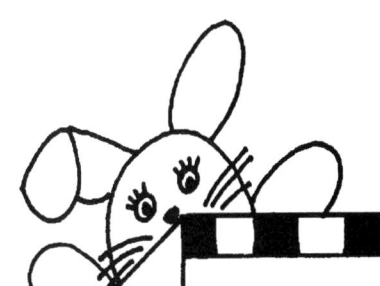

ENLACE CON LA CASA

Enseñe a las familias a usar esta actividad con los objetos alrededor de la casa. Pueden tener una caja o cesta para los objetos pequeños del niño, y pueden poner y quitar cosas cuando el interés del niño cambia. Con esta caja pequeña, el niño puede encontrar, identificar, y categorizar como ya se ha mencionado.

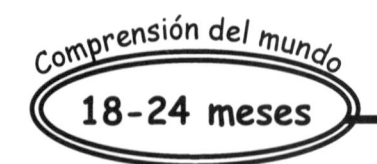

Comprensión del mundo
18-24 meses — Necesito su ayuda

Propósito: Esta actividad fomenta la comprensión del mundo alrededor del niño animándolo a usar los adultos como fuentes de información. De esta manera, el niño aprende a hacer preguntas que dan respuestas a su curiosidad acerca de la manera en que el mundo funciona.

Materiales: ninguno, aparte de los materiales y las experiencias que el niño está usando

Preparación: Esté cerca del niño cuando está participando en la actividad.

Actividad: Cuando el niño pone su atención en algo nuevo, como en un juguete o en otra persona, descíbaselo y háblele de él.

Si ve que un niño se está perdiendo la paciencia con algo o que se siente frustrado con el uso de un juguete, déle información para ayudarle. Por ejemplo, si trata de resolver un rompecabezas de 3-5 piezas y las piezas no se juntan bien, podría decir, "Prueba la pieza roja primero. Pruébalo de otra manera-¡ya lo tienes!"

Cuando un niño pequeño pregunta por algo nuevo, como un objeto o un aparato, explique cómo se usa y qué propósito tiene. Por ejemplo, cuando el niño ve una lata grande para leche, explique que el envase se usa para traer la leche de la vaca a la tienda o la casa. Si pregunta por un camión, explique que los camiones traen comida de donde se cultiva a otras partes del país.

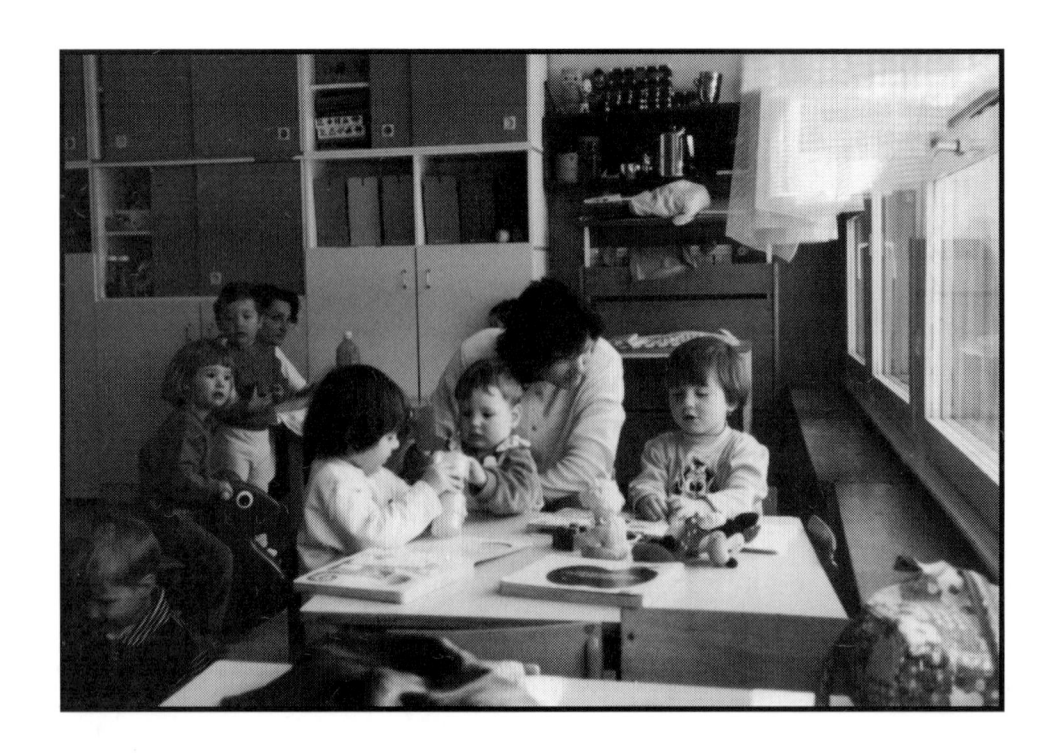

El niño pequeño

Exprese interés en las actividades de juego de los niños, diciendo cosas como, "¡Tienes colores muy bonitos en esa pintura!" o "Estás haciendo muchos sonidos."

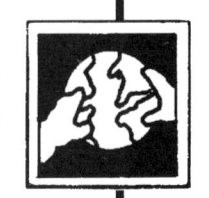

Cuando no está seguro de una respuesta, dígale al niño que no está seguro pero que buscará la respuesta. Por ejemplo, si el niño pregunta por los nuevos edificios que se están construyendo cerca de la escuela, puede decir que pueden ser oficinas o apartamentos, pero que lo puede averiguar preguntando a la gente que trabaja allí.

Extensiones y variaciones:

- Cuando pasea por el barrio, responda a las preguntas del niño y anímelo a hacer más preguntas. Por ejemplo, si el niño pregunta adónde va un camino, o porqué un árbol es de cierto color, puede explicar que hay varias posibles explicaciones.
- Pregúntele al niño cuáles son algunas de las posibles explicaciones.
- En un paseo, pase por un mercado o un puesto de verduras. Anime al niño a hacer preguntas de las cosas que ve.
- Estas preguntas pueden incluir de dónde vienen estas cosas, porqué llegan en camiones, cómo se usan, porqué solo están allí en ciertas estaciones del año y no otras.
- Cuando está con un grupo de niños de varias edades, pídales a los niños mayores que den información a los más pequeños cuando la piden. Por ejemplo, los mayores pueden nombrar los objetos y colores.

ENLACE CON LA CASA

Dígales a los padres que anticipen las preguntas del niño acerca del mundo alrededor, y que fomenten estas preguntas. Las familias pueden expander en cierto interés del niño. Por ejemplo, si el niño tiene mucho interés en los animales y como viven, la familia puede hacer una visita a una granja para ver los animales que no ven en casa.

Comunicación con otros
14-20 meses
Comunicar lo que quiero

Propósito: Esta actividad expande la comprensión del poder del lenguaje, y muestra al niño que sus esfuerzos de comunicación resultan en reacciones de la gente a su alrededor. Esta actividad marca la habilidad del niño de crear lenguaje más refinado y claro, lo cual fomenta su interacción con los otros.

Materiales: ninguno

Preparación: Ninguna, aparte de observar y responder a las vocalizaciones y gestos del niño.

Actividad: Cuando el niño emite sonidos no claros para expresar sus necesidades, anímelo a señalar con el dedo lo que quiere. Por ejemplo, si está sentado a la mesa y lloriquea o pega la mesa, podría decir, "Enséñame lo que quieres. Señala lo quieres-¿es el jugo? ¿Es la pacha?" Cuando responde con un gesto o una señal, responda rápidamente y elogie su abilidad comunicativa, diciendo "Gracias por decirme lo que necesitas. Querías la pacha."

Cuando el niño señala o hace gestos hacia algo que desea, como un juguete favorito o una comida, de una manera juguetona puede fingir que necesita más información hasta que hace un sonido. Por ejemplo, si está sentado en sus rodillas y señala un vasito de jugo, podría decir, "Parece que quieres algo. ¿Qué podría ser? Ayúdame a saber lo que quieres. ¡O! ¿Has dichó jugo'? Aquí lo tienes. Me has dicho lo que querías."

Cuando el niño usa oraciones simples o sonidos o gestos, interprételos verbalmente. Por ejemplo, cuando hace un sonido que se aproxima a 'leche' y entonces señala un vasito o una pacha, diga, "¡O! ¿Me estás pidiendo la leche? ¿Quieres tu leche? Aquí la tienes."

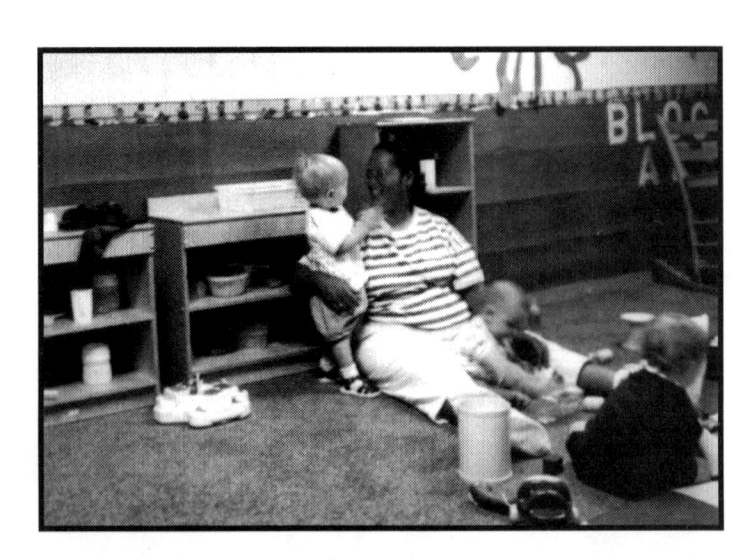

Cuando le hace preguntas al niño durante una actividad en la escuela, haga una pausa y mírelo esperando una respuesta. Por ejemplo, si va a salir al aire libre a dar un paseo, puede preguntar, "¿Quieres los guantes hoy?" Espere la respuesta. Si va a darle una merienda, puede preguntar, "¿Quieres una galleta pequeña?" Entonces espere la respuesta. Elógielo cada vez que responde a las preguntas.

El niño pequeño

Aproveche la hora de comer para sacarle información de lo que quiere. En vez de presentar la comida y la bebida a la vez, anímelo a pedir lo que quiere. Por ejemplo, en vez de rellenar el vaso automáticamente, pregúntele si quiere más. Anímelo a pedirlo. También anímelo a pedir un tenedor o una cuchara señalando con el dedo o diciendo las palabras.

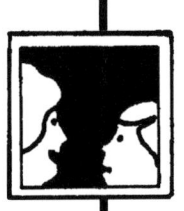

Extensiones y variaciones:

- Ofrezca posibilidades sin aumentar la complejidad. Por ejemplo, en vez de dar una selección entre el agua o el jugo, permítalo elegir entre agua, jugo, y otra bebida como la leche.
- Cuando el niño está señalando algo nuevo, como un juguete nuevo o un aparato cuyo nombre no sabe, déle el nombre y anímelo a repetirlo. Por ejemplo, si ve una bicicleta por primera vez, diga, "Eso se llama una bicicleta. Bicicleta. ¿Lo puedes decir?" Puede responder con alguna aproximación, pero anímelo a intentar esta palabra nueva.
- Intente un juego con un teléfono de juguete en el que tiene una conversación acerca de lo que está haciendo el niño. Esta actividad fomenta el lenguaje más que los gestos porque puede fingir que no lo ve por el teléfono. Déle mucho tiempo para acostumbrarse a hablar por teléfono, y responda a sus vocalicaciones con entusiasmo.

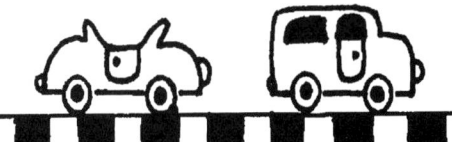

ENLACE CON LA CASA

Anime a las familias a comprender las vocalizaciones del niño, y comuníqueles las palabras y sonidos que hace en la clase para comunicar sus deseos. También pregunte a las familias qué palabras y sonidos hace en casa para comunicar sus deseos y necesidades. Por ejemplo, muchos niños usan diferentes palabras en casa para comida y actividades. Comunique con las familias acerca de estas palabras para que los esfuerzos del niño sean claros.

Comunicación con otros — 18-23 meses

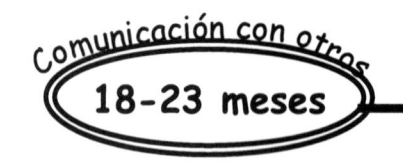

Cantar

Propósito: Escuchar canciones es una actividad de aprendizaje muy rica para el niño porque le gustan los ritmos, las repeticiones y las varias intonaciones. Cuando el niño canta con las palabras de una canción, está aprendiendo la intonación y las habilidades de imitación además de divertirse. Aunque las primeras experiencias con canciones son esfuerzos sencillos de hablar y repetir lo que está escuchando, su cantar se mejora con el tiempo y sus palabras se pueden comprender. El niño frecuentemente desarrolla un par de canciones que le gusta cantar repetidamente, y de esta manera las palabras se convierten en palabras que usa fuera de la canción misma.

Materiales: un tubo de papel enrollado

Preparación: Ninguna, además de la rutina diaria de actividades durante las cuales puede cantar.

Actividad: Cante canciones rítmicas y sencillas con versos cortos. Ejemplos pueden ser canciones de 2 o 3 líneas. Si se canta una canción con una historia familiar, se enriquece la experiencia de aprendizaje del niño.

Cuando hace rutinas sencillas, como dar de comer, bañar, limpiar, o ir a la cama, cante canciones sencillas que le son familiares al niño o canciones que Ud. inventa de una manera graciosa.

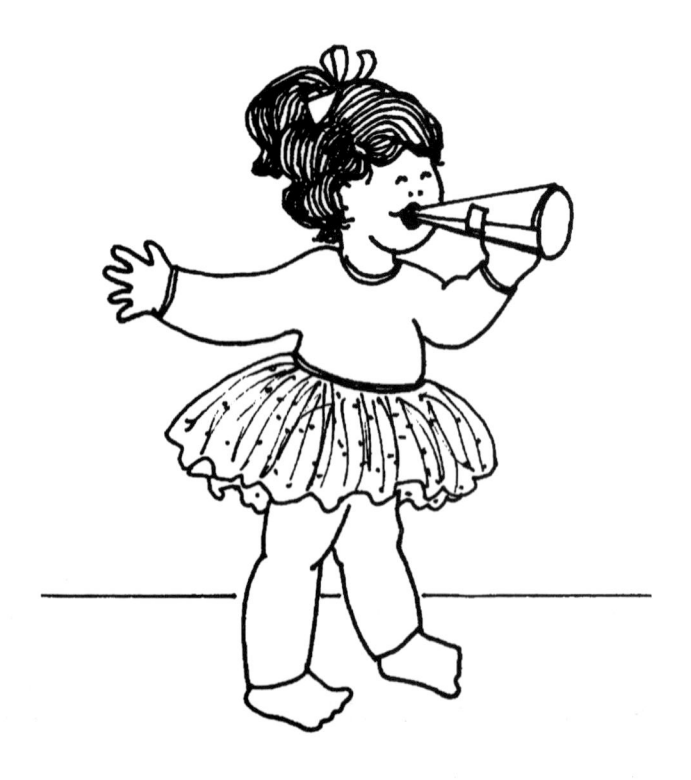

Tararee o silbe una canción y añada sílabas graciosas de una manera juguetona. Cuando el niño canta una canción juguetona, imítalo. Cante juntos y baile o haga gestos con las manos.

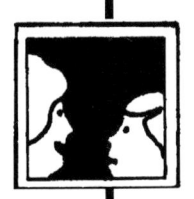

Use un rollo de papel, como por ejemplo un tubo, y enséñele como los sonidos cambian cuando pasan por el tubo. Cante canciones por el tubo, y en turnos haga sonidos por el tubo.

Cuando canta una canción familiar, detenga la canción y permita que el niño ponga las palabras que faltan. Las palabras del niño pueden ser diferentes de las de la canción, pero anímelo a participar.

Extensiones y variaciones:

- Cuando está cantando con el niño, use latas vacías, palos y ollas para marcar el ritmo.
- Haga 'maracas' sencillas poniendo unos frijoles en una lata vacía y tapándola. Sacuda estas maracas al ritmo de las canciones.
- Invente canciones para los eventos que vienen para ayudar al niño a anticipar el evento y para que aprenda el vocabulario asociado. Por ejemplo, cuando el niño va a visitar a los parientes para unas vacaciones familiares, invente una canción graciosa acerca de adónde va el niño, las cosas que él va a ver, quién va a estar allí, y las comidas que va a comer.
- Esta actividad es divertida en un grupo pequeño de 2-3 niños.

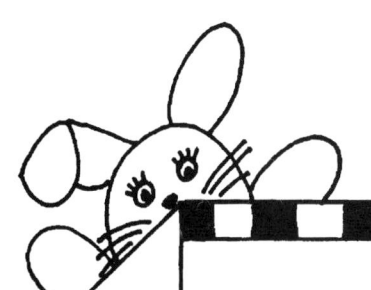

ENLACE CON LA CASA

Anime a las familias a visitar su programa y mirar estos juegos musicales con sus hijos. Pueden continuar esta actividad en casa, inventando canciones familiares. Pueden incluir versos de la rutina familiar, de las actividades familiares como visitar una finca, ir en el coche, preparar comidas favoritas, o celebrar las fiestas.

Comunicación con otros

19-24 meses

Sé los nombres de las cosas

Propósito: Esta actividad ayuda al niño a nombrar las fotos, las cuales son símbolos de objetos familiares. Aunque el niño ya habrá aprendido a señalar una foto de un objeto o una persona familiar cuando la persona que lo cuida se lo pide, nombrar requiere una comprensión más expansiva de la representación simbólica. En otras palabras, esta habilidad demuestra la comprensión del niño de que las palabras y las fotos son símbolicas de eventos y de objetos. Esta habilidad es un componente importante del alfabetismo temprano y de la habilidad de leer más tarde.

Materiales: fotos de objetos familiares de libros, revistas, álbumes de fotos o cualquier otra fuente.

Preparación: Arregle un momento tranquilo con el niño y las fotos.

Actividad: Cuando ve una foto de un objeto familiar para el niño, diga, "¿Qué es esto?" y déle tiempo para responder.

Si ve varias fotos en una página, pregúntele al niño donde está cierta foto. Por ejemplo, si la página tiene fotos de comida, podría preguntar, "¿Dónde está la manzana?" o "¿Dónde está el pan?" Más tarde, pregunte al niño lo que es cuando Ud. se lo señala con el dedo.

Cuando el niño señala una foto de un objeto que no conoce, con entusiasmo fomente su curiosidad explicando, "Esa fruta es una cereza. A veces llegan aquí en la primavera cuando llega el tiempo menos frío." Haga un librito para el niño con fotos de sus personas favoritas y de sus objetos favoritos, entonces mire el libro preguntando, "¿Quién es?" o "¿Cómo se llama esto?"

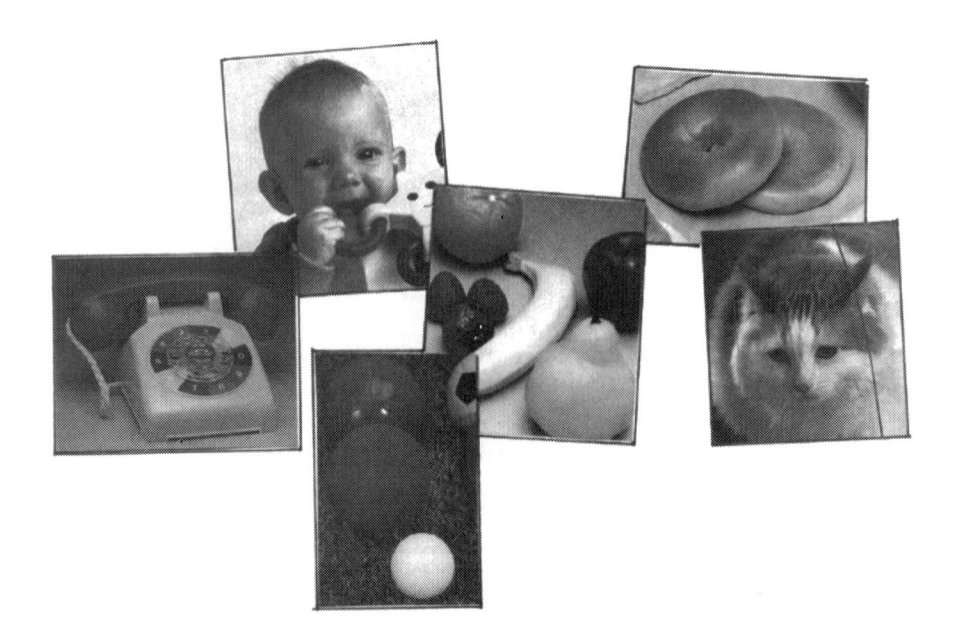

El niño pequeño

Extensiones y variaciones:

- Expanda en lo que el niño dice cuando nombra a una persona o un objeto. Por ejemplo, si el niño dice, "Abuela," podría añadir, "Sí, ésa es Abuela llevando su suéter rojo en la casa."
- Asímismo, cuando el niño dice, "Guantes," podría añadir, "Sí, son guantes de lana. Los llevamos cuando hace frío y nieva."
- Cuando hace un librito para el niño de las cosas favoritas, primero ponga fotos de las cosas como aparecen en la vida real.
- Luego puede animar al niño a encontrar una ilustración del objeto. Por ejemplo, si el niño tiene un animal de peluche favorito y le gusta nombrar el animal en su librito, muéstrele una página de otro libro con un juguete similar y pídale que lo encuentre.
- Más tarde, vea si el niño puede identificar una foto en blanco y negro o un dibujo del mismo objeto.
- Una vez que el niño ha logrado la identificación, vea si puede localizar dibujos sencillos de cosas familiares como un coche, una casa, o un animal.

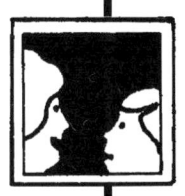

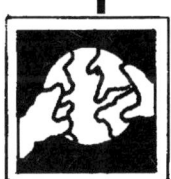

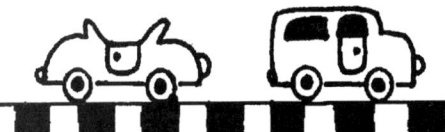

ENLACE CON LA CASA

Anime a las familias a usar libros hechos para el niño en su programa, libros que han hecho en la casa, fotos de la familia, y los cuentos de niños para preguntarle al niño por 2-3 objetos familiares. Comunique con la familia acerca del vocabulario que el niño sabe para que lo pueda repetir en la casa.

Comunicación con otros
18-24 meses

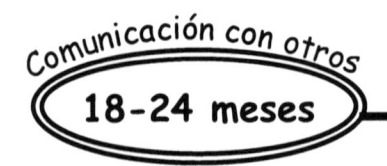

Mis primeras oraciones

Propósito: El niño empieza a usar oraciones para expresar sus ideas. Hasta entonces el niño ha usado unas palabras para expresar sus deseos y necesidades, pero ya aprende a poner los nombres de las cosas (sustantivos) con los nombres de las acciones (verbos) para describir los eventos. Por ejemplo, el niño puede decir "Mamá ir" cuando su madre lo deja en la escuela, o puede decir "Juan comer" cuando tiene una merienda. Estas oraciones breves forman la base para la expresión de acciones más complejas más tarde.

Materiales: ninguno, aparte de lo que está presente cuando el niño está jugando o está participando en una actividad

Preparación: ninguna

Actividad: Mientras está mirando un libro ilustrado o un cuento, pídale al niño que describa lo que está pasando. Por ejemplo, puede señalar un dibujo y decir, "¿Qué está pasando?" Es posible que el niño responda con "Coche va," "Nino llora", "Niño corre," "Caballito come," o "Gatito duerme."

Cuando el niño pequeño está participando en una actividad, pregúntele qué está haciendo. Es posible que responda, "José comiendo," "Alejandro brincando," o "Max lava manos."

Cuando está haciendo una actividad sencilla con un niño pequeño, dígale qué está pasando. Por ejemplo, puede decir, "Eva está abrazando la muñeca," "Anna está hojeando un libro," o "Julia está descansando."

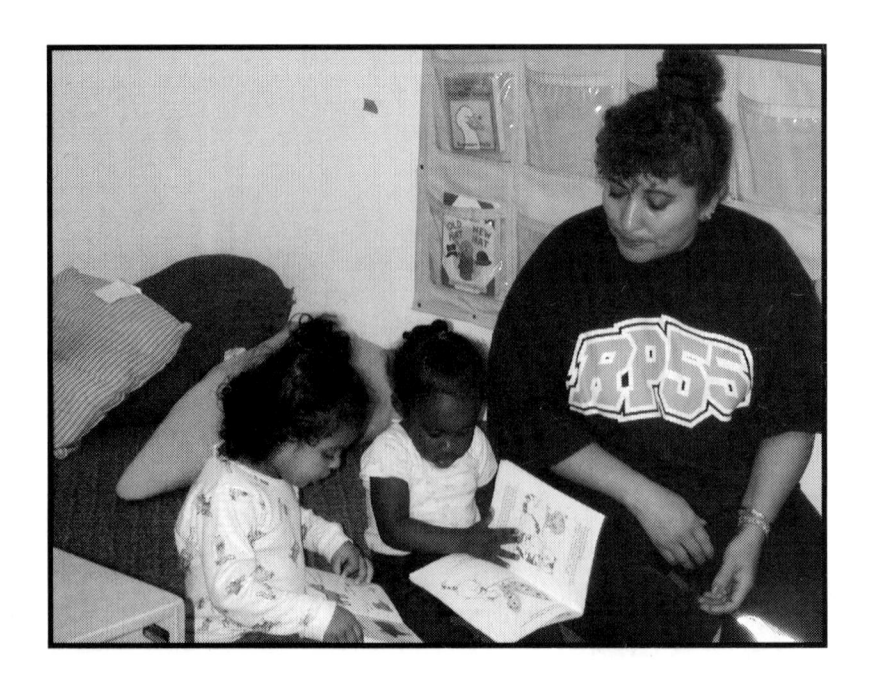

El niño pequeño

Extensiones y variaciones:

- Cuando está de paseo y ve máquinas o construcción, explique qué está pasando diciendo, "Están construyendo un camino nuevo. Están nivelando la tierra para el camino ahora."
- Puede añadir algo como, "Están construyendo un edificio donde la gente va a vivir. El edificio va a tener cuartos para cada familia como en tu casa. Están poniendo las paredes de los cuartos ahora."
- Cuando está de paseo al aire libre, anime al niño a contarle lo que las otras personas están haciendo. Es posible que diga, "Hombre riega jardín," "Señora recoge correo," "Hombre de compras," o "Muchacho monta bicicleta."

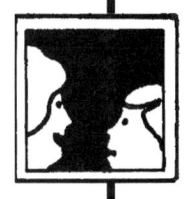

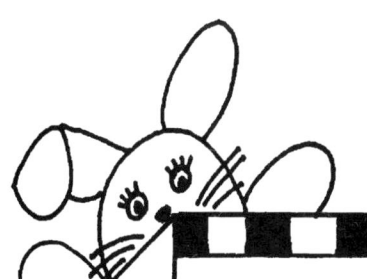

ENLACE CON LA CASA

Comparta con la familia las palabras y frases que el niño está usando y pregúnteles qué palabras y frases han oído en la casa. Anime a la familia a contarle al niño lo que los miembros de la familia están haciendo durante las actividades de la casa, como por ejemplo, "Hermana mayor cose," "Papá se afeita," "Abuela busca huevos," o "Nina lee." Sugiera que le pregunten al niño qué está haciendo. Es posible que responda, "José comiendo ahora," o "Pedro lavando."

Comunicación con otros
18-24 meses

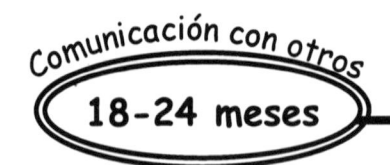

Comunicar lo que siento

Propósito: El niño aprende a expresar sus emociones, reconocer los sentimientos, y describir los eventos. En esta actividad, el niño desarrolla el comienzo de una estructura con que formar el lenguaje y dar forma a las experiencias en el mundo a su alrededor.

Materiales: ninguno aparte de los con que el niño está participando en cualquier momento

Preparación: Ninguna, excepto estar con el niño o estar cerca del niño.

Actividad: Cuando le lee un cuento al niño, explique cómo los niños o la gente del cuento pueden sentirse, diciendo, "¡Estaba muy sorprendido de ver al perrito allí!" o,"Ella se sentía triste porque se derramó la leche."

Cuando el niño está sintiendo una emoción sencilla, dígale cómo puede sentirse. "Estás contento de jugar en el agua." "¡Te gusta cuando Abuela nos visita y juega contigo!" "Estás triste cuando Mamá vuelve a la casa mientras estás en la escuela." "Sientes rabia cuando necesitas esperar tu turno."

Cuando el niño experimenta emociones como las de arriba, pídale que le diga cómo se siente en palabras.

Cuando el niño juega con objetos diferentes o cuando está participando en actividades diferentes, pregúntele qué está haciendo y anímelo a que elabore. ¿Cómo va a ser? ¿Dónde lo va a poner? ¿Por qué es divertido?

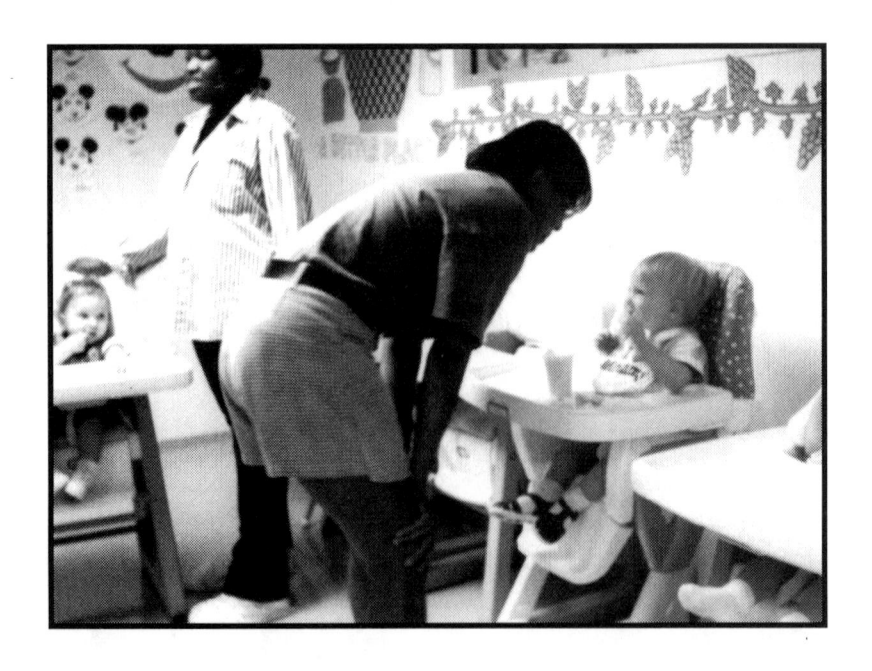

Extensiones y variaciones:
- Cuando un niño pequeño dice lo que está pasando en pocas palabras, ayúdele a elaborar más.
- Por ejemplo, si el niño dice, "Pelota va rápido," puede responder diciendo, "Sí, la pelota rueda muy rápidamente. Eres fuerte para poder rodarla tan rápidamente."
- O, si el niño dice, "Sopa acabada," puede responder diciendo, "Sí, has comido toda la sopa. La sopa está caliente en un día frío, ¿no? ¿Quieres un poco más?"
- Cuando el niño usa expresiones como sonidos en vez de palabras, expándalos a palabras.
- Por ejemplo, si el niño dice, "Gua-Gua va rápido," puede responder, "Sí, el perro está fuera ahora. Entrará más tarde."
- Asímismo, si el niño dice, "Chu-Chu viene,", puede responder con, "Sí, el tren llega a la estación. Llegará pronto."

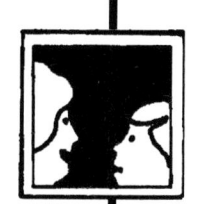

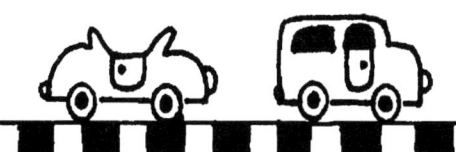

ENLACE CON LA CASA

Comparta con los padres maneras en que pueden expander y clarificar las palabras que el niño usa, y como nombrar las emociones y las experiencias. Comuníqueles las palabras que el niño usa y los nuevos conceptos que está desarrollando. Por ejemplo, si da paseos por la primavera en el barrio, déjeles saber que a lo mejor oyen al niño decir las nuevas palabras que ha aprendido de los paseos, como *senda, palos, hojas, flores*.

Moverme
18-24 meses

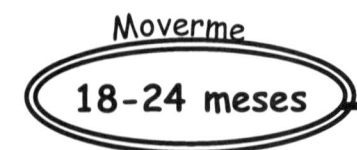

Me encanta escalar

Propósito: El niño aprende habilidades sociales, usa energía, explora nuevas maneras de trepar y de moverse, y experimenta nuevas maneras en que el cuerpo puede moverse por el espacio. Estas actividades le enseñan el equilibrio, la coordinación, y el control físico sobre los músculos grandes en movimiento.

Materiales: un espacio abierto y libre en el salón de clase
pequeños 'gimnasios' con escaleras y toboganes
tricicletas para niños pequeños
cajones de arena
barras de las cuales los niños pueden balancearse

Preparación: Asegúrese que el espacio para este juego está vacío de objetos que pueden dañar al niño, que tiene una superficie blanda, y que tiene espacio para correr y dar volteretas.

Actividad: Juegue con el niño en una variedad de maneras, como llevarlo a caballo, levantarlo para que pueda alcanzar el techo, o ayudarle a hacer volatines. También puede balancearse de una barra o de un árbol, brincar en un colchón o trampolín, o perseguir a otros niños.

A los niños les encanta moverse en tricicletas pequeñas, rodar juguetes como camiones, tumbarse en juguetes planos con ruedas, y jugar en escaleras pequeñas seguidas por togobanes que pueden bajar.

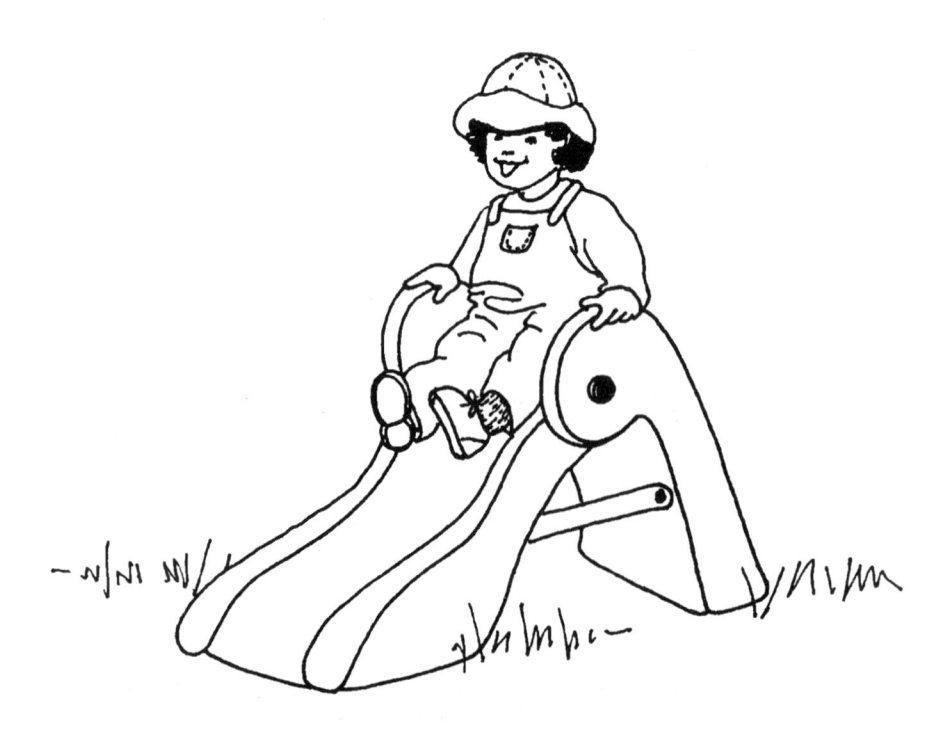

Usando música, anime a los niños a moverse como su animal favorito. Por ejemplo, usando música lenta, dígales que se muevan como un elefante, o usando música más rápida, dígales que troten como un caballo. Pueden estirarse como los gatos, o hacerse un ovillo como un perro durmiente.

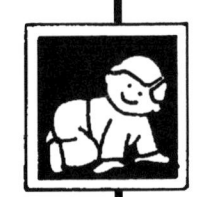

Ponga una hamaca en un rincón de la zona de jugar. Enséñeles como usar la hamaca y también como mecerse suavemente los unos a los otros en la hamaca.

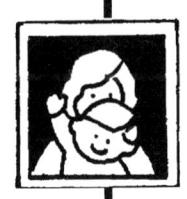

Es importante tener un período de tranquilidad antes y después de estas actividades como transición. Por ejemplo, puede preceder la actividad con un cuento, un círculo para cantar, una actividad de arte, o algo así, y puede seguirla con alguna actividad similar como pintar, escuchar música, o dormir la siesta.

Extensiones y variaciones:

- Cuando sale al aire libre al patio de recreo o a la zona de jugar de la escuela, fomente estas actividades.
- Anime a los niños a explorar los árboles y ayúdelos a subir y balancearse de una rama.
- Si tiene aceso a un patio de recreo, enséñeles a usar el columpio y a escalar el equipo.
- En grupos de varias edades, asegúrese de que cada niño participa de una manera segura y apropiada para su edad.
- Permita diferentes actividades para los niños menores y los mayores, separando a los niños más activos de los que todavía no caminan muy bien.

ENLACE CON LA CASA

Enseñe a las familias a explorar el movimiento físico del niño. El niño puede saltar en la cama mientras cogido de la mano de un adulto, o puede hacer volatines en el suelo, o dar vueltas en los brazos de un adulto.

Moverme
18-24 meses

Moverme mucho

Propósito: El niño aprende cómo se siente el cuerpo cuando se mueve en varias direcciones en contra de la gravedad. Esto se llama movimiento propioceptivo. Es la base de los movimientos más refinados cuando el niño sea mayor, y es importante para el desarrollo del equilibrio más complejo y de la coordinación motor.

Materiales: sillas para niños y toboganes
almohadones grandes
una tela resbaladiza
un túnel hecho de sillas y una sábana o manta

Preparación: Encuentre un espacio libre y ponga los materiales mencionados.

Actividad: Ayude al niño a aprender a trepar por las escaleras gateando hacia atrás en las manos y los pies. Mientras baja cada escalera, póngale las rodillas y los pies en el escalón abajo para que vea cómo se hace esto con seguridad.

Más tarde, el niño bajará la escalera hacia adelante cogido de la mano de Ud. y pisando cada escalón. Durante esta época, el niño pondrá los dos pies en cada escalón antes de pasar al próximo escalón.

Levante al niño diciendo algo como, "Estamos subiendo." o invente una canción. Cuando lo baja de nuevo, diga, "Vamos a bajar ahora." Puede ser un juego, moviéndolo arriba y abajo mientras le dice lo que está haciendo.

Déle oportunidades para bajar un tobogán. Si no hay un tobogán, ponga almohadones para que formen un tobogán, entonces ponga la tela resbaladiza encima. Agarre al niño mientras baja este tobogán. Use las palabras 'arriba' y 'abajo' mientras tanto.

Cree un túnel para el niño por el cual puede gatear. Puede usar sillas y una sábana o manta. Puede ser un curso de obstáculos divertido por el cual el niño gatea, sube, baja el tobogán, y vuelve al túnel.

El niño pequeño

Extensiones y variaciones:

- Extienda la idea del curso de obstáculos incluyendo una madera sobre la cual el niño tiene que pisar, otra silla sobre la cual tiene que trepar, más almohadones y un túnel más largo por el que tiene que gatear.
- Hacer volar una cometa con un niño es una actividad maravillosa. Proporcione la oportunidad para el niño de correr y tirar, y también crea un sentido de haber logrado algo.

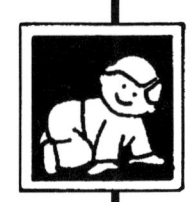

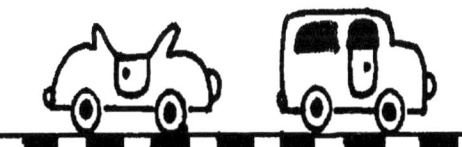

ENLACE CON LA CASA

Muestre a la familia los varios tipos de movimientos físicos que está haciendo con el niño en la escuela, y pídales que los repitan en casa. Por ejemplo, si la familia tiene una granja, pueden incluir al niño al recoger los huevos. También puede haber escaleras por donde trepar o orillas de un arroyo por donde deslizar. Estas actividades necesitan de una supervisión de los adultos.

Moverme

18-24 meses

Pasar por un laberinto

Propósito: Los niños se mueven por un laberinto construido con varios obstáculos y equipo diferente. Este laberinto ofrece práctica para los músculos grandes del niño. El niño tiene que resolver problemas mientras decide cómo pasar por las aberturas de diferentes tamaños.

Materiales: tablas para caminar (4 cm X 30 cm X 1 m a 2 m)
colchones para hacer volatines
cuadrados de alfombra
bloques grandes
sábanas o mantas
túneles

Preparación: 1. Construya el laberinto con el equipo grande de la clase. Por ejemplo podría incluir los bloques de madera grandes o un tobogán. Haga túneles de las sábanas y las mantas sobre los muebles. También puede comprar grandes túneles para niños. Puede incluir texturas diferentes como tablas o alfombras en que caminar.
2. Construya el laberinto para que requiera distintos tipos de movimiento como gatear, caminar sobre un bloque, caminar balanceándose en una tabla, y brincar.
3. Construya el laberinto con más de una sola entrada y salida y más de una vía por donde moverse.
4. Asegúrese de que el laberinto es seguro y que las cosas no se pueden caer encima del niño.
5. Use esta actividad durante el día y continúela con variaciones hasta que el niño no está interesado
6. Considere comenzar con 2 niños dentro del laberinto y 2 niños de observadores.

Actividad: Observe a los niños descubrir el laberinto. Al principio, el laberinto será muy atractivo para todos los niños. Habrá que limitar grupos grandes al principio. Si más de cuatro niños quieren intentarlo, dígales que les tocará el turno después de los primeros 4. Anímelos a mirar a los otros mientras aparecen y desaparecen. Hable del laberinto mientras lo experimentan. "José, estás moviéndote por la alfombra. Ahora has llegado a la pared. ¿Qué vas a hacer?" Anime a los niños a moverse por los túneles colocándose al final. Procure no darles prisa. Deje que exploren hasta que han terminado.

El niño pequeño

Extensiones y variaciones:

- A los niños que gatean les encantan los túneles. Pueden tener dificultad en esperar el turno; considere ofrecerles un túnel cerca de allí con dos sillas y una manta.
- Es posible que los niños quieran ayudarle a planear y construir el laberinto.
- Añada un poco al laberinto todos los días.
- Cuando ha terminado, quite un poquito cada día del laberinto.
- Construya un laberinto al aire libre.

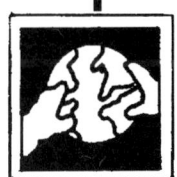

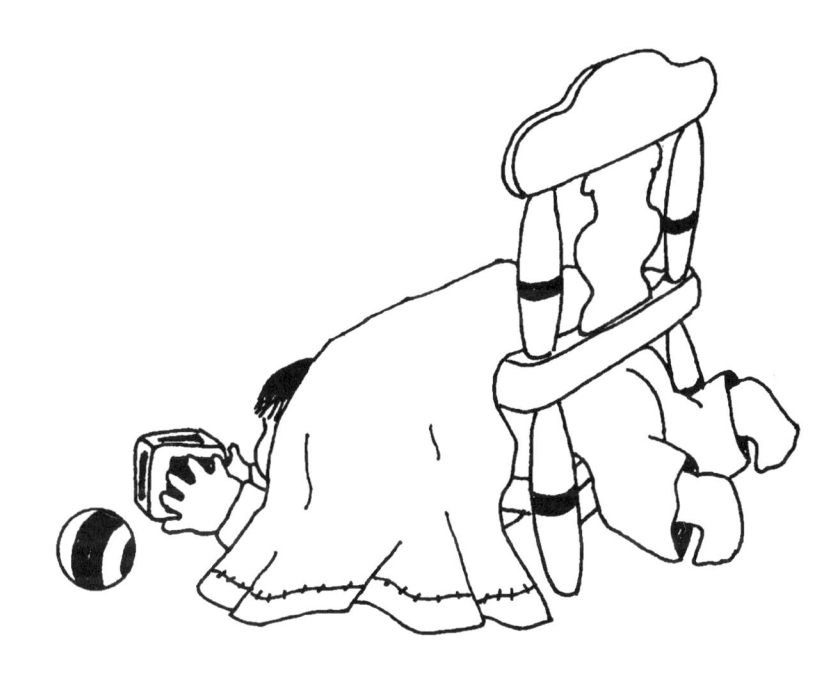

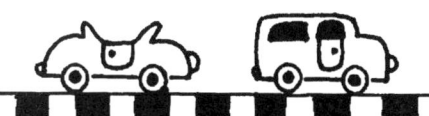

ENLACE CON LA CASA

Invite a las familias a ver el laberinto. A los niños les gustará que sus padres intenten hacer el laberinto.

Moverme
16-24 meses — ## Movimientos grandes, movimientos pequeños

Propósito: El niño explora tanto el movimiento de los músculos grandes de saltar y correr como el movimiento de los músculos pequeños de usar las manos para jugar con objetos. Esta actividad le enseña al niño a coordinar tanto los músculos grandes y pequeños como el movimiento rápido y lento.

Materiales:
instrumentos musicales
pañuelos de muchos colores
serpintinas de muchos colores
una tabla donde balancearse
pelotas de varios tamaños

Preparación: Encuentre suficiente espacio en que el niño se puede mover con libertad.

Actividad: Toque música de diferentes tempos y anime al niño a moverse a la música y a bailar. Los niños pueden moverse a la música mientras tienen un pañuelo, una serpentina o una cinta.

Aplauda y dé patadas en el suelo en ritmos rápidos y lentos. Anime a los niños a imitarlo. Entonces aplauda en cierto orden y anime a los niños a imitarlo, como 2 rápidos, pausa, 2 rápidos, etcétera.

Juegue juegos sencillos, como canciones con gestos de mano, aplaudir, patadas en el suelo, y los niños pueden imitar sus acciones.

Salte con el niño mano en mano.

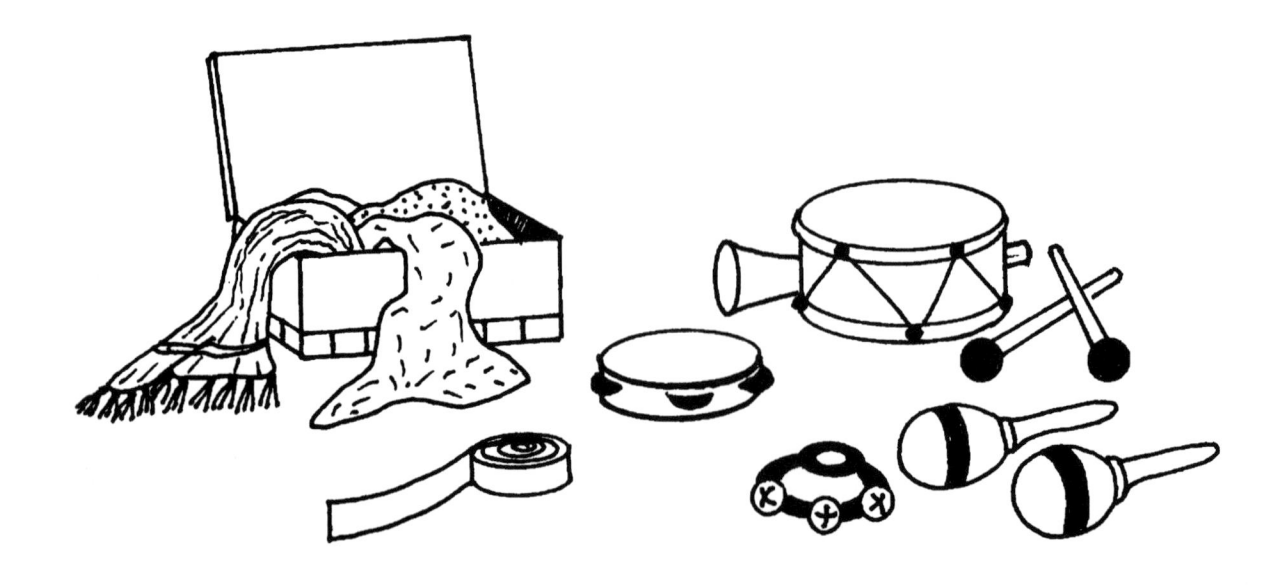

Haga una tabla donde balancearse y el niño puede caminar sobre la tabla sosteniéndose con su mano. Anímelo a saltar de allí y luego permita que lo intente él solo.

Juegue con pelotas, rodando la pelota hacia adelante y hacia atrás mientras se sienta en el suelo. Puede empezar con una pelota muy grande y luego bajar a pelotas cada vez más pequeñas. Si no hay pelotas así, puede hacer pelotas de papel.

Haga juegos con el niño de perseguirlo y anime al niño a que lo imite.

Extensiones y variaciones:

- Presente un juego de "Seguir al líder" en el cual Ud. se mueve y los niños lo imitan. Por ejemplo, Ud. puede correr, gatear, hacer un volatín, rodar, caminar hacia atrás y dar vueltas, y los niños lo imitan.
- Cuando está al aire libre, anime a los niños a jugar libremente en el parque. Es posible que quieran jugar a "Seguir al líder" en un parque o pradera, bajar una colina, rodar pelotas, o hacer juegos musicales en un círculo.

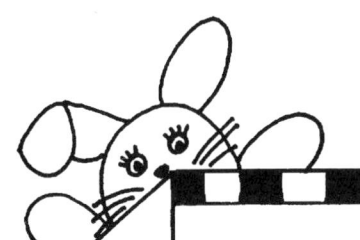

ENLACE CON LA CASA

Invite a las familias a menudo al programa a ver los juegos y actividades que hacen, y anímelos a repetir las actividades cuando la familia está al aire libre. Por ejemplo, si la familia tiene meriendas al aire libre o barbacoas, pueden tener un sitio donde los niños pueden jugar.

CAPÍTULO CINCO

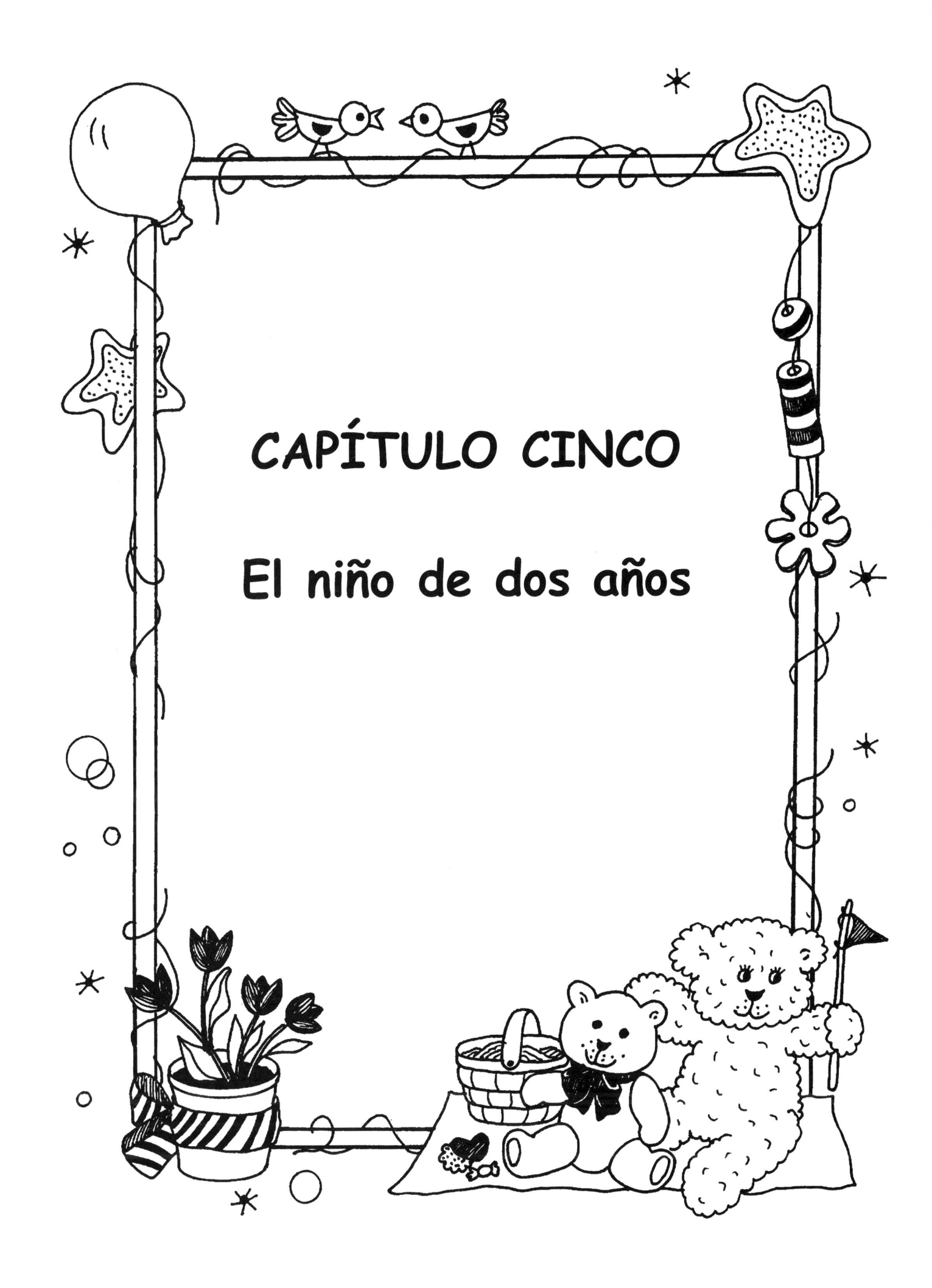

El niño de dos años

El niño de dos años

¿Cómo es el niño de dos años?

Los niños de dos años lo exploran todo. Este niño se mueve rápida y constantemente. Ya empieza a controlar su cuerpo y sus emociones, y está aprendiendo a ser independiente en todo. Puede vertirse y darse de comer. Le encantan los juegos imaginarios, aunque menos complicados que para el niño mayor. Quiere aprender a jugar con sus amiguitos, pero necesita mucho apoyo de los adultos para hacerlo.

Aquí hay algunas de las otras características del niño de dos años:

- Le gusta practicar haciendo las cosas por sí mismo
- Puede servirse de una jarra pequeña, puede manipular los botones grandes, las cremalleras, y los broches
- Comprende su propia perspectiva, y solo un poco de lo que los otros sienten y piensan
- Experimenta cambios bruscos de emoción
- Le interesan los amiguitos y puede jugar un juego sencillo con apoyo de adultos
- Aprende de su efecto en los otros agarrando, pegando y empujando
- Comprende y responde a las peticiones de los adultos
- Puede nombrar la mayoría de las cosas familiares
- Usa 300-1,000 palabras, pero no puede poner las emociones en palabras
- Le falta la coordinación y puede derramar algo fácilmente
- Puede montar una bicicleta pequeña

Cuando planea una clase, considere que el niño de dos años es similar a ambos el niño pequeño y el niño preescolar. Como el niño pequeño, este niño juega rápidamente con lo que le interesa en el momento. Las actividades que él mismo controla son mejores. Los niños de dos años tienen una comprensión limitada del tiempo. Para ellos diez minutos son muy largos. El tiempo pasado en grupo debe ser limitado. La mayoría del tiempo, los niños de dos años aprenden mejor con elección libre y actividades rutinarias.

Comprensión de mí mismo

24-36 meses

Una imagen de muchas caras

Propósito: Esta actividad es una experiencia con pegamento en la cual el niño hace un cuadro usando fotos cortadas de las caras de niños. El niño usa caras con diferentes colores de pelo y de ojos, de diferentes razas, y con o sin gafas. La experiencia le ayuda al niño de dos años a comentar sobre las semejanzas y diferencias y a desarrollar un sentido de "quien soy." El niño practica usando los músculos pequeños y explora la creatividad.

Materiales: fotos de niños y caras (diferentes razas, gafas, etcétera) de revistas usadas
una cortina de ducha vieja para tapar la mesa
papel en que pegar las fotos
un trapo mojado
pegamento
palos pequeños de madera para untar el pegamento

Preparación:
1. Ponga la cortina de ducha o otra cosa en la mesa para pegamento derramado.
2. Ponga las fotos en la mesa o en cestas pequeñas en la mesa.
3. De 1-4 niños con un adulto es mejor para esta actividad.

Actividad: Permita que cada niño elija una hoja de papel en que pegar sus fotos. Coloque pegamento en un envase pequeño con pequeños palos cerca del niño. Permita que el niño elija entre muchas caras cortadas en la mesa. Observe y responda a los comentarios del niño acerca de las caras. Pueden comentar sobre el color de los ojos o del pelo, o hacer preguntas sobre el color de la piel. Conteste clara y sencillamente. Por ejemplo, "Sí, la piel de esta chica es blanca y la piel de esa chica es más oscura." O, "Estas son gafas, las lleva para ver mejor. Tu padre lleva gafas también." Ayude a los niños con el pegamento. Algunos tendrán mucho pegamento en las manos y no podrán recoger más fotos. Tenga un trapo mojado para que puedan limpiarse las manos mientras trabajan.

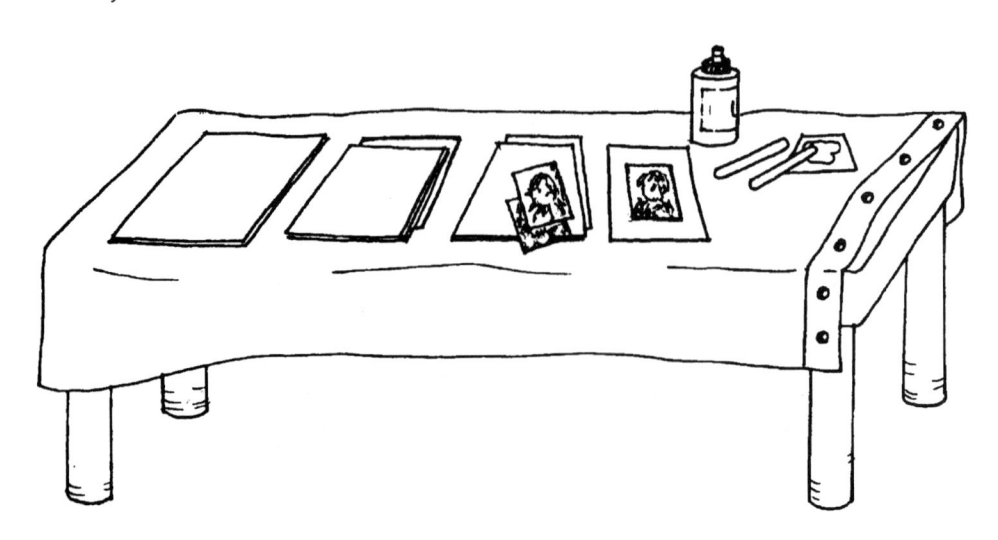

Extensiones y variaciones:

- Use fotos de niños y niñas para ayudarlos a pensar en el sexo.
- Use fotos de infantes. Los niños de esta edad tienen mucho interés en los bebés.
- Algunos niños estarán fascinados con el pegamento. Considere otras actividades usando pegamento, como papel roto para formar un colaje, libritos sencillos o hacer pegamento con los niños.
- Haga un cuadro como grupo con un papel grande

Pegamento para niños pequeños

80 ml o una tercera taza de harina (no con levadura)
2 cucharas grandes de azúcar
250 ml. o una taza de agua

Mezcle la harina y el azúcar en una cacerola. Añada el agua poco a poco, revolviéndolo constantemente. Cueza sobre un fuego bajo hasta que la mezcla está clara, continúe revolviendo. Deje que el pegamento se enfríe a la temperatura del cuarto antes de usarlo. Guárdelo en un envase cubierto por varias semanas.

ENLACE CON LA CASA

Esté preparado para los comentarios negativos de los niños acerca de las caras. Pueden notar diferencias y reaccionar a los estereotipos. Considere una conversación acerca de los estereotipos en una reunión de los padres. Los padres pueden hablar de cómo se sienten acerca de las diferencias entre la gente de diferentes razas o religiones.

Comprensión de mí mismo
24-36 meses
Estoy contento, triste, miedoso, furioso

Propósito: El niño aprende a expresar las emociones. La persona que lo cuida muesta sus emociones y le dice al niño que las palabras van con las emociones. Entonces, el niño practica a expresar sus emociones.

Materiales: ninguno

Preparación: Esta actividad se puede hacer con 1-4 niños.

Actividad: Presente esta actividad a un niño o a un grupo pequeño diciendo que Ud. va a hacer expresiones contentas y tristes. Pídale al niño que le enseñe una cara contenta. Muéstrele su expresión contenta. Repita este juego con emociones diferentes de tristeza, miedo, o rabia. Si el niño no sabe todavía hacer una expresión cuando se la pide, haga Ud. la expresión como modelo. O, pida a otro niño que lo haga. Puede decir, "Esto es como tengo la cara cuando tengo miedo. ¿Puedes poner una expresión como la mía?" Siga jugando el juego hasta que los niños se cansan o piden hacer otra cosa.

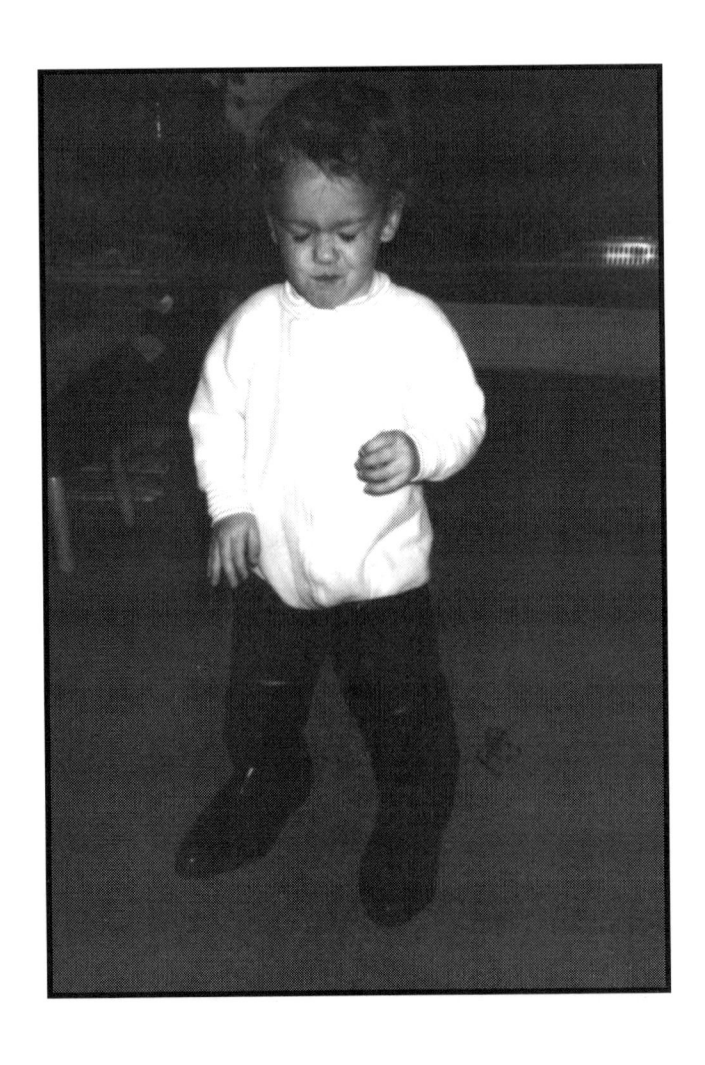

El niño de dos años

Extensiones y variaciones:

- Pídales a los niños menores que nombren la emoción de su cara. (Véase "Mis emociones")
- Use un espejo. Pida al niño que se mire en el espejo para poner las expresiones.
- Invente un cuento usando los sentimientos de contento, triste, miedoso, furioso. Pídales a los niños que enseñen las emociones del cuento.
- Cuando los niños pueden hacer las expresiones, añada voces. Anímelos que hagan voces y expresiones para mostrar las emociones.

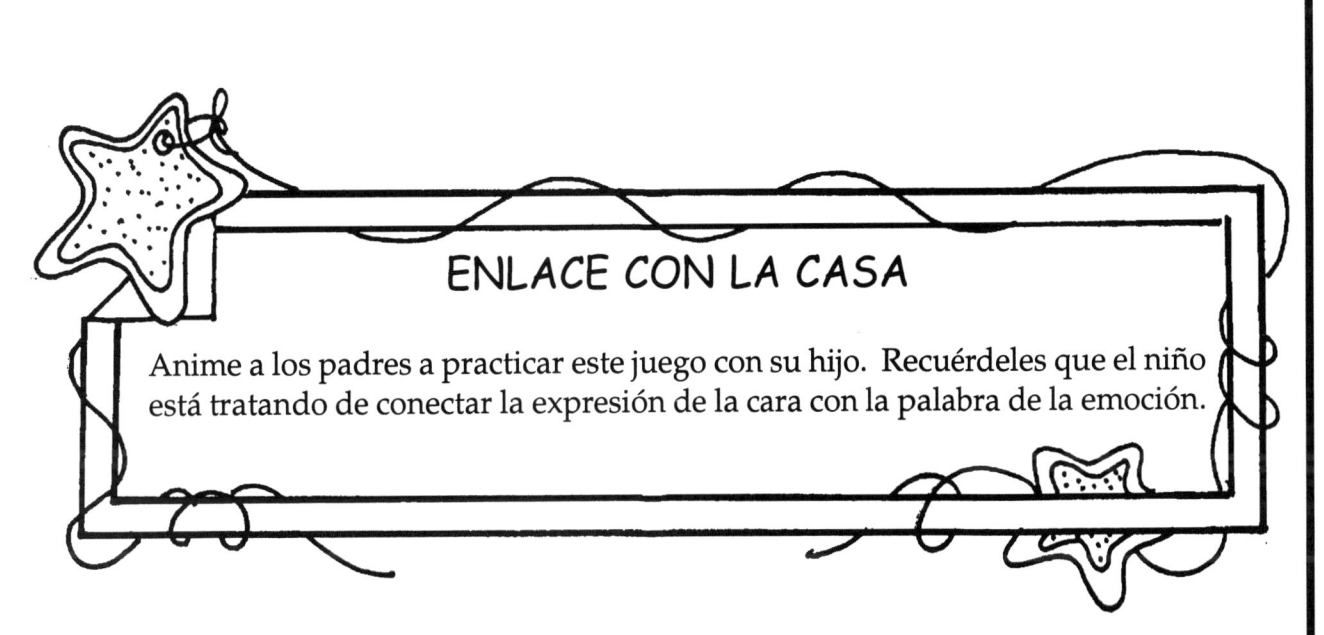

ENLACE CON LA CASA

Anime a los padres a practicar este juego con su hijo. Recuérdeles que el niño está tratando de conectar la expresión de la cara con la palabra de la emoción.

Cuidarme
24-36 meses

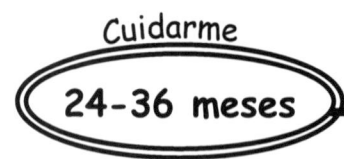

Juntar los calcetines

Propósito: Juntar cosas familiares como los calcetines es un paso importante en aprender a vestirse. Esta actividad les enseña a los niños como juntar objetos similares y fomenta la habilidad de clasificar objetos.

Materiales: 4-6 pares de calcetines de diferentes colores
una cesta donde poner los calcetines

Preparación:
1. Mezcle los calcetines en la cesta.
2. Ponga la cesta en una mesa pequeña o en el suelo.
3. Esta actividad puede incluir de 1-3 niños.

Actividad: Observe al niño que elige esta actividad. Mire como el niño explora los calcetines. Algunos niños quieren probárselos. Anime el trabajo del niño diciendo, "Ana, puedes juntar dos calcetines verdes. Estás emparejando los calcetines." Si el niño todavía no sabe los colores, preséntelos. Nombre el color del calcetín que el niño tiene. "Ana, tienes un calcetín negro en la mano. ¿Puedes encontrar otro calcetín negro?" Ayúdele a encontrar el calcetín similar si todavía está inseguro. Intente otro par. Siga animando al niño a emparejar todos los que puede. Si el niño quiere continuar después de emparejarlos todos, mezcle los calcetines y empiece de nuevo. A los niños de dos años les encanta mezclar los calcetines de nuevo.

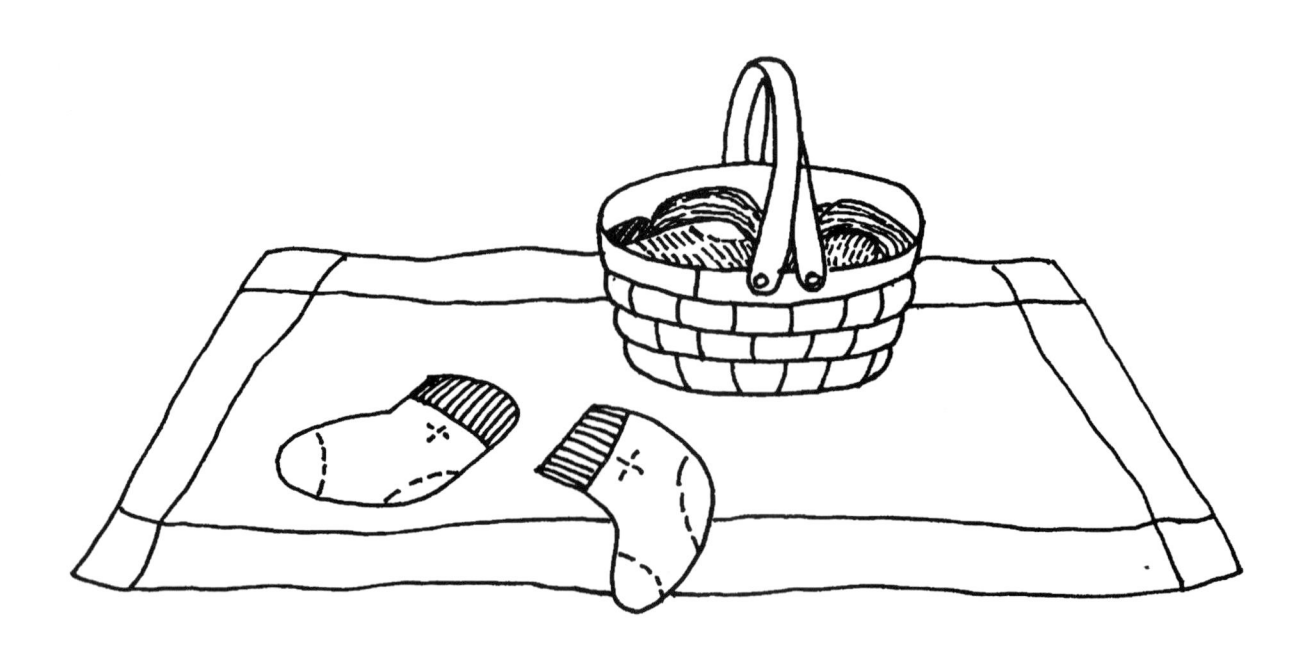

Extensiones y variaciones:

- Para el niño menor, mezcle los calcetines familiares del niño con otro par. Al niño le gustará clasificarlos y luego ponérselos.
- Empareje otras prendas de vestir como guantes, camisetas, o zapatos.
- Use los calcetines pequeños y grandes para ver si el niño puede clasificar por tamaño. Con los niños mayores, pídales que clasifiquen por color y tamaño.
- Ponga la cesta en la zona de juegos imaginarios. Los niños pueden practicar dividiendo la ropa para lavar mientras juegan a casa imaginaria.
- Haga pares de calcetines y de guantes de papel. Cúbralos con plástico y guárdelos en una caja de zapatos. El niño puede usar ganchos de ropa para juntar los pares. Este juego puede estar con los otros juguetes manipulativos.

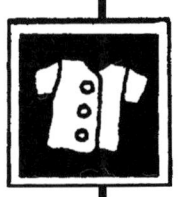

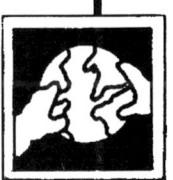

ENLACE CON LA CASA

Pida a los padres que hagan el ejercicio en casa. El niño puede ayudarles a emparejar los calcetines para cada miembro de la familia. Las familias pueden donar los calcetines que ya no se usan.

Cuidarme

24-36 meses

Vestirme

Propósito: Los niños de dos años practican vistiéndose para el tiempo frío. También pueden aprender acerca de la conexión entre la ropa para el calor y la ropa para el frío. Esta actividad es buena para la expansión de la imaginación.

Materiales: ropa de invierno-sombreros, chaquetas, botas, bufandas, calcetines
espejo
una cámera vieja

Preparación: 1. Arregle la ropa. Cuélguela en ganchos en la zona de juego imaginario para que los niños puedan explorar libremente. O, use la ropa como una actividad especial y colóquela en una cesta grande en el centro del cuarto.
2. Esta actividad puede incluir de 1-4 niños.

Actividad: Anime a los niños a vestirse para el frío. Pruébese alguna ropa para darles la idea. Sugiera que los niños se miren en el espejo. Puede usar la cámara para sacarles una foto. Hable con ellos de los diferentes tipos de ropa. Señale el nombre de la ropa, su color y textura.

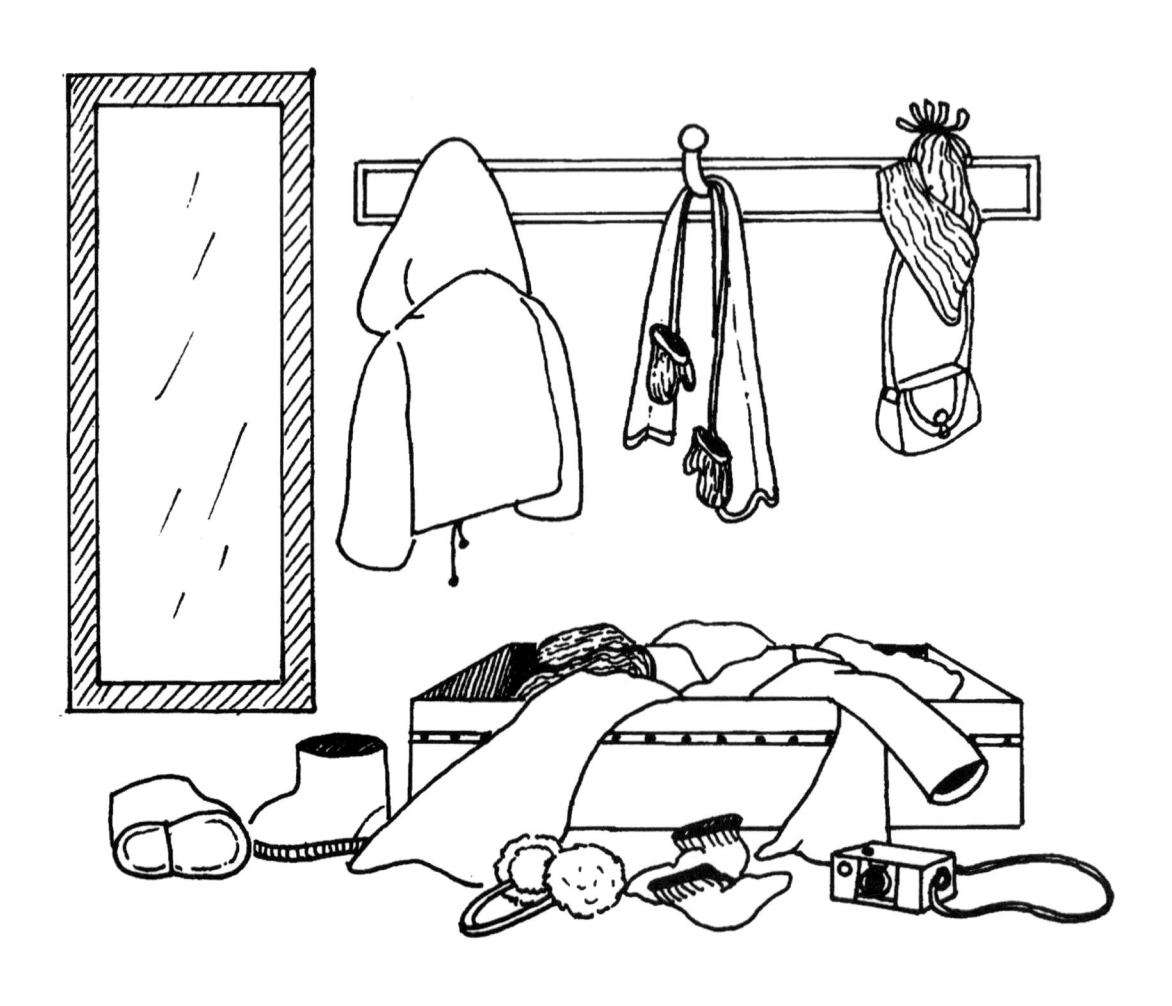

El niño de dos años

Extensiones y variaciones:

- Coleccione fotos de gente vestida de ropa de invierno. Mire las fotos y nombre diferentes prendas de ropa.
- Presente un día dedicado a llevar una gorra para el frío. Cada uno puede traer una gorra de casa.
- Mire en los libros infantiles acerca del invierno y léalos. Un buen ejemplo es "Un día de nieve" de E.J. Keats.
- Haga un mural como grupo cortando y pegando fotos de revistas y catálogos de gente llevando ropa de invierno.

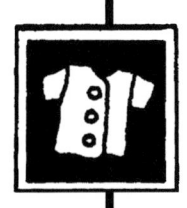

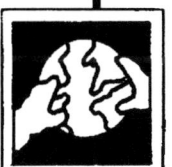

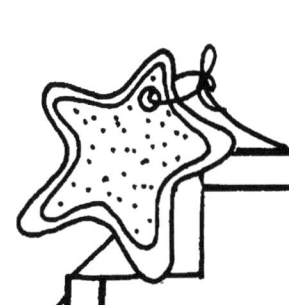

ENLACE CON LA CASA

Pídales a los padres ideas sobre la ropa de invierno. Es posible que sugieran algunas prendas de vestir diferentes. Por ejemplo, algunas familias usan ciertos tipos de guantes o sombreros.

Cuidarme
24-36 meses

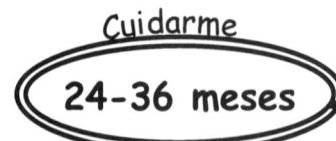

Lavar

Propósito: El niño puede ayudar a lavar los muebles y los juguetes. Aprenden de limpiar y practican la habilidad de usar sus manos y sus ojos. Más que nada, tienen orgullo que pueden ayudar a cuidar de la clase.

Materiales: una tina para lavar platos
un detergente suave
esponjas
trapos pequeños
delantales
toallas o una zona donde secar las cosas

Preparación: 1. Coleccione algunos juguetes para lavar.
2. Ponga un poquito de agua en la tina. La tina puede estar en el suelo, en una mesa, o en la mesa sensorial.
3. Ponga un poquito de detergente en las esponjas y los trapos y en el agua.
4. Esta actividad funciona bien con 1-2 niños por tina.

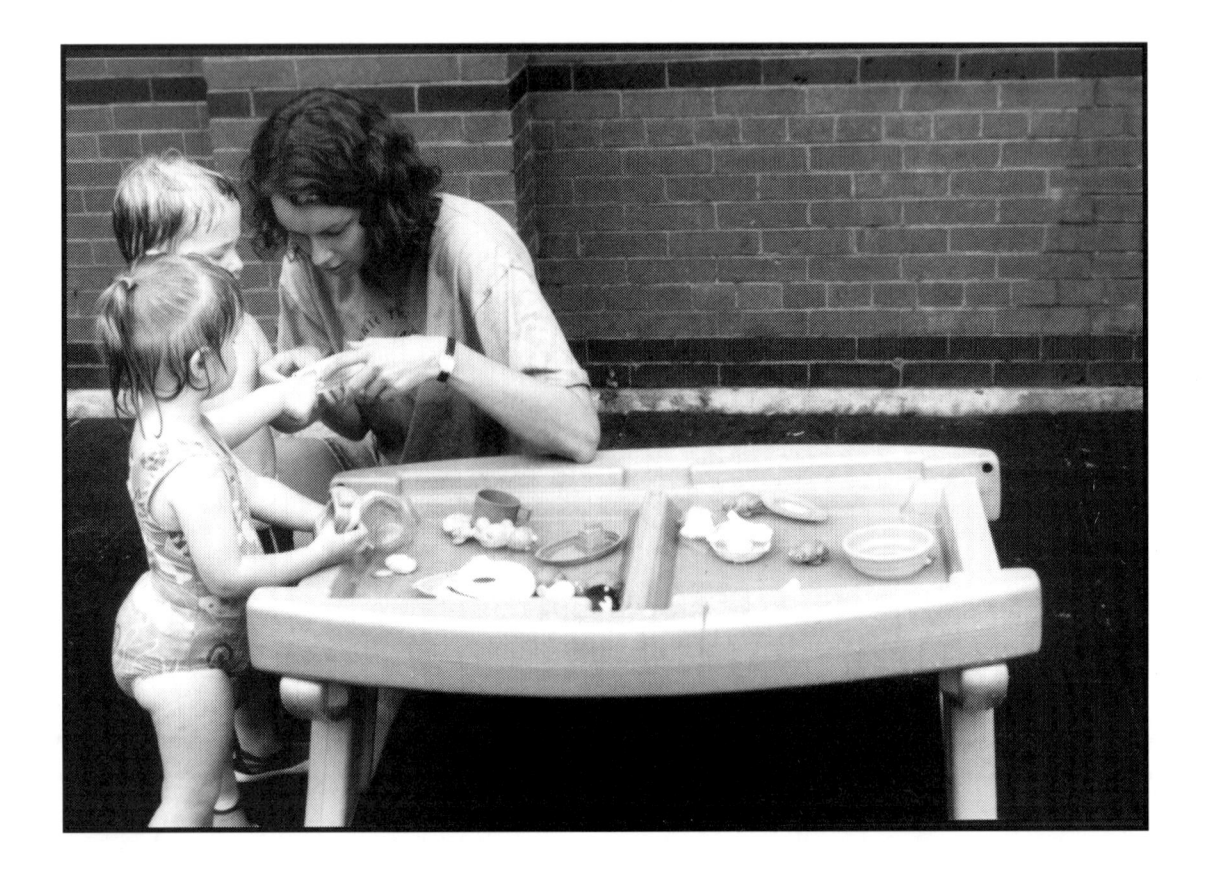

Actividad: Dígales a los niños que pueden ayudar a lavar los juguetes. Ayúdeles a ponerse los delantales. Ponga los juguetes en las tinas para lavar. Hable con los niños de como limpiar las cosas sucias. Cuando han terminado, pueden poner las cosas para secar, o secarlas con una toalla.

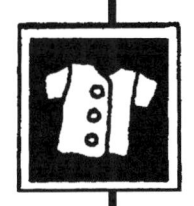

Extensiones y variaciones:

- Durante un par de días, lave los juguetes de la clase añadiendo juguetes diferentes a la tina todos los días. Permita que sugieran juguetes para lavar.
- A los niños de dos años les gusta lavar los muebles. Permita que laven una silla favorita. Si hace buen tiempo, es una buena actividad para hacer al aire libre.
- Lave la ropa de las muñecas. Ponga una cuerda de tender ropa y permita que los niños cuelguen la ropa con ganchos para ropa.
- Use botellas de espray con agua para lavar al aire libre.

ENLACE CON LA CASA

Pregunte a las familias cómo limpian la casa. Intente usar los mismos instrumentos en la clase. Descubra la rutina de la familia para limpiar. ¿Es por la mañana o por la tarde? ¿Lavan la ropa en la casa o en una lavandería? ¿Cantan mientras limpian? Trate de imitar estas rutinas y hable de ellas mientras que los niños limpian el salón de clase.

Cuidarme

24-36 meses

Usar utensilios

Propósito: El niño practica las habilidades de ser más independiente con utensilios reales de comer y de cuidarse. Esta actividad fomenta los sentidos del niño y la coordinación de los músculos pequeños.

Materiales: envases pequeños
objetos pequeños como bloques, frutas y verduras imaginarias
una variedad de utensilios como:
    una pala de servir
    tenacillas (grandes y pequeñas)
    una cuchara grande
    pinzas
    cucharas con agujeros
    alicates

Preparación: 1. Ponga los objetos en envases pequeños. Empiece con utensilios similares, por ejemplo, las cucharas y la pala de servir. Son los más fáciles de usar. Use las tenacillas, pinzas, y alicates cuando los niños están listos de usarlos. De esta manera los niños usan una acción similar con utensilios diferentes.
2. Esta actividad puede ocurrir durante la hora de libre selección o en la mesa sensorial.
3. Dos niños pueden trabajar con un envase y hasta 6 pueden trabajar en la mesa sensorial.

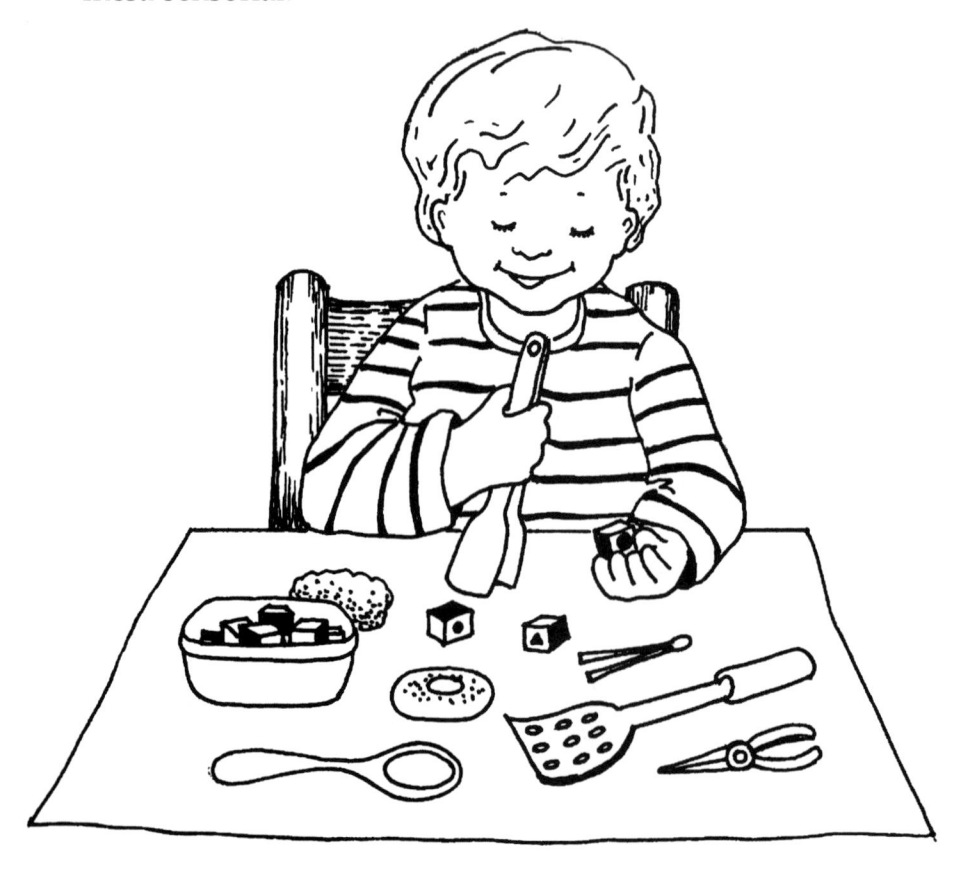

El niño de dos años

Actividad: Observe a los niños mientras exploran los objetos y los utensilios. Es posible que quieran usar las manos para encontrar objetos y entonces usar las cucharas para mover los objetos. Anímelos a mover los objetos con los utensilios. Hábleles de las otras cosas que los utensilios pueden mover, por ejemplo, comidas diferentes. Cuando los niños están listos, presente utensilios más complejos como las tenacillas, las pinzas y los alicates.

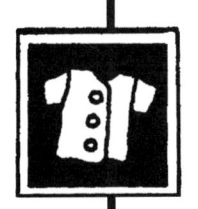

Extensiones y variaciones:

- Puede tener dos envases y poner los objetos en uno. Anime al niño a mover los objetos de un envase a otro usando los utensilios.
- Añada un poquito de arena. El niño puede remover los objetos de la arena con el utensilio.
- Use las cucharas con unas piedras que los niños han coleccionado. Pueden practicar moviendo las piedras de un lado a otro.

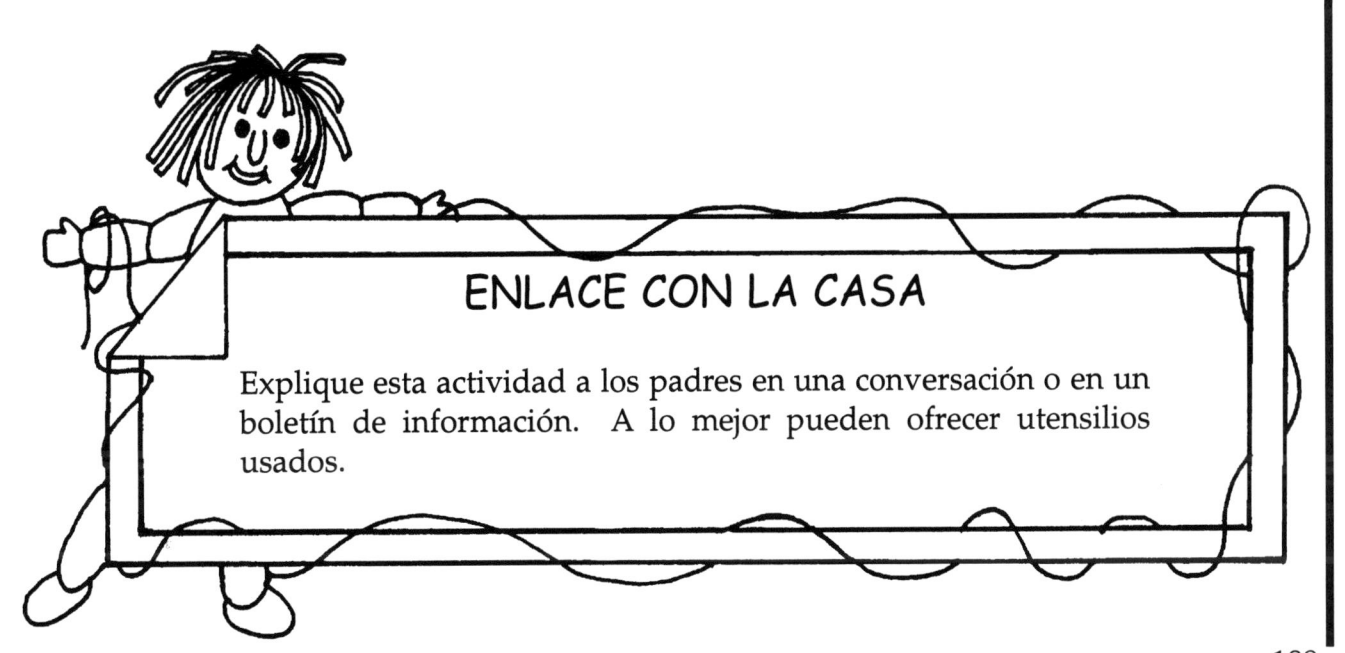

ENLACE CON LA CASA

Explique esta actividad a los padres en una conversación o en un boletín de información. A lo mejor pueden ofrecer utensilios usados.

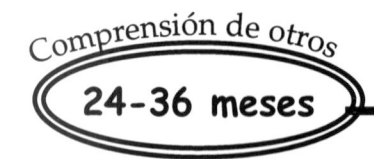

Celebrar los días festivos

Comprensión de otros — 24-36 meses

Propósito: Los niños hablan de las diferentes celebraciones festivas y aprenden de las diferencias individuales.

Materiales: ninguno

Preparación:
1. Pregunte cómo las familias celebran los cumpleaños.
2. Esto es una buena conversación de grupo para hasta 6 niños. Puede hablar durante una rutina, como el almuerzo, donde los niños están sentados en un grupo.

Actividad: Hable con los niños brevemente de una celebración como un cumpleaños, una boda, o un evento religioso. Deje que los niños ofrezcan ideas de como celebrar un día festivo, por ejemplo, las comidas especiales, la ropa, o las actividades de las personas de su familia.

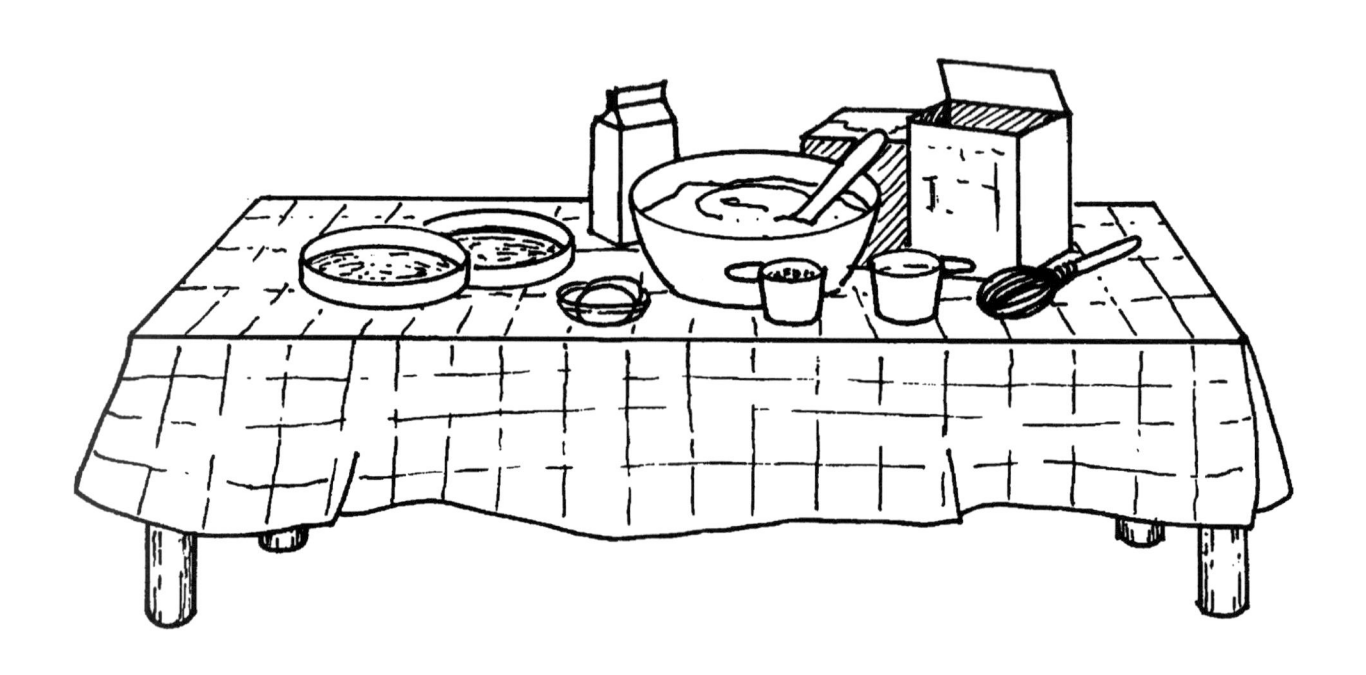

El niño de dos años

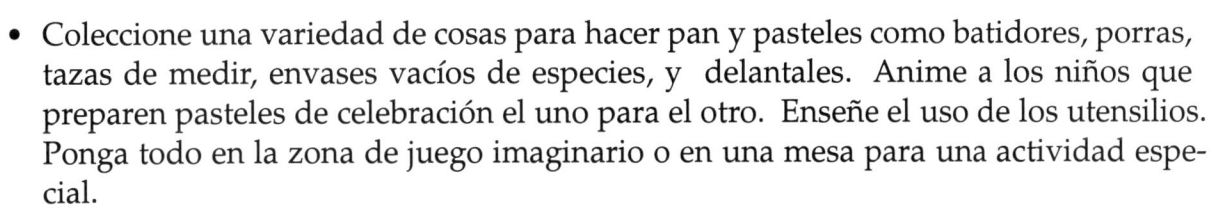

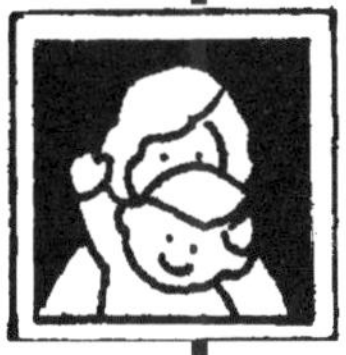

Extensiones y variaciones:

- Coleccione una variedad de cosas para hacer pan y pasteles como batidores, porras, tazas de medir, envases vacíos de especies, y delantales. Anime a los niños que preparen pasteles de celebración el uno para el otro. Enseñe el uso de los utensilios. Ponga todo en la zona de juego imaginario o en una mesa para una actividad especial.
- Comparta con ellos sus costumbres de celebrar. A ellos les encanta oír algo de Ud.
- Encuentre y cuelque carteles o fotos de celebraciones.

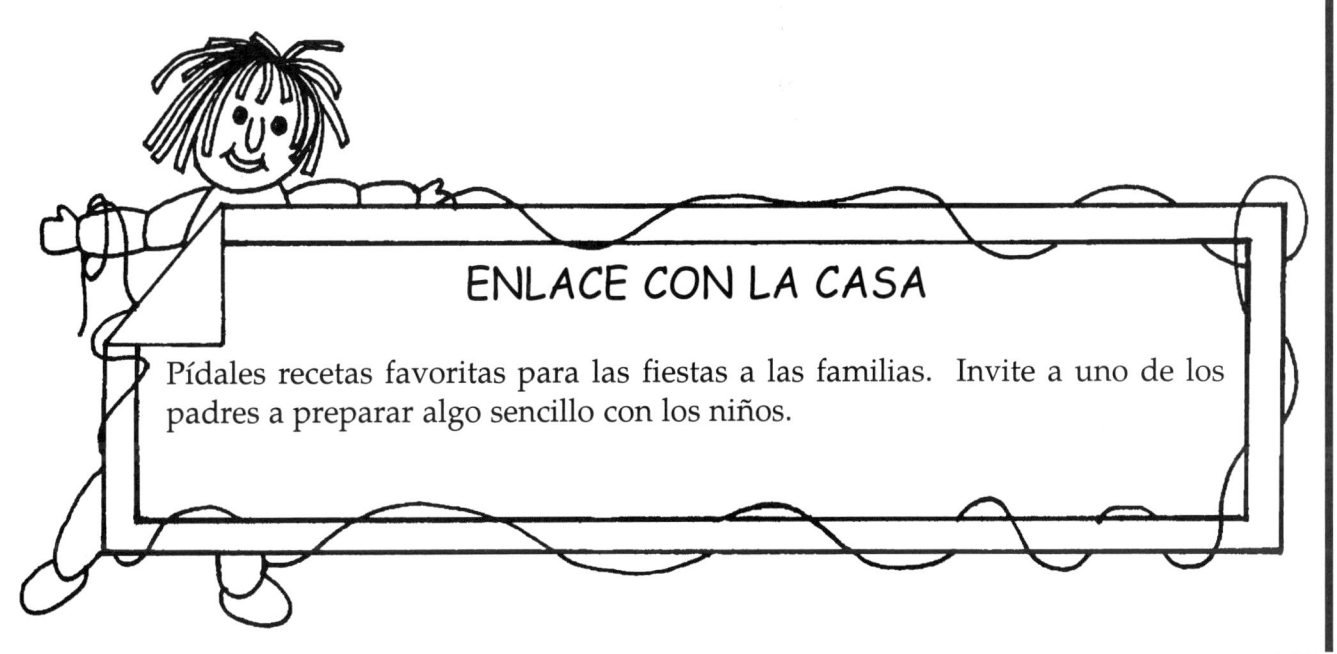

ENLACE CON LA CASA

Pídales recetas favoritas para las fiestas a las familias. Invite a uno de los padres a preparar algo sencillo con los niños.

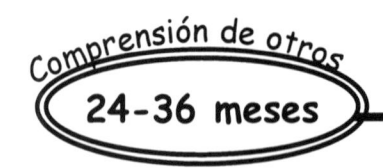

Comprensión de otros
24-36 meses
Un picnic de ositos de peluche

Propósito: Los niños llevan los ositos de peluche en un picnic y aprenden de los sentimientos de cariño de una celebración de un día especial para honrar el osito favorito de cada uno. Esta actividad requiere más de un día para planearla. Los niños pueden ayudar a planear el lugar del picnic y lo que quieren comer. Aprenden a planear y a anticipar el picnic.

Materiales: un osito de peluche para cada niño de la clase o de casa
una manta en que sentarse
comida para el picnic (sándwiches de marmelada o comidas que se pueden comer con las manos como la fruta o las zanahorias)

Preparación: 1. Mande una nota a casa anunciando el picnic. Invite al animal de peluche favorito del niño al picnic.
2. Si los niños no tienen un osito favorito, pueden traer un juguete blando de la clase. Junte estos y un par de extras para el picnic.
3. Decida con los niños dónde va a ser el picnic y elija un lugar alternativo en el interior en caso de mal tiempo.
4. Esta es una actividad para un grupo grande. Planee para tener suficientes adultos, incluso algunos voluntarios de los padres.

Actividad: El día del picnic, los niños pueden ayudar a preparar la comida y organizar las cosas. Hable con cada niño de su osito o animal especial, el nombre, el color, los ojos etcétera. Pídale permiso cortesmente al niño a tener el osito en brazos. Eso les da un ejemplo a los niños de como preguntar si quieren tener el animal de otro. Organice la comida, los animales, y la manta. Lleve todo al sitio del picnic. Coma la merienda y cante canciones de ositos durante el picnic.

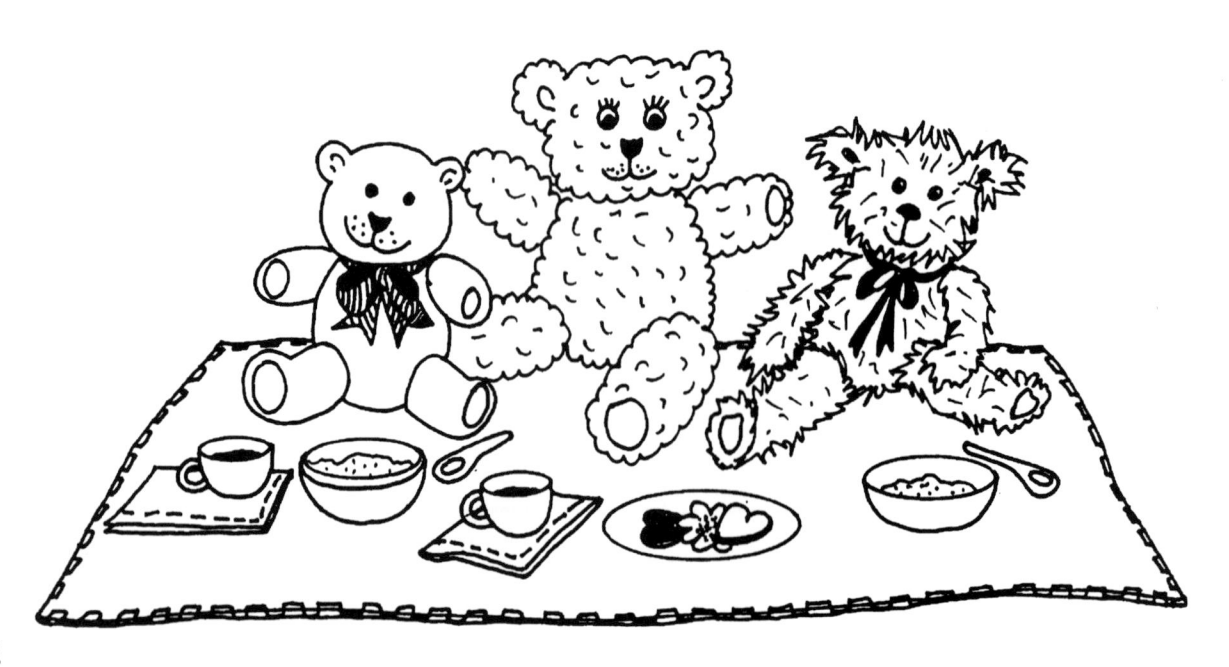

El niño de dos años

Extensiones y variaciones:

- Encuentre o haga libros acerca de los ositos y léalos antes de la siesta.
- Haga una cueva de ositos. Ponga una alfombra gruesa en el suelo y cuelgue una sábana para crear una cueva. Ponga una variedad de ositos en la cueva. Anime a los niños a jugar con los ositos y darles de comer. Puede incluir envases vacíos de miel y marmelada.
- Haga sándwiches de ositos. Los niños pueden poner la marmelada en el pan con cuchillos embotados y pueden juntar dos pedazos de pan para formar un sándwich. Corte formas de ositos del pan con formas para hacer galletas.

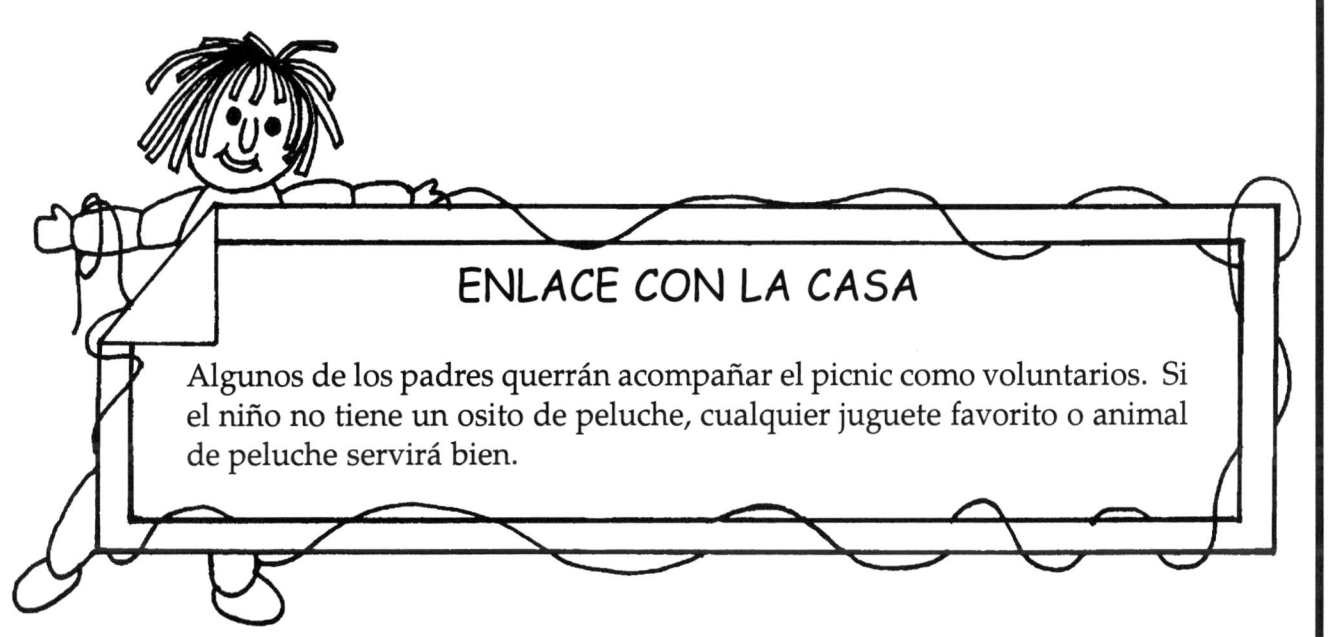

ENLACE CON LA CASA

Algunos de los padres querrán acompañar el picnic como voluntarios. Si el niño no tiene un osito de peluche, cualquier juguete favorito o animal de peluche servirá bien.

Comprensión de otros
24-36 meses

Hacer regalos

Propósito: Los niños hacen regalos los unos para los otros poniendo juguetes de la clase en cajas y envoliéndolos. Aprenden de los sentimientos de dar y practican el control de los músculos pequeños cuando envuelven los regalos. Envolver los regalos también fomenta la creatividad.

Materiales: cajas (se puede mandar una nota a los padres pidendo ayuda en coleccionar cajas)
papel de envolver usado (también se lo puede pedir a los padres)
cinta adhesiva (en pedazos cortos)
cinta usada

Preparación: 1. Juente todos los materiales.
2. Esta actividad se puede hacer es una mesa pequeña.
3. Juege con 1-4 niños a la vez.

Actividad: Observe a los niños mientras exploran las cajas. Sugiérale a un niño que puede envolver un juguete para un amigo. Empiece escondiendo el juguete en la caja, tapándolo y presentándoselo al niño. Los niños querrán jugar con esto antes de envolverlo. Cuando un niño está listo para envolver la caja, ayúdelo a elegir el papel y a pegarlo a la caja. Recuérdelo que ponga el juguete dentro de la caja antes de envolverlo. Cuando la caja está envuelta, anime al niño a dárselo a otro niño como regalo. Puede decir, "Pedro, aquí tienes un regalo." El recipiente puede abrir la caja. A los niños les gustará volver a envolver la caja con otros juguetes como regalos. Para algunos niños les costará regalar la caja que han envuelto. Anímelos a compartir, pero acepte que no todos podrán compartirla.

Sugiera que los niños envuelvan regalos para llevar a casa a sus familias.

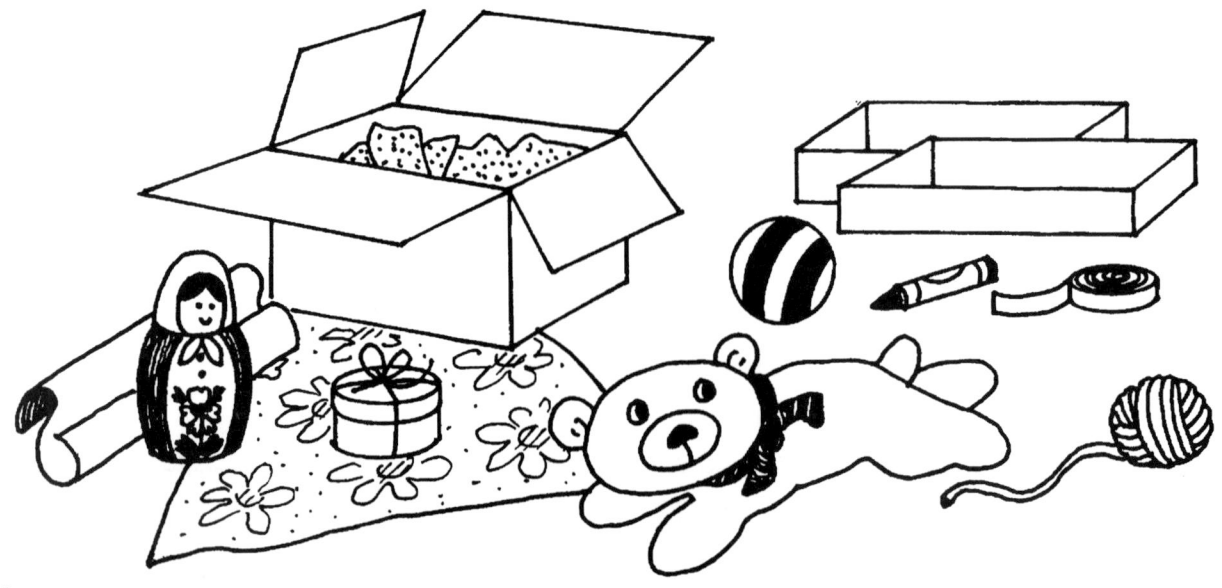

El niño de dos años

Extensiones y variaciones:

- Los niños menores pueden esconder los juguetes en las cajas y encontrarlos.
- Decoren las cajas con rotuladores y crayolas en vez de envolverlas.
- Use una caja grande en que un grupo puede trabajar para cubrirla. Es posible que este proyecto dure más de un día.
- Algunos niños están fascinados con la cinta adhesiva. Puede considerar organizar una actividad de cinta adhesiva en la cual el niño practica usando la cinta en hojas de papel. Para ahorrar la cinta adhesiva, córtela en pedazos cortos. Para ayudar al niño, pegue los pedacitos de cinta al borde de una porra o de la mesa.

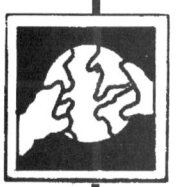

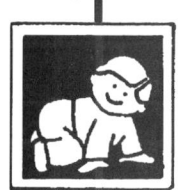

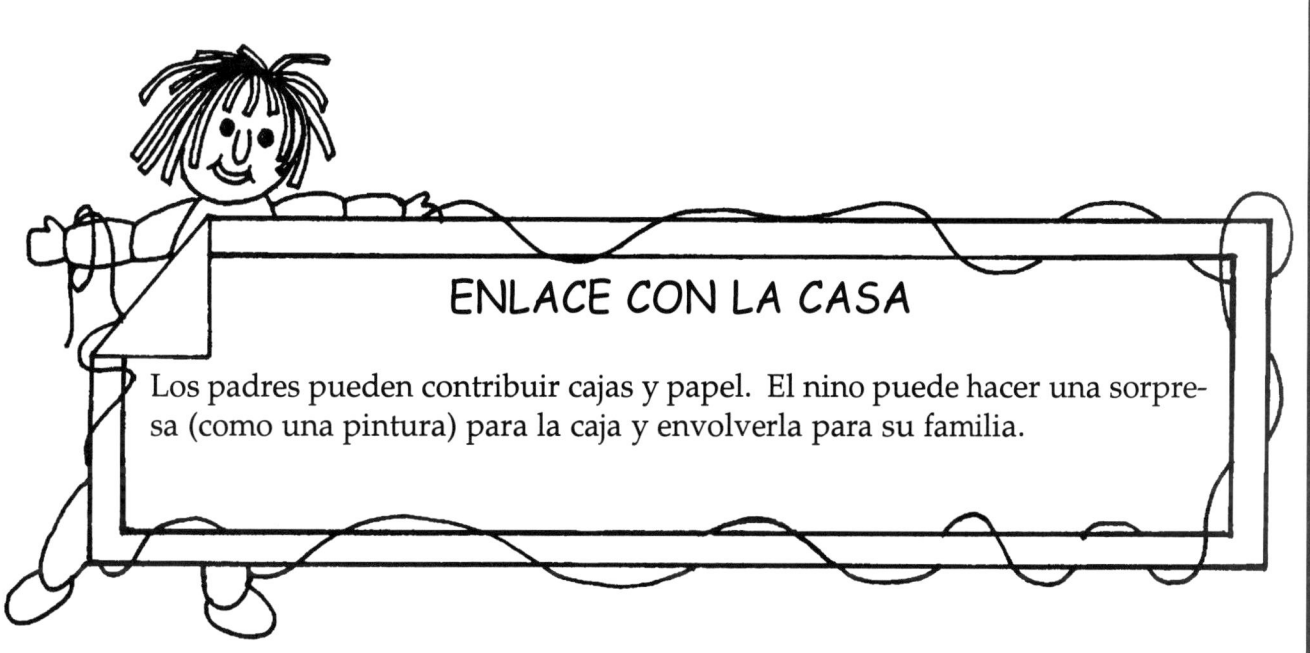

ENLACE CON LA CASA

Los padres pueden contribuir cajas y papel. El nino puede hacer una sorpresa (como una pintura) para la caja y envolverla para su familia.

Vagones del tren

Comprensión de otros — 24-36 meses

Propósito: Los niños fingen ser vagones del tren. Esta actividad fomenta la interacción social y el movimiento creativo. Los niños pueden practicar con los músculos grandes.

Materiales: ninguno

Preparación:
1. Lea un libro acerca de los trenes y descubra lo que ya saben los niños. ¿Saben algo de la locomotora, los pitos, los sonidos del tren, el furgón de cola?
2. Esta actividad funciona mejor con un grupo pequeño de 2-3 niños.

Actividad: Sugiera que los niños sean "amigos/trenes." Puede mostrar un ejemplo con un niño. El niño puede hacer de furgón y Ud. puede ser la locomotora. El niño pone las manos en su cintura. Grite "Todos abordo" y muévase por el cuarto haciendo sonidos de tren. Ayude a los niños a dividirse en parejas. Haga sonidos de tren y finja pitar. Después de unos minutos, puede parar en la 'estación." Los furgones y las locomotoras pueden cambiar de papel y repetir la actividad.

Considere poner a los niños más activos con los niños más tímidos para que aprendan a trabajar juntos.

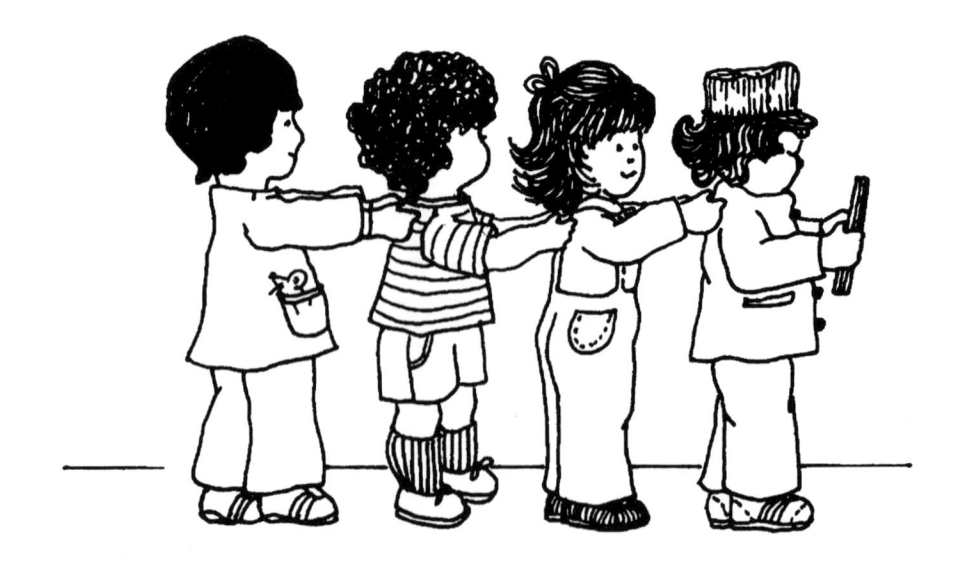

El niño de dos años

Extensiones y variaciones:

- Toque música de canciones de tren o un ritmo claro mientras se mueve por el cuarto.
- Cuando los niños se acostumbran a la actividad, puede añadir a otra persona o 'vagon.'
- Esta actividad funciona bien al aire libre.
- Lea libros de trenes y considere visitar un tren si hay uno cerca.

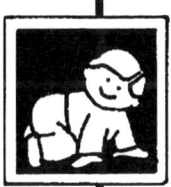

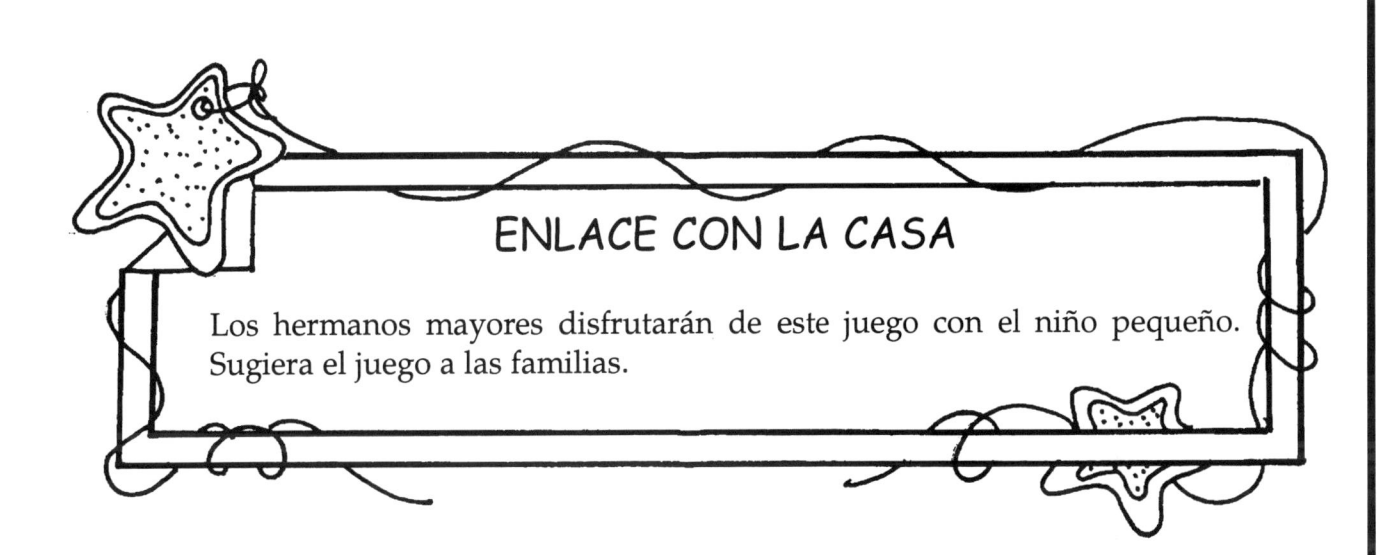

ENLACE CON LA CASA

Los hermanos mayores disfrutarán de este juego con el niño pequeño. Sugiera el juego a las familias.

Comprensión de otros
24-36 meses

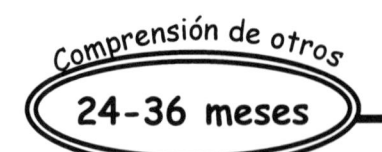

¡A dormir!

Propósito: Los niños fingen dormir en la escuela. Esta actividad fomenta la interacción social y el uso de la imaginación.

Materiales: zapatillas usadas
un reloj viejo
mantitas
formas de estrellas y lunas en una cuerda
camisetas(de talla para adultos que pueden servir de pijama)
música tranquila

Preparación: 1) Junte todos los materiales en la zona para juegos imaginarios.
2) Cuelgue la luna y las estrellas del techo o póngalas en la ventana.
3) Los grupos pequeños hasta 4 funcionan mejor.

Actividad: Observe a los niños en la zona para juegos imaginarios. Cuando parece que están dispuestos a intentar algo nuevo, sugiera que jueguen a dormir. Anímelos a ponerse el pijama poniéndose una camiseta. Haga un sitio para dormir y tápese con una mantita.

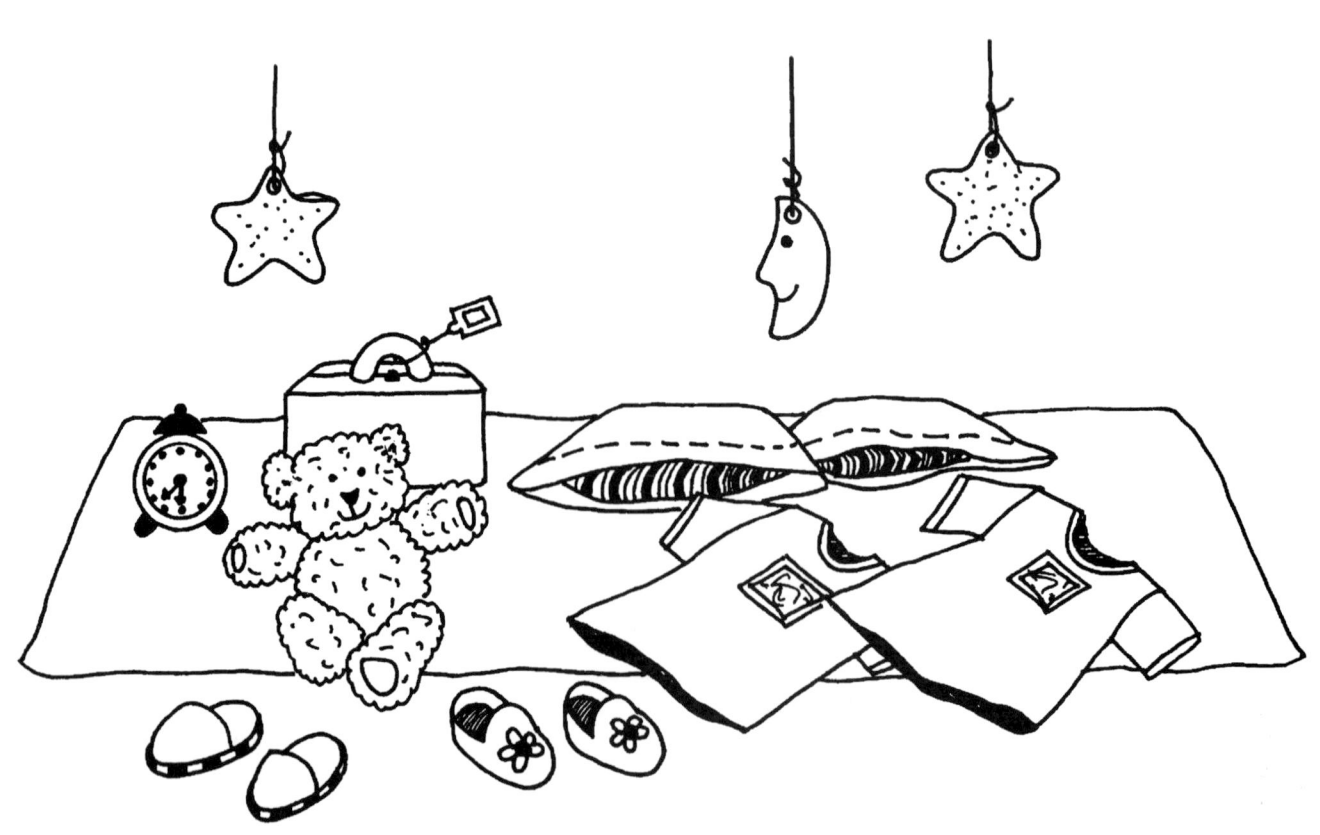

El niño de dos años

Ponga música tranquila. Anime a los niños a fingir que están durmiendo. Pueden taparse los unos a los otros o a las muñecas con las mantitas. Lea cuentos para dormir o cante canciones de cuna. Es posible que los niños quieran despertarse y repetir la actividad.

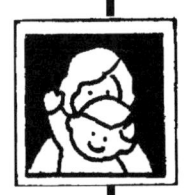

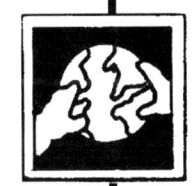

Extensiones y variaciones:

Use muñecas y animales de peluche.
Hable de las rutinas para dormir de los niños para que los niños estén más conscientes los unos de los otros

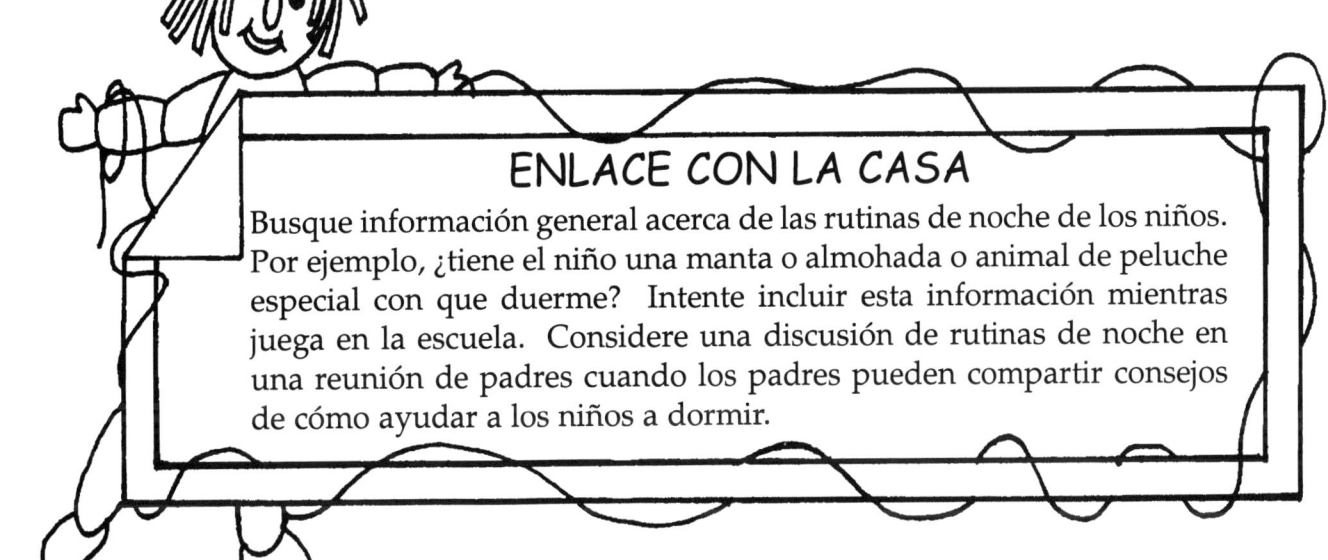

ENLACE CON LA CASA

Busque información general acerca de las rutinas de noche de los niños. Por ejemplo, ¿tiene el niño una manta o almohada o animal de peluche especial con que duerme? Intente incluir esta información mientras juega en la escuela. Considere una discusión de rutinas de noche en una reunión de padres cuando los padres pueden compartir consejos de cómo ayudar a los niños a dormir.

Comprensión del mundo
18-36 meses

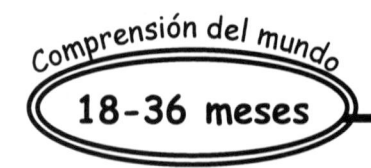

Hacer masa para modelar

Propósito: Jugar con masa es una actividad maravillosa que fomenta el desarrolla de muchas maneras diferentes. Los niños de dos años están listos para hacer la masa de modelar. Pueden aprender de causa y efecto cuando los ingredientes se mezclan. Aprenden de las propiedades de los ingredientes y como cambian al añadir otros ingredientes secos o mojados. Hacer masa para modelar ofrece experiencia con los conceptos de matemáticas de medir. Cuando está jugando con la masa, el niño usa la creatividad y la habilidad de resolver problemas.

Materiales: 4 partes de harina
una parte sal
una parte agua (aproximádamente)
una cuchara grande de aceite vegetal
delantales
una porra grande, una mediana y una pequeña
tazas para medir
cucharas para medir
5 cucharas grandes

Preparación:
1. Recoja todos los ingredientes.
2. Elija un lugar que se puede limpiar fácilmente, como la mesa sensorial.
3. Mida la sal y la harina en la porra pequeña y la porra mediana.
4. Mida el agua en la taza de medir.
5. Esta actividad funciona bien con 1-4 niños y un adulto.

Actividad: Esta actividad funciona bien durante la hora de selcción libre. Prepare una zona. Cuando los niños se acercan, dígales que va a hacer masa para modelar. Pregúnteles a 1-4 niños si quieren ayudar. Si hay más que quieren ayudar, pueden mirar hasta que hay espacio. Es una actividad popular y todos quieren ayudar.

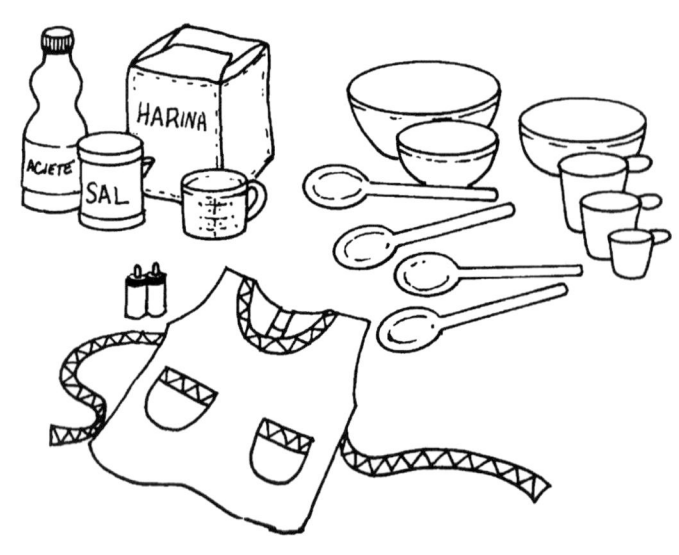

Coloque la porra grande en la mesa. Ponga la sal, la harina y el agua cerca de Ud. en la mesa. Los niños pueden ayudar a vertir los ingredientes secos uno por uno en la porra. Añada el aceite vegetal al agua mientras observan. Entonces un niño puede vertir la mezcla de agua y aceite en la porra grande. Distribuya cucharas grandes a todos, incluso para Ud. Deje que cada niño tenga un turno para revolverlo. Es importante que Ud. lo mezcle un poquito al principio para que los ingredientes se mezclen bien y para que demuestre cómo usar la cuchara.

Añada un poquito de agua si la mezcla parece muy seca. Mezcle hasta que la masa forma una bola. Después de cinco minutos, dígales a los niños que Ud. va a amasarla con sus manos grandes para terminarla. Amase por cinco minutos. La masa debe ser lisa y no muy pegajosa. Si es muy pegajosa, eche un poquito de harina. Cuando ha terminado, déle a cada niño un poco con que jugar. Pueden jugar más niños una vez que la masa está lista.

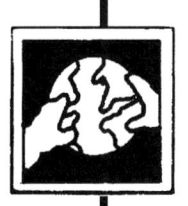

Cuando está mezclando, observe a los niños y lo que van diciendo. Pregúnteles qué pasa cuando los diferentes ingredientes se añaden. Los niños pueden notar como la masa cambia cuando los diferenes ingredientes se mezclan. Algunos niños querrán probar la masa. Anímelos a jugar y no comer.

Extensiones y variaciones:

- El que cuida a los niños puede hacer la masa de antemano.
- Añada color con colorante en el agua o pintura seca en la harina. Deje que los niños elijan el color.
- Pruebe otras recetas para masa de modelar con los niños. Hable de las diferentes maneras de hacer masa de modelar.
- Añada rollos pasteleros y formas de hacer galletas.
- Haga pan para practicar amasar con los niños.

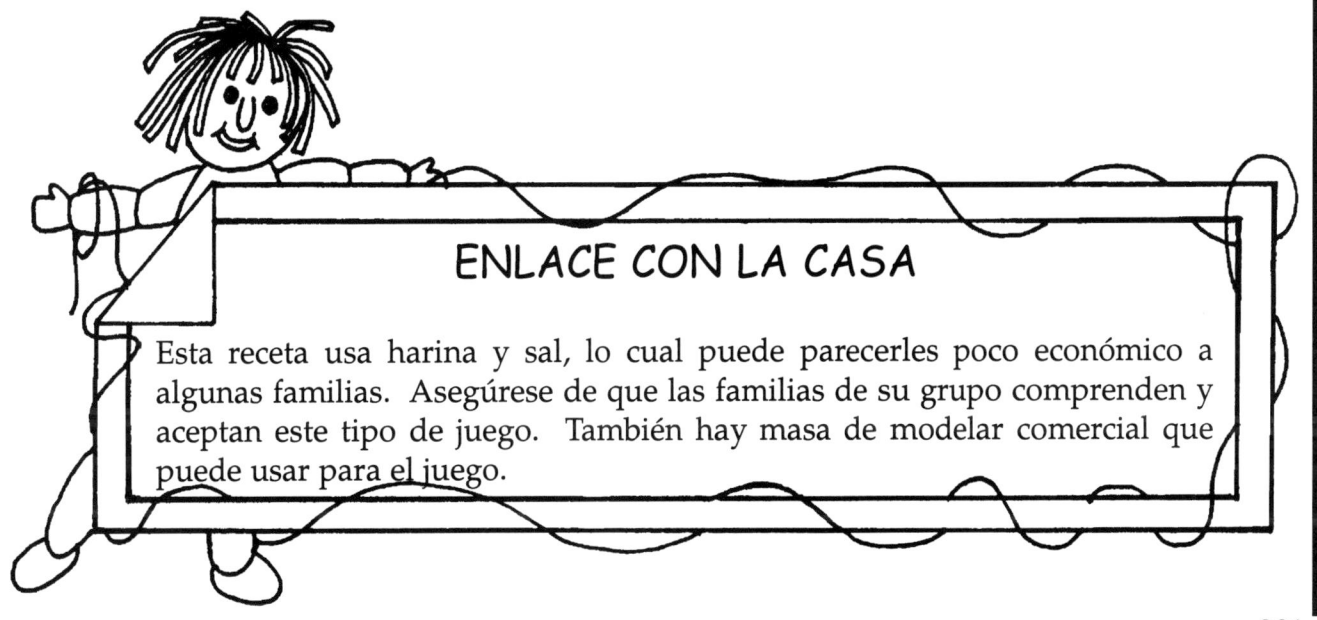

ENLACE CON LA CASA

Esta receta usa harina y sal, lo cual puede parecerles poco económico a algunas familias. Asegúrese de que las familias de su grupo comprenden y aceptan este tipo de juego. También hay masa de modelar comercial que puede usar para el juego.

Comprensión del mundo

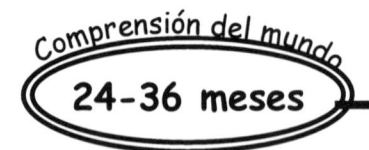

24-36 meses — # Un colaje de papel roto

Propósito: El niño rompe papel y pega los pedazos. Esta actividad desarrolla la creatividad y le da al niño una experiencia usando la coordinación entre el ojo y la mano. Un projecto de grupo fomenta el desarrollo social.

Materiales:
papel de colores o fotos de revistas
pegamento y palos de madera
crayolas
un papel grande en donde pegar los pedazos de papel

Preparción:
1. Elija una mesa pequeña en que trabajar, y sujete el papel en la mesa.
2. Prepare el pegamento poniendo un poquito en 2-3 pedazos pequeños de papel.
3. Coloque pedazos de papel al alcance del niño, y espárzalos por la mesa.
4. Esta actividad funciona bien con 1-4 niños durante la hora de selección libre.

Actividad: Dígales a los niños que va a hacer un cuadro de pedacitos de papel. Muéstreles como romper el papel. Explique que pueden romper pedacitos de distintos tamaños. Mientras rompen, hable de los sonidos que oyen. Señáleles los diferentes colores de papel que están usando. Muéstreles cómo pegar los pedacitos en la hoja grande de papel. Algunos niños querrán añadir colores de crayolas al colaje.

Algunos niños estarán interesados en romper el papel pero no en pegarlo. Pueden romper el papel y amontonarlo para otros niños. Romper papel da satisfacción y es bueno para expresar las emociones. Algunos de los niños tendrán más interés en pegar. Deje que peguen muchos cuadros. Ayúdeles a calcular la cantidad de pegamento que necesitan para distintos tamaños de papel roto. Puede ser un proyecto de grupo. Use la crayola para escribir los nombres de los niños cerca de su trabajo.

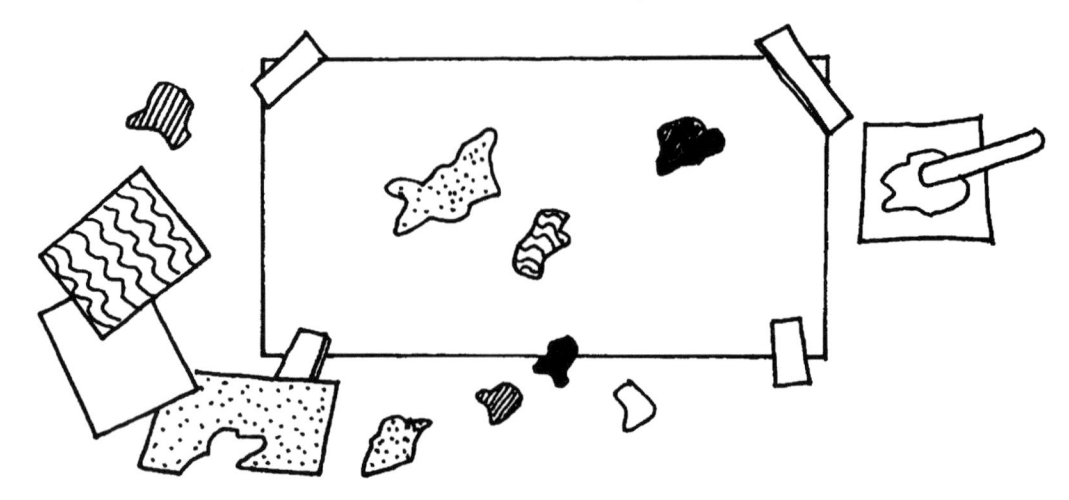

El niño de dos años

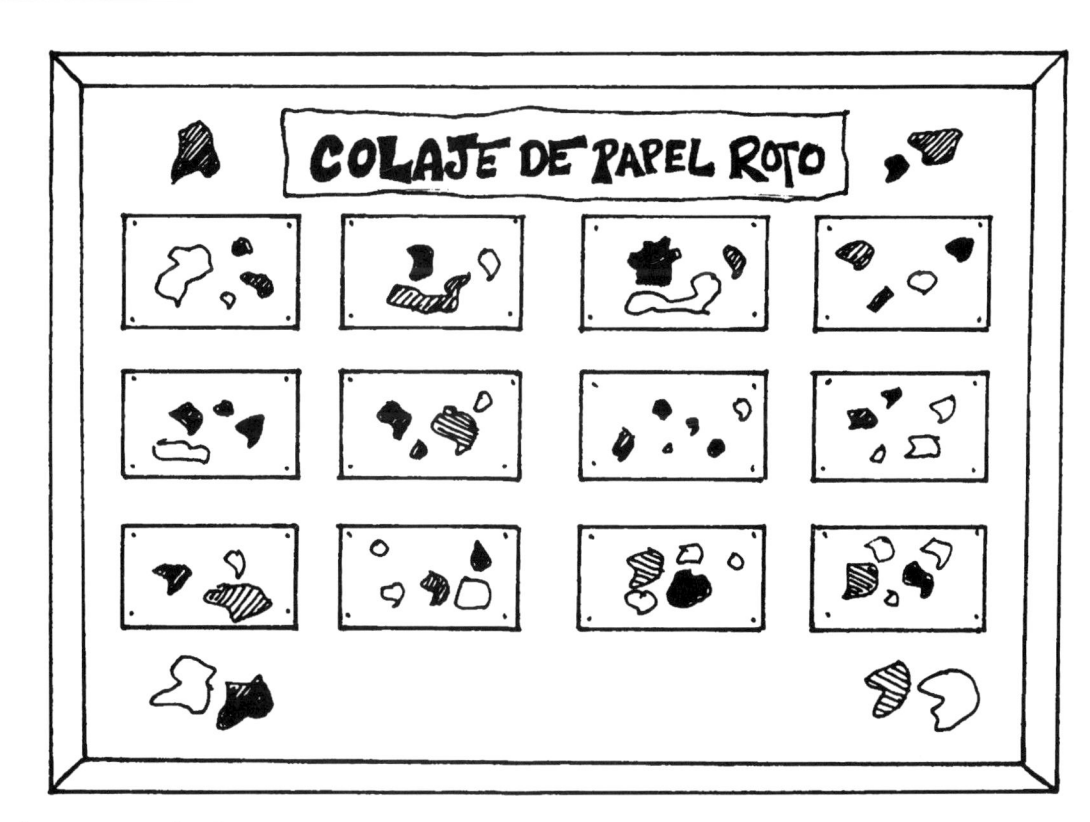

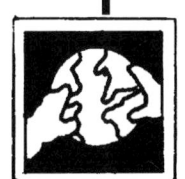

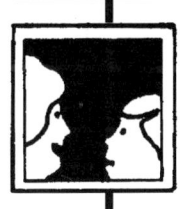

Extensiones y variaciones:

- Los niños que tienen dificultad en ver o en usar los músculos pequeños disfrutarán de romper el papel.
- Use diferentes tipos de papel como el aluminio, papel de pared, o tisú. Las texturas suenan diferente cuando se rompen.
- Anime a los niños mayores a romper formas sencillas como círculos, triángulos, y cuadrados.

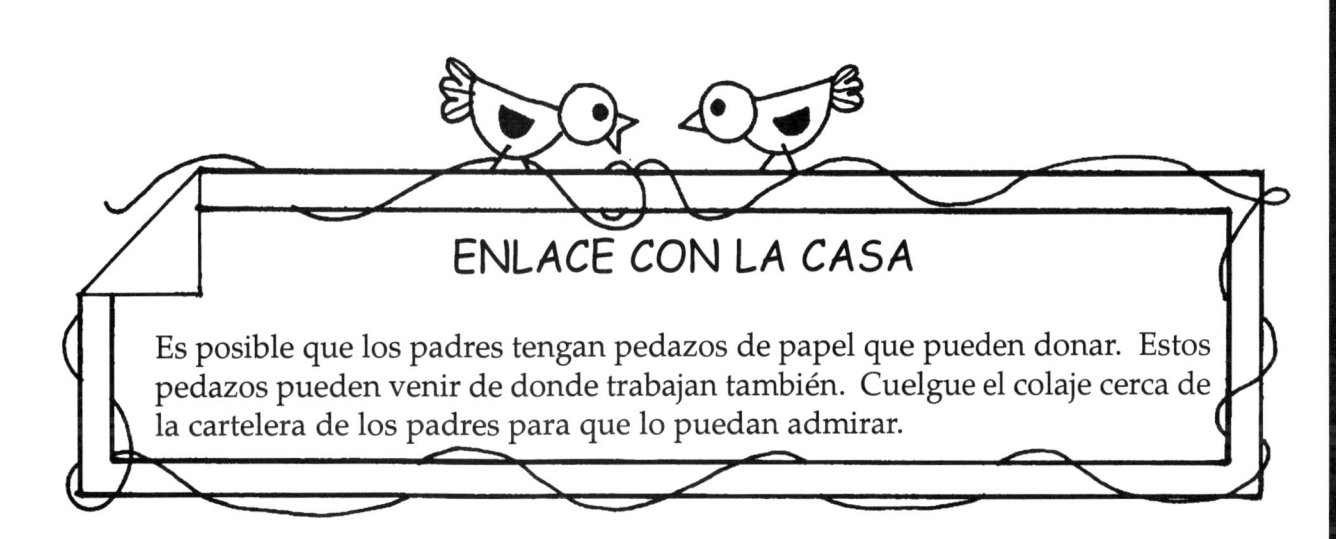

ENLACE CON LA CASA

Es posible que los padres tengan pedazos de papel que pueden donar. Estos pedazos pueden venir de donde trabajan también. Cuelgue el colaje cerca de la cartelera de los padres para que lo puedan admirar.

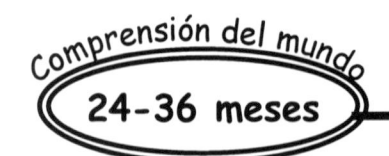

Comprensión del mundo — 24-36 meses
Coleccionar tesoros de la naturaleza

Propósito: El niño colecciona e identifique cosas de la naturaleza y aprende a clasificar las cosas del mundo natural. El niño aprende del medio ambiente por sus sentidos mientras mira, toca, y huele las diferentes cosas. El niño usa los músculos pequeños para coleccionar los objetos.

Materiales: hojas
palos
piedras
otras cosas de la naturaleza
cubos, una cesta grande para coleccionar las cosas
bolsos pequeños o cestas en que los niños pueden clasificar las cosas

Preparación: 1. Elija un lugar donde coleccionar cosas, como el patio de recreo, un parque que está cerca o una zona al aire libre con árboles o arbustos.
2. Haga la actividad como un grupo con un adulto para cada 4 niños. Ocho niños en total es suficiente.

Actividad: Esta actividad funciona mejor si el grupo entero colecciona cosas y las coloca en la cesta o el cubo. Entonces, puede clasificar las cosas en cestas o bolsos más pequeños inmediatamente o cuando vuelve a la clase. Los niños pueden ayudar a recoger cosas de la tierra. Hábleles de las cosas que van coleccionando. Es posible que tenga que explicar la diferencia entre una cosa hecha y una cosa natural. Incluya solo las cosas naturales y ponga la basura en un bolso.

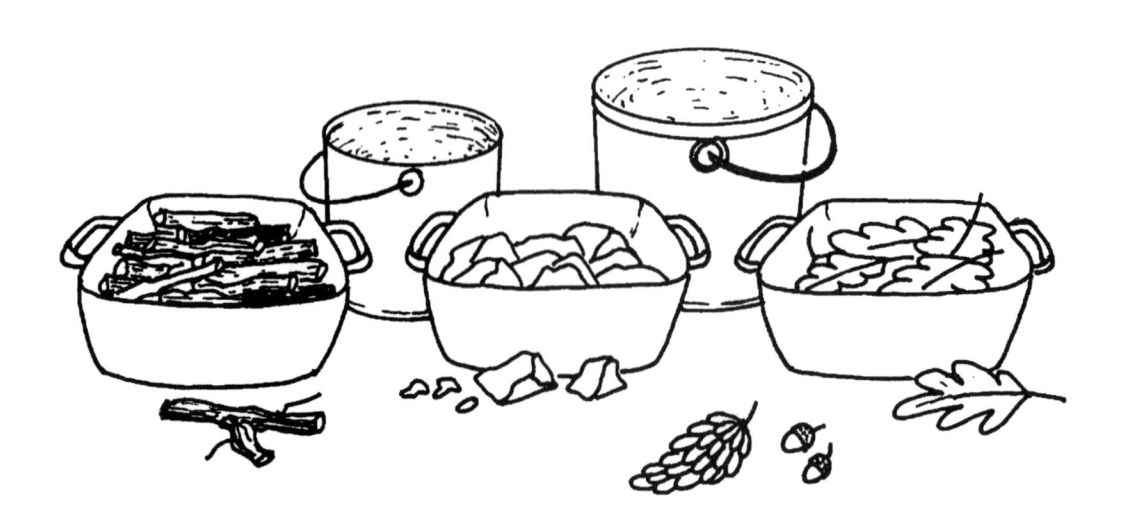

Cuando ha llenado el cubo o la cesta, ya es hora de clasificar. Lleve la cesta a la clase o al patio de recreo. Hable de los colores, las texturas y el tamaño de las cosas que ha coleccionado. Señale superficies lisas, duras, y blandas. Puede clasificar poniendo todos los palos juntos, las piedras juntas y las hojas juntas. O puede clasificar por color o tamaño.

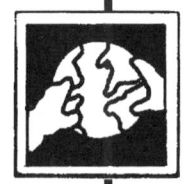

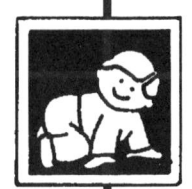

Extensiones y variaciones:

- Cada niño puede llenar un bolso individual. Escriba el nombre del niño en el bolso antes de empezar. Cuando regresa al patio de recreo, cada niño puede vaciar el bolso y hablar de sus tesoros naturales. Si los niños quieren, ponga las cosas en un cubo o cesta para que todos las examinen.
- Coleccione piedras en bolsos y píntelas cuando regresa. La pintura se puede hacer dentro de la clase o al aire libre.
- Los niños pueden categorizar las cosas por color, tamaño o peso.

ENLACE CON LA CASA

Hable con los padres de los tesoros. A veces los padres no comprenden porqué el niño quiere recoger cosas de la tierra. Explíqueles que el niño es curioso y que es fácil convertir la costumbre en una forma de aprendizaje. Pueden ayudar al niño a separar la basura de los tesoros naturales.

Comprensión del mundo
24-36 meses

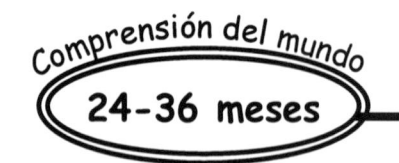

Estampar círculos

Propósito: El niño usa diferentes objetos circulares y pintura para estampar círculos. Esta actividad fomenta la creatividad y es buena práctica para la habilidad con los músculos pequeños. El niño se familiariza con diferentes tamaños de círculos.

Materiales: una variedad de objetos circulares: tapas de envases, envases de plástico, rollos de las toallitas de papel etcétera
una bandeja poco profunda para la pintura
un papel grande para las estampas
delantales

Preparación: 1. Recoja todos los objetos circulares.
2. Coloque los objetos en una cesta o cubo en donde los niños pueden explorar.
3. Mezcle 2 colores de pintura.
4. Vierta la pintura en dos bandejas pequeñas poco profundas.
5. Añada 2 o 3 objetos circulares a cada color de pintura.
6. Corte el papel en un círculo grande y sujételo a la mesa para poner las estampas.
7. Esta actividad funciona bien con 1-4 niños a la vez.

Actividad: Dígales a los niños que va a hacer círculos. Demuestre cómo poner el objeto circular en la pintura para hacer una estampa en el papel. Anime al niño a hacer estampas con diferentes objetos. Hable con el niño de los objetos, colores, y las estampas mientras trabajan.

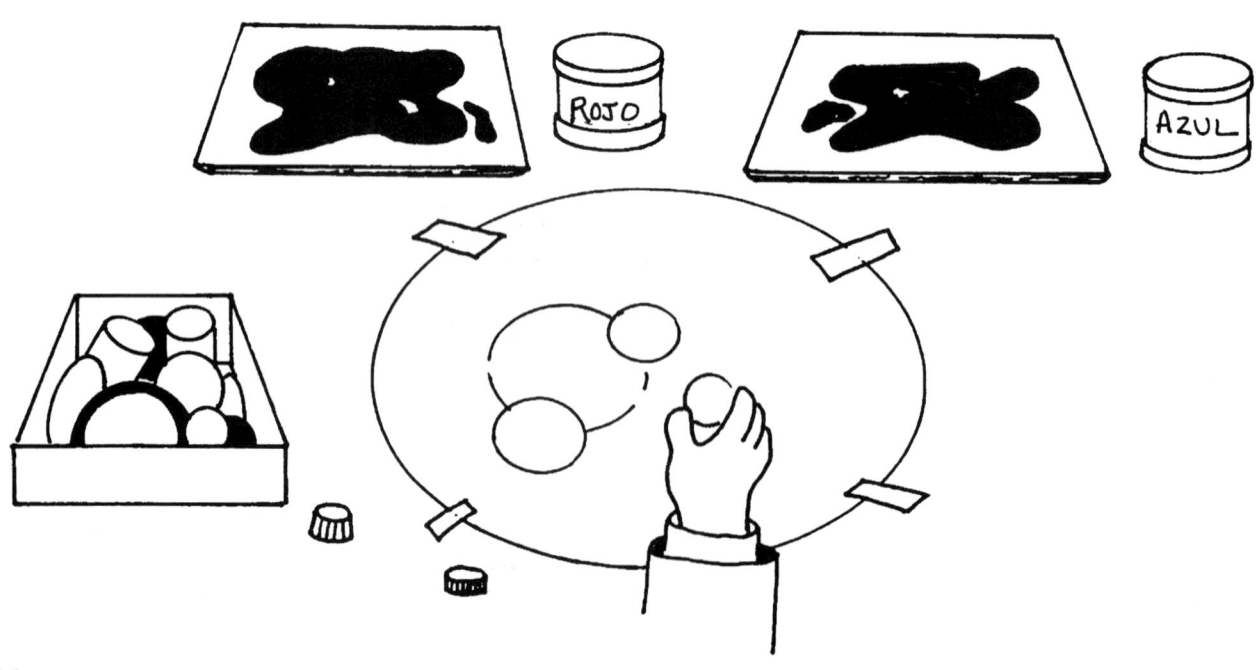

Algunos niños tendrán una fascinación con las estampas. A algunos les va a interesar la pintura. La tocarán y dejarán una marca con los dedos. Hable de las marcas que han dejado. Anímelos a hacer un círculo con los dedos.

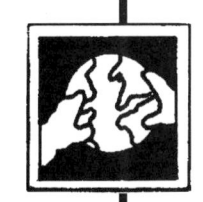

Extensiones y variaciones:

- Para los niños que tienen dificultad en ver, use solo 2-3 objetos. Use objetos grandes para los niños que tienen dificultad con la coordinación ojo-mano.
- Piense en hacer estampas con otras formas como cuadrados o triángulos. Busque materiales para usar con estas formas. Puede incluir bloques que se pueden lavar.
- Use el mismo color de pintura como el color de los objetos.

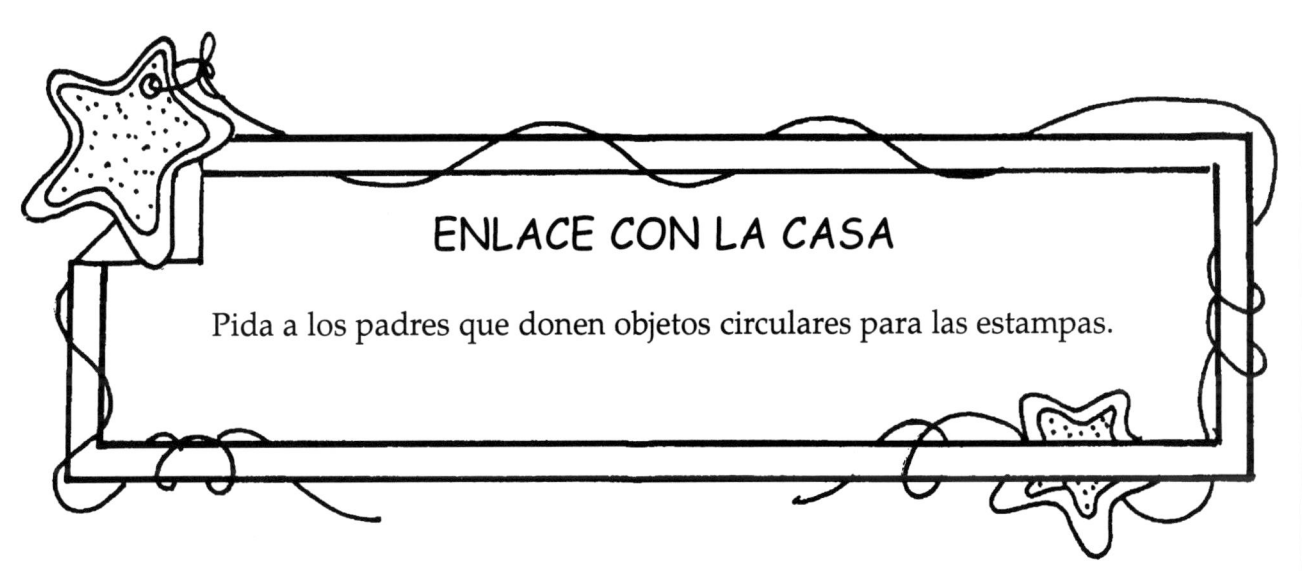

ENLACE CON LA CASA

Pida a los padres que donen objetos circulares para las estampas.

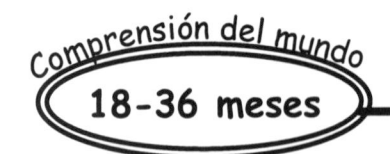

Comprensión del mundo — 18-36 meses
Pájaros en el nido

Propósito: El niño coloca ilustraciones de pájaros en nidos vacíos y usa su habilidad visual. Esta actividad facilita la coordinación ojo-mano.

Materiales: papel de diferentes colores para los pájaros y los nidos
plástico transparente para cubrirlos
tijeras
un cuchillo de utilidad
un cartón grande
un bolso pequeño de plástico
pegamento
cinta adhesiva de dos caras

Preparación:
1. Corte 2-5 pájaros de un papel grueso.
2. Corte un nido para cada pájaro del mismo color o diseño de papel.
3. Cubra los pájaros y los nidos con plástico transparente.
4. Pegue los nidos al cartón con el pegamento. Deje la parte de arriba abierta.
5. Guarde los pájaros en un bolso de plástico pequeño y átelo al cartón con la cinta adhesiva.
6. Haga esta actividad con 1-2 niños a la vez durante la hora de selección libre.

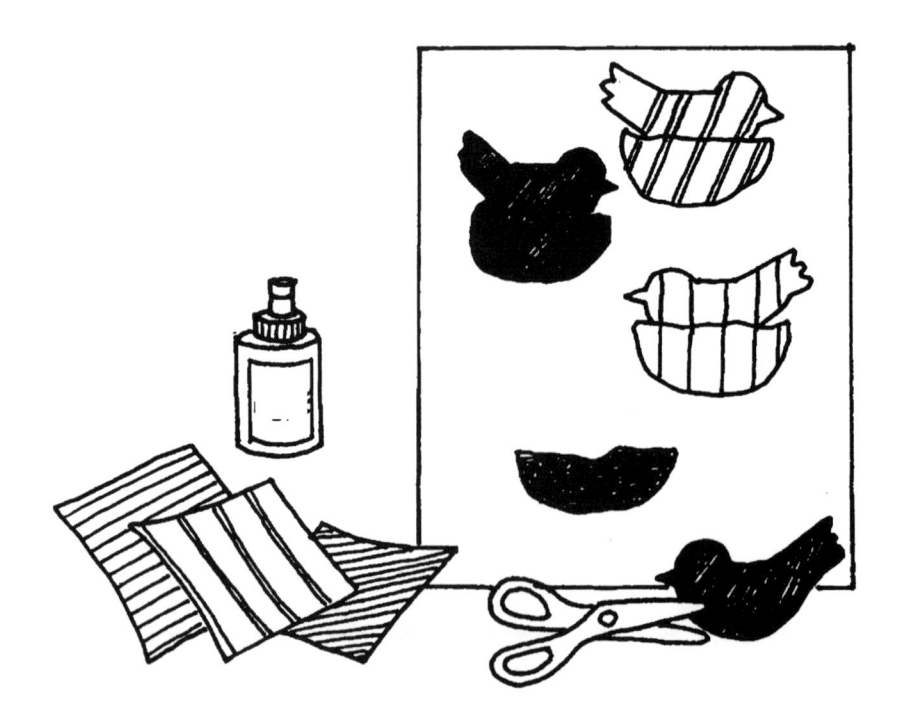

Actividad: Enseñe al niño a meter el pájaro en el nido. Anímelo que ponga el pájaro en el nido del mismo color. Algunos niños explorarán meter y quitar el pájaro en el nido antes de emparejar los mismos colores. Observe al niño mientras explora y háblele de cómo el pájaro entra y se sienta en el nido. Comparta su interés en los pájaros con los niños. Los niños están fascinados con los pájaros y les encanta oír como vuelan y construyen sus nidos.

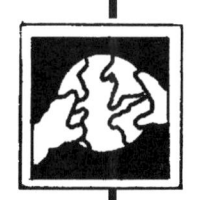

Extensiones y variaciones:

- Para un niño que tiene dificultad con la discriminación visual, use solo 2 pájaros. Haga los nidos y los pájaros de tela. El niños los puede emparejar por la textura.
- Haga un pájaro grande y un nido grande y un pájaro pequeño y un nido pequeño. El niño los puede emparejar por tamaño.
- Dé un paseo de pájaros. Vea qué tipos de pájaros pueden encontrar y buscar nidos.
- Coleccione fotos de diferentes pájaros y sus nidos. Puede ponerlas en un libro.
- Haga nidos para los niños. Se pueden hacer de materiales naturales como los palos, las hojas, y el barro. También se pueden hacer de papel roto y pegamento.

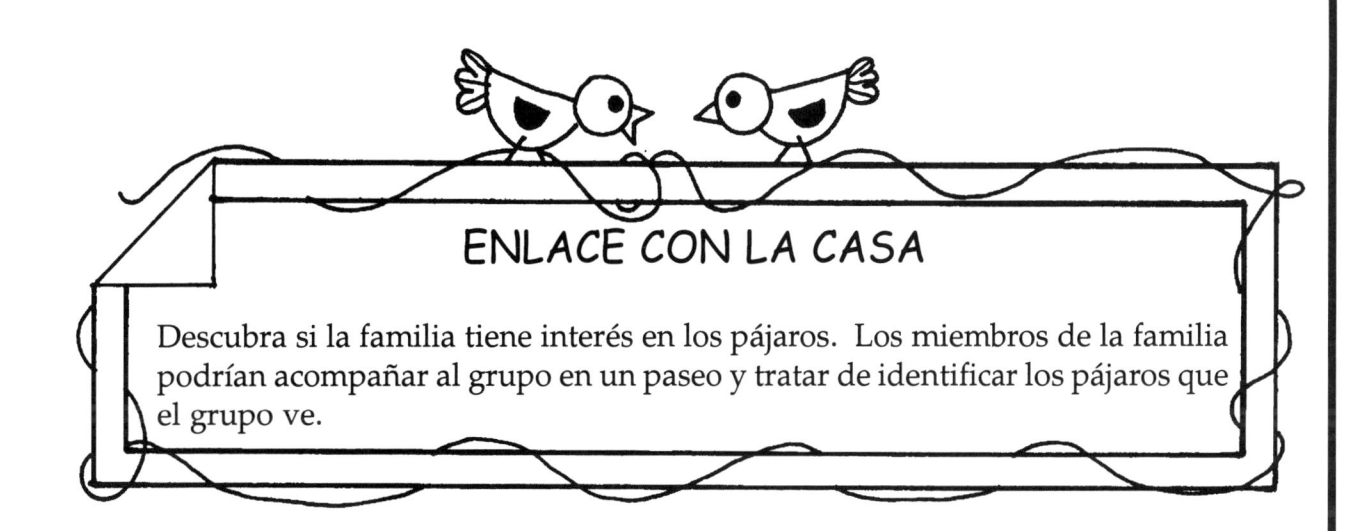

ENLACE CON LA CASA

Descubra si la familia tiene interés en los pájaros. Los miembros de la familia podrían acompañar al grupo en un paseo y tratar de identificar los pájaros que el grupo ve.

Comunicación con otros
18-36 meses

Escuchar un cuento

Propósito: Los niños escuchan un cuento antes de almorzar o antes de dormir la siesta. El cuento puede ayudar a los niños a calmarse. Esta actividad de grupo es diferente de la lectura espontánea durante la hora de jugar. La actividad introduce al niño a los libros y lo prepara para la lectura futura.

Materiales: libros para niños
canciones y rimas sencillas en que los niños pueden usar sus manos y dedos

Preparción: 1. Lea cuentos en la zona de lectura. Incluya una alfombra pequeña y almohadas para que el espacio sea cómodo. Para esta actividad puede añadir cuadrados de alfombra, uno para cada niño. Esto les ayuda a encontrar un sitio donde sentarse.
2. Lea los libros a niños en grupos pequeños. Debe haber dos personas que cuidan a los niños, cada uno con un grupo de 4-6.
3. Lea 2 libros. Elija uno de los libros, y permita que un niño elija el otro cada día. Elija un tema que es interesante y relacionado a la experiencia de los niños, por ejemplo, el nacimiento de un hermanito, una visita de los parientes o un animal favorito.

Actividad: Después de lavarse las manos o prepararse para la siesta, siéntese con un grupo pequeño. Anime a los niños a estar quietos. Empiece con una canción para captar su atención. Las canciones en que los niños pueden usar las manos y los dedos, también llamadas "juegos de dedos," son las mejores para esta edad, ya que dejan que los niños se muevan. Presente el juego de dedos antes de hacerlo. "Marina quería que cantáramos una canción acerca de un tren." Presente los libros después del juego de dedos diciendo, "Tenemos dos libros. Este es _____(título del libro). Lo vamos a leer primero." Los niños querrán hablar del libro. Ayúdelos a hablar en turnos. Si los niños quieren otro juego de dedos, procure hacer otro. Si va a leer antes de la siesta, asegúrese que se mueve despacio y elija canciones que son relajantes para los niños.

El niño de dos años

Extensiones y variaciones:

- A los niños menores les gusta sentarse en sus rodillas mientras lee.
- A los niños mayores es posible que les gusten las carteleras de fieltro.
- Los niños con dificultad en ver o oír deben estar sentados muy cerca de Ud.

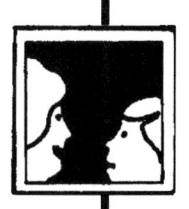

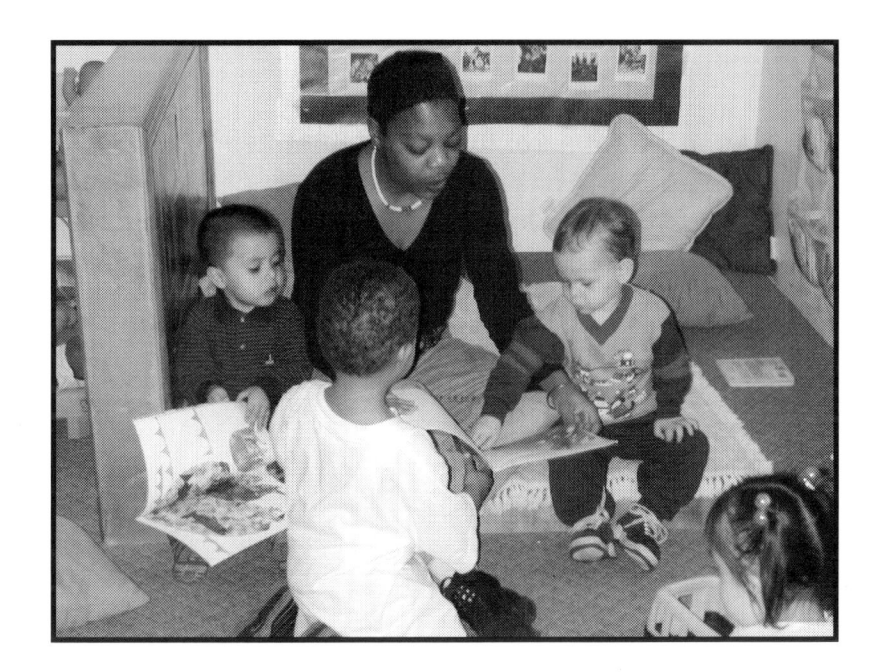

ENLACE CON LA CASA

Dé una lista de los libros que está leyendo en el boletín. A los padres les gustará saberlos. También puede incluir juegos de dedos con canciones para que los padres los repitan en casa.

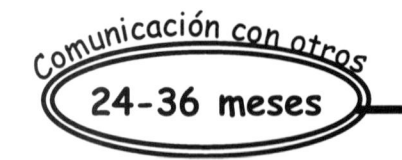

Binoculares

Comunicación con otros — 24-36 meses

Propósito: El que cuida a los niños hace binoculares con la ayuda del niño. Jugar con los binoculares anima al niño a usar el lenguaje. El niño experimenta las visiones y los sonidos y el uso de los binoculares enfoca los sentidos del niño.

Materiales: tubos de cartón-de papel higiénico o de rollos de toallitas de papel
cinta adhesiva
hilo

Preparación:
1. Ate con cinta dos tubos para crear unos binoculares. Uno o dos niños pueden ayudar.
2. Haga suficientes pares para la mitad de los niños.
3. Esta actividad funciona bien con 4-6 niños.

Actividad: Si hace esta actividad en el interior, siéntese en una zona cómoda donde los niños lo pueden ver. Vendrán para ver lo que está haciendo. Pregúnteles si están interesados en usar los binoculares. Demuestre como mirar por los prismáticos y pídales que cuenten lo que ven. "Veo las almohadas y Alejandro está leyendo un libro." Los niños pasearán por el cuarto mirando por los binoculares. Pregúnteles qué ven. Repita lo que le dicen. Si los binoculares se rompen, un niño de dos años puede arreglarlos con cinta.

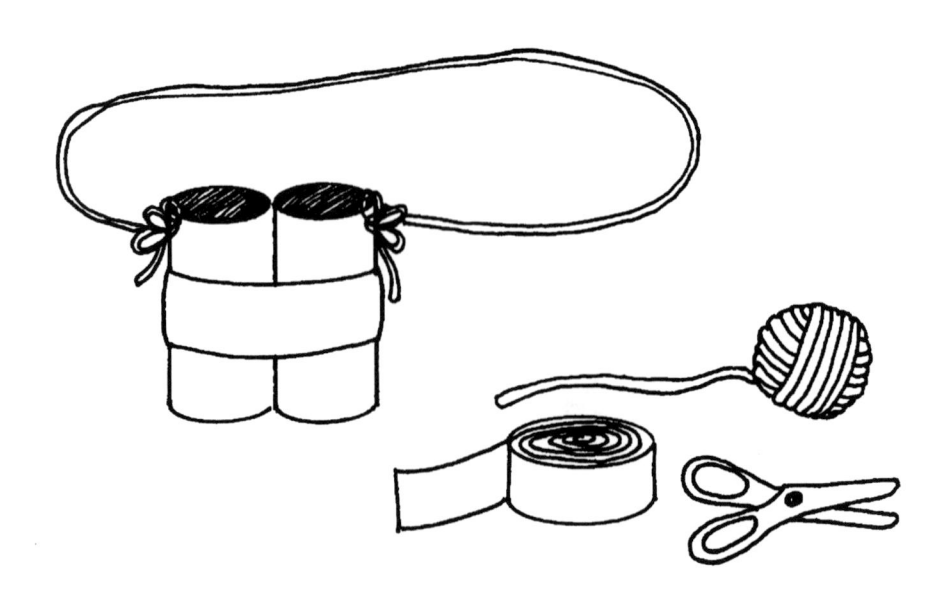

El niño de dos años

Extensiones y variaciones:

- Para los niños menores, use un solo tubo para que no se rompa.
- Para los niños mayores, ponga plástico de color al final del tubo, y dígales que se miren.
- Lleven los binoculares al aire libre y miren los pájaros, las nubes, cualquier cosa que les interesa al niño.
- Use un tubo largo como un telescopio.
- Use los tubos para examinar los sonidos. Ponga un tubo al oído y escuche.

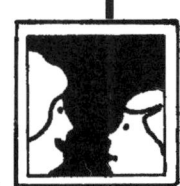

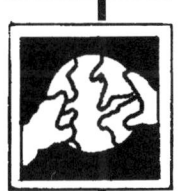

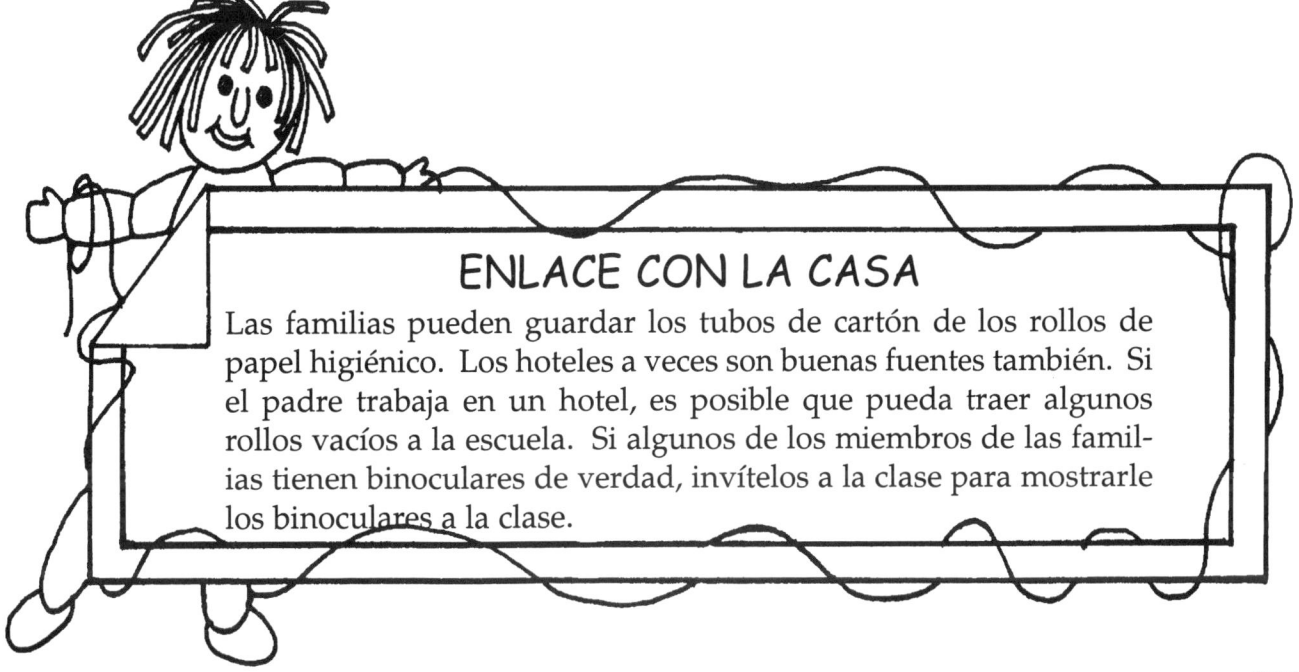

ENLACE CON LA CASA

Las familias pueden guardar los tubos de cartón de los rollos de papel higiénico. Los hoteles a veces son buenas fuentes también. Si el padre trabaja en un hotel, es posible que pueda traer algunos rollos vacíos a la escuela. Si algunos de los miembros de las familias tienen binoculares de verdad, invítelos a la clase para mostrarle los binoculares a la clase.

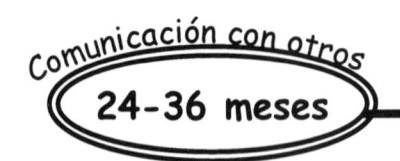

Comunicación con otros
24-36 meses
Teléfonos de juguete

Próposito: Los niños pueden hacer y luego 'hablar' por los teléfonos. Esta actividad estimula el uso de lenguaje. Los niños fingen estar hablando por teléfono, lo cual fomenta su creatividad y las ideas acerca de los papeles de los adultos. Hablar por teléfono es también una actividad social y fomenta la interacción social.

Materiales: envases circulares de jugo o rollos de cartón de papel higiénico
papel para cubrir el envase de jugo
cinta adhesiva
rotuladores y crayolas

Preparación: 1. Haga un teléfono poniendo cinta adhesiva al final del rollo de papel o envase de jugo. Dos o tres niños pueden ayudarle con esto.
2. Tape el envase con el papel.
3. Escriba los números 0-9 en el rollo, empezando con 0 en el rollo.
4. Esta actividad funciona bien durante la hora de selcción libre. Trabaje con 4 niños para cada adulto.

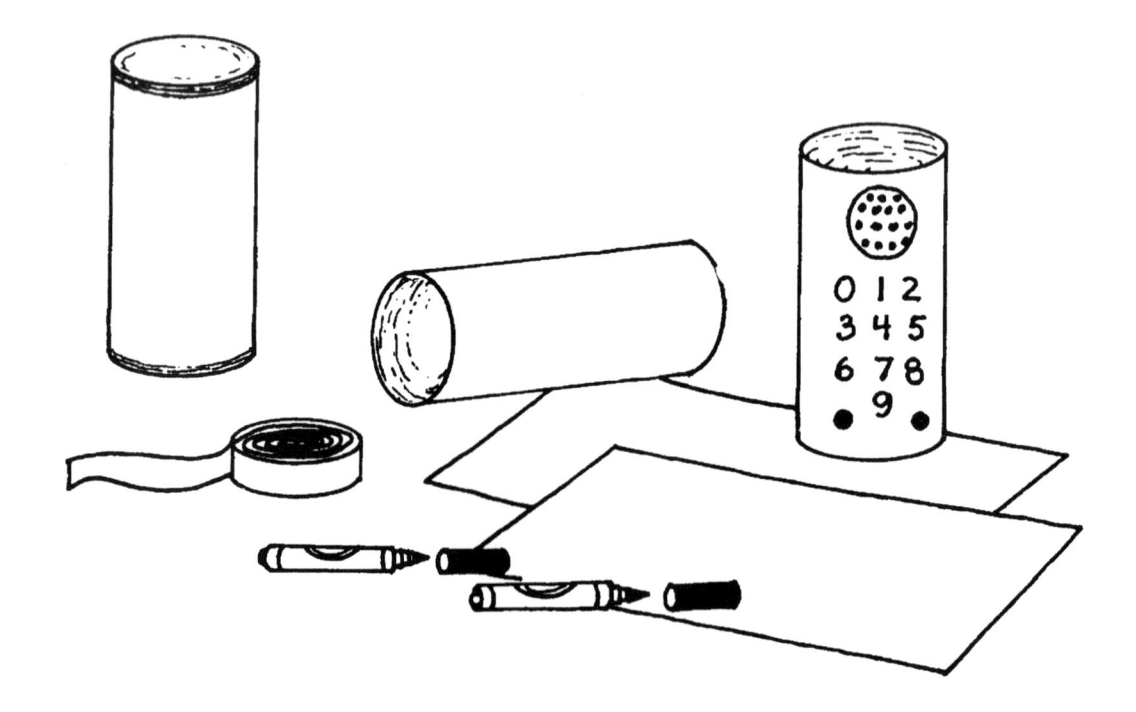

El niño de dos años

Actividad: Elija una zona donde los niños pueden jugar con los teléfonos. Si se colocan cerca de la zona de juego dramático, los niños pueden usar los teléfonos en la 'casa.' Cuando un niño se le acerca, dígale que ha hecho teléfonos de juguete. Demuestre cómo hablar por el teléfono y finja llamarlo. Déle otro teléfono para que los dos puedan hablar. Cuando más niños se le acercan, ayúdeles a iniciar conversaciones y mantenerlas. Las conversaciones pueden ser cortas. Al principio el niño contará con Ud. para pensar en qué decir. Sugiera que llame a otro niño que está cerca y déle el teléfono al otro niño. O, sugiera que llame a su madre o otro miembro de la familia.

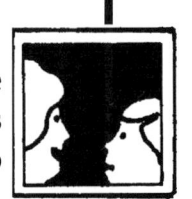

Extensiones y variaciones:

- Para los niños más pequeños, tenga teléfonos de juguete o teléfonos usados para que los exploren. A algunos niños les gustará tocar los teléfonos o llevarlos por la clase.
- Para los niños mayores, añada una variedad de teléfonos a la zona de juego dramático. Les gustará tener conversaciones con Ud. y con otra gente.
- Juegue el juego del teléfono con los niños mayores. Siéntese con 3-4 niños en un círculo. Susurre una oración sencilla en el oído del niño que está al lado suyo. Ese niño susurra la oración al niño al lado suyo. La última persona le dice al grupo lo que le fue susurrado. Esté preparado para cualquier cosa. Los niños suelen decir lo que se les ocurre. Acepte cualquier cosa que digan.

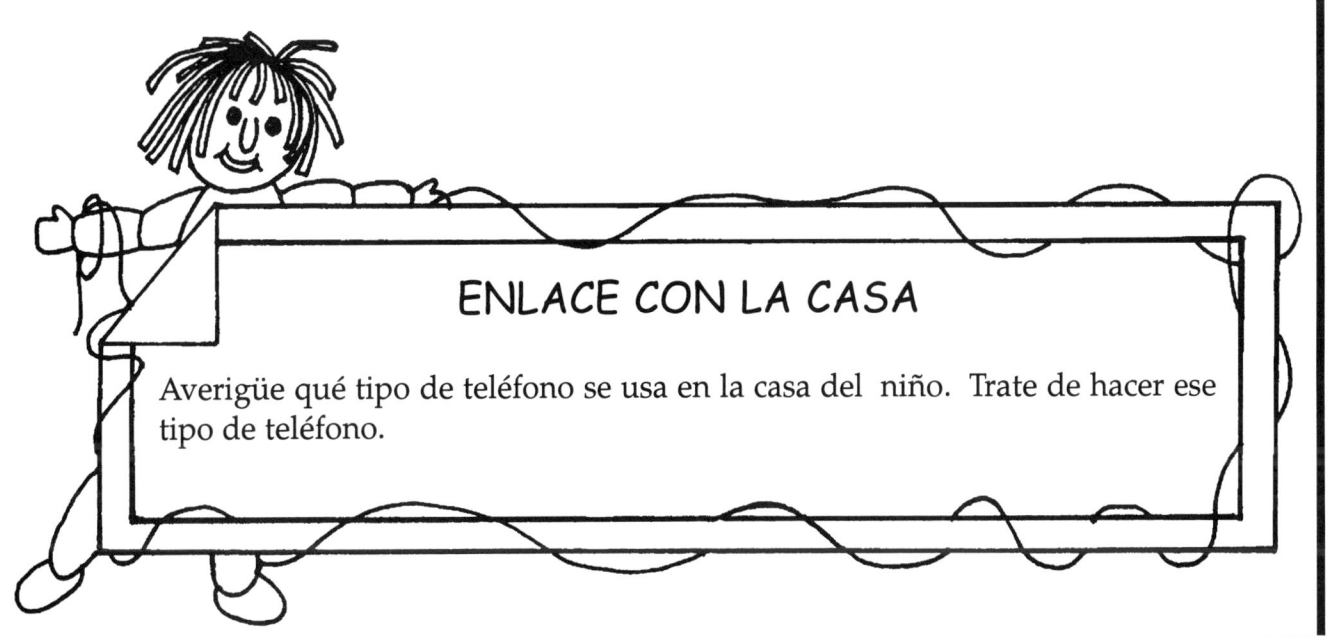

ENLACE CON LA CASA

Averigüe qué tipo de teléfono se usa en la casa del niño. Trate de hacer ese tipo de teléfono.

Comunicación con otros
24-36 meses

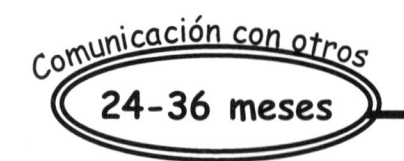

Hacer un viaje

Propósito: El niño hace una maleta o mochila y finge hacer un viaje. Esta actividad fomenta el lenguaje expresivo y estimula el juego dramático. Los niños aprenden el vocabulario relacionado a hacer las maletas.

Materiales: una maleta pequeña o una mochila pequeña para cada niño
uno o más de lo siguiente: camisas, sombreros, pares de zapatos, animales pequeños o muñecas

Preparación: Recoja todos los materiales. El centro de juego dramático es un buen lugar para hacer esta actividad. O, coloque las cosas en estantes abiertos. Hasta 4 niños pueden hacer esta actividad, pero depende de la cantidad de materiales.

Actividad: Observe el interés del niño en los materiales. Decida cuando el niño está listo para jugar. Puede empezar ofreciendo ideas. Sugiera que el niño haga la maleta para ir a visitar a un pariente. Cuando está haciendo la maleta, puede hacer algunos comentarios como, "Louisa, ¿necesitas un sombrero? ¿Qué has puesto en la maleta?" Una vez que el niño tiene la maleta hecha, puede preguntar, "¿Estás preparado para el viaje?" Puede llevar la maleta a otra parte de la clase. Si no, sugiera un lugar. Cuando llega, el niño debe deshacer la maleta. Fomente el lenguage pidiéndole que nombre diferentes cosas. Es posible que el niño quiera volver a hacer la maleta y volver, y luego deshace la maleta. Puede continuar en cuanto tiene interés en el juego. Algunos niños se concentrarán en hacer y deshacer las maletas con un mínimo de lenguaje. Acepte sus explicaciones limitadas y sus respuestas. Pueden tener más interés en la función de hacer la maleta.

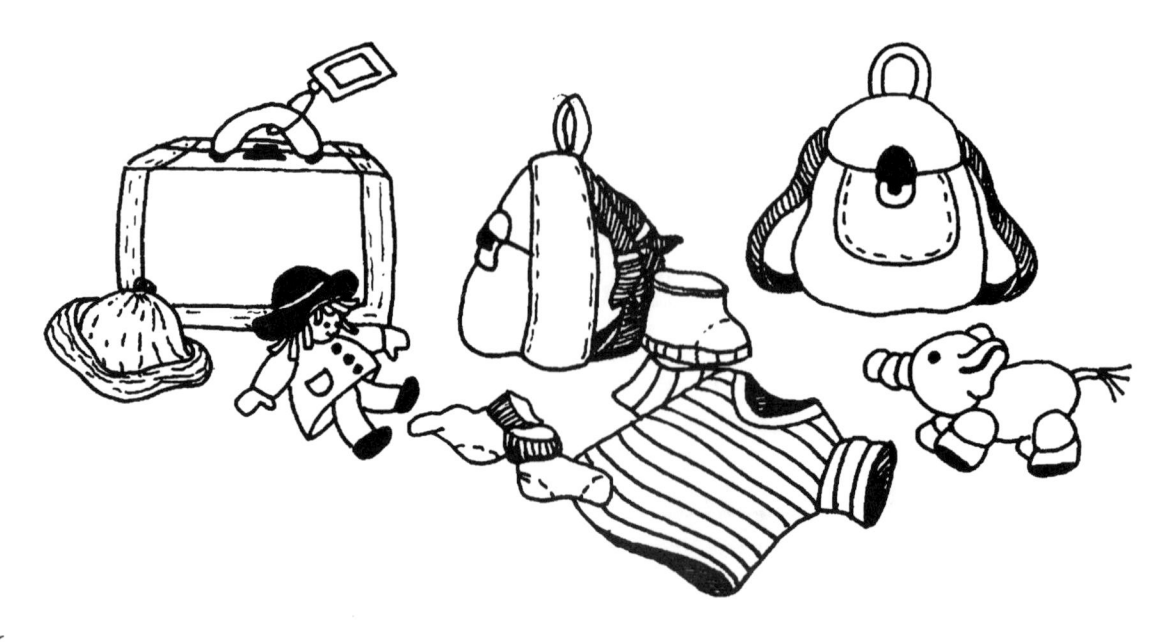

El niño de dos años

Extensiones y variaciones:

- Los niños menores estarán contentos de meter las cosas y sacarlas de la maleta.
- A los niños mayores es posible que les guste añadir otras cosas para viajar.
- Haga un juego de maleta con los niños, usando objetos imaginarios. Esto empieza con, "Hice la maleta de mi abuela y puse un cepillo de dientes." El próximo niño dice la misma cosa y añade algo nuevo. "Hice la maleta de mi abuela y puse un cepillo de dientes y un _____." Es un juego bueno para fomentar la memoria y el vocabulario.

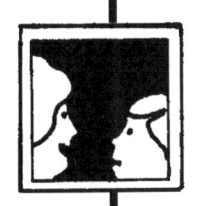

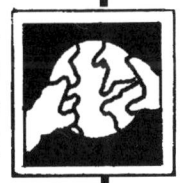

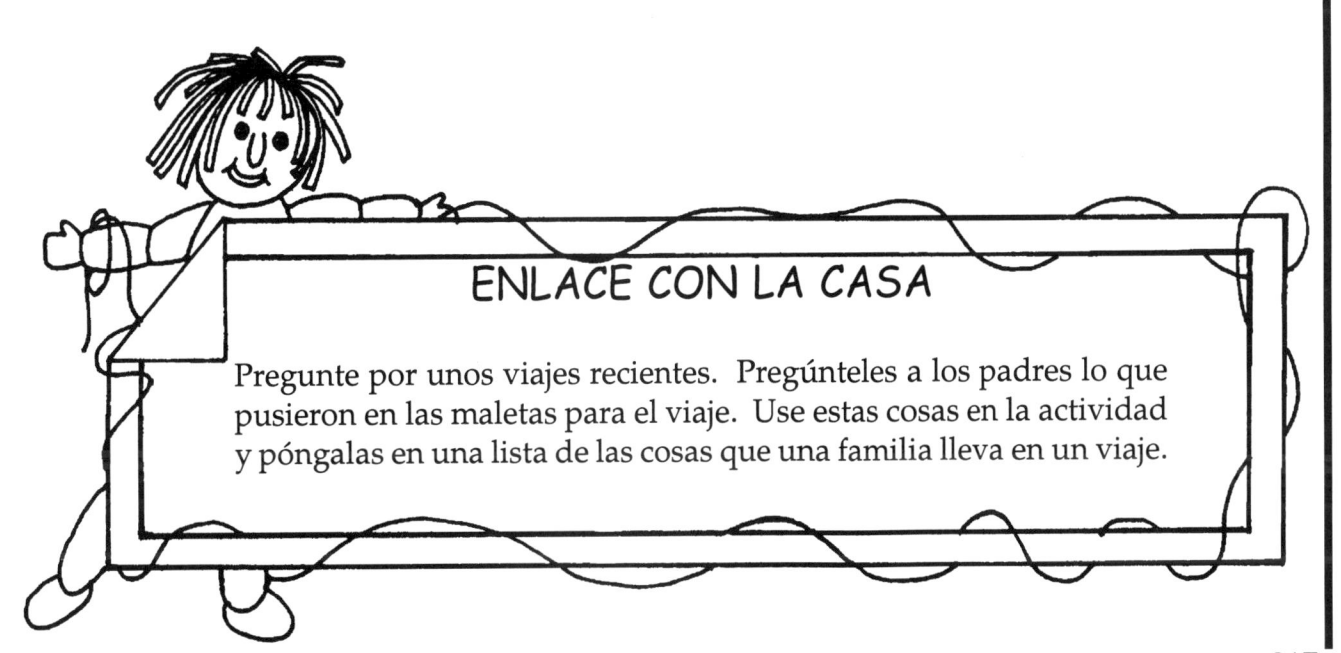

ENLACE CON LA CASA

Pregunte por unos viajes recientes. Pregúnteles a los padres lo que pusieron en las maletas para el viaje. Use estas cosas en la actividad y póngalas en una lista de las cosas que una familia lleva en un viaje.

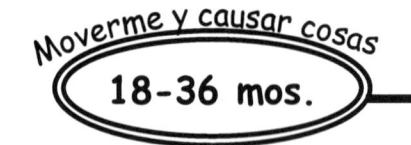

Rompecabezas

Moverme y causar cosas — 18-36 mos.

Própósito: Los niños juegan con los rompecabezas hechos por los maestros. Los rompecabezas ayudan con la práctica de la coordinación entre la mano y el ojo y desarrollan habilidades para leer y escribir. Los niños aprenden a ver semejanzas y diferencias, lo cual es importante para leer más tarde. Hacer rompecabezas trae un sentido de confianza y satisfacción. Los niños de dos años disfrutan de rompecabezas con 3-4 piezas, aunque algunos apreciarán rompecabezas más sencillos de 2-3 piezas.

Materiales: cartón grueso
algunas piezas de madera para tiradores
un cuchillo afilado
pegamento
cajas vacías de cereal o de galletas

Preparación:

1. Los rompecabezas en formas se hacen dibujando una forma en un cartón grueso. Haga un rompecabezas de 2 piezas y otros con 3-4 piezas. Corte las piezas con el cuchillo. Procure no usar las herramientas con los niños alrededor. Suavice los bordes en cuanto puede.

2. Los rompecabezas de dibujos se hacen de dibujos de las cajas de cereal o de galletas o de las etiquetas de la comida de lata. Haga un rompecabezas sencillo, usando la parte de enfrente de la caja, y cortando la caja en dos partes por el medio. Si usa etiquetas, pegue la etiqueta al cartón grueso y luego córtelo en dos o más piezas.

3. Para simplificar los rompecabezas para los niños menores o para los niños con dificultad en ver, pegue pequeños tiradores a cada pieza. Así las piezas son más fáciles de ver y de manipular.

4. Ponga los rompecabezas en un estante con otros manipulativos y trabaje en grupos pequeños mientras eligen los rompecabezas. O, póngalos en una mesa pequeña para una actividad de grupo con 2-4 niños.

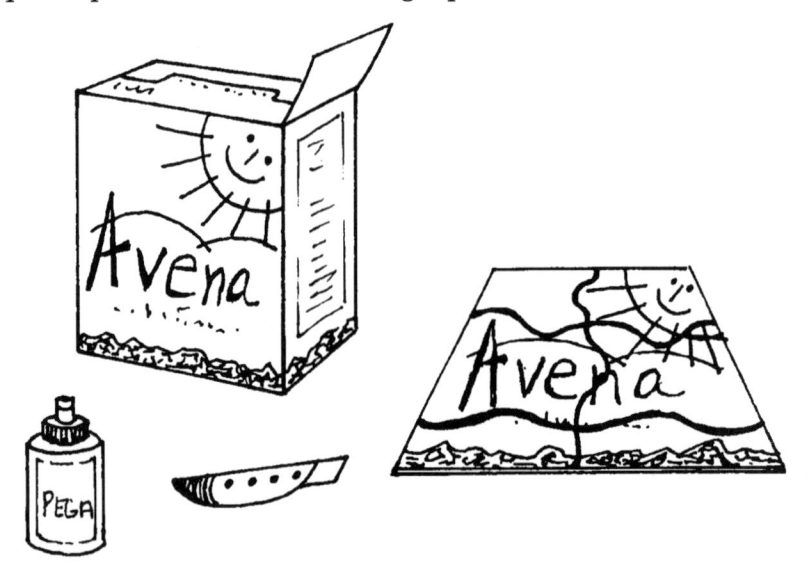

El niño de dos años

Actividad: Observe al niño para ver qué están haciendo con el rompecabezas. Algunos se acercarcán, mirarán y tocarán. Invítalos a juntar el rompecabezas. Con algunos niños tendrá que demostrar y ellos podrán imitar. Empiece con un rompecabezas de 2 piezas y cuando lo han terminado con éxito, ofrezca un rompecabezas de 3 piezas. Los otros que tienen experiencia solo necesitan sugerencias de Ud. y no una demostración. Observe sus estrategias. Puede sugerir, por ejemplo, que dé la vuelta a la pieza para que quepa. Anímelos diciendo, " Jose, has juntado el rompecabezas de un círculo."

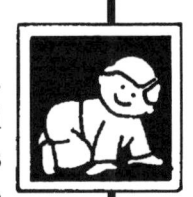

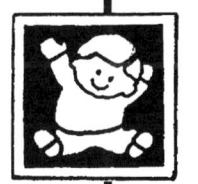

Extensiones y variaciones:

- Los niños menores explorarán las piezas del rompecabezas virtiéndolos todos en el suelo. Ud. puede señalar los dibujos y nombrar los objetos mientras manipula las piezas.
- Para los niños mayores y los niños a quienes les gusta esta actividad, continúe añadiendo más piezas a los rompecabezas.

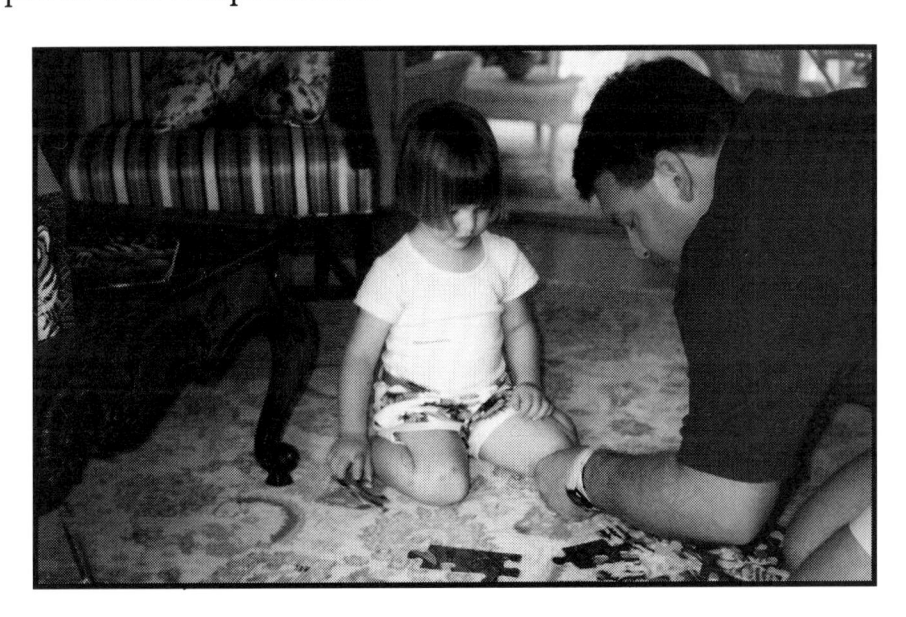

ENLACE CON LA CASA

Pueden hacer rompecabezas en una reunión de los padres. Los padres pueden hacer uno para la clase y otro para llevárselo a casa.

Moverme y causar cosas

24-36 meses

Hacer gotas de lluvia

Propósito: Los niños usan un cuentagotas y agua para fingir hacer lluvia. Practican el uso de los músculos pequeños. Esta actividad puede ayudar al niño a comprender causa y efecto.

Materiales: cuentagotas para los ojos
jeringillas de nariz
una tina de lavar platos y una mesa de agua
agua

Preparación:
1. Recoja el cuentagotas y la jeringilla.
2. Esta actividad se puede hacer en la mesa sensorial o en tinas en una mesa baja. Llene las tinas con agua.
3. Es necesario tener un cuentagotas para cada niño. Pueden participar hasta 6 niños, 2-3 para cada tina o 6 en la mesa sensorial. Asegúrese de que hay más cuentagotas que niños.

Actividad: Explíqueles a los niños que pueden hacer gotas de lluvia con estos utensilios. Muéstreles cómo apretar y vaciar el cuentagotas y los otros utensilios. Anímelos a experimentar. Para algunos niños será difícil y sólo lo intentarán por un tiempo corto. Los otros practicarán mucho tiempo. A algunos les interesará el efecto de la gota en la superficie del agua. Hábleles de eso y encuentre el aspecto que les interesa.

Extensiones y variaciones:

- Los niños más jovenes y los niños con dificultades de vista pueden usar los utensilios más grandes.
- A los niños mayores es posible que les gusten pequeños cuentagotas para los ojos con agua de colores en envases de plástico transparente. Pueden mover el agua de un envase a otro y mirar cómo los colores se mezclan y cambian.
- Use cuentagotas con agua de colores en papel como de filtros de café. Los niños pueden crear diseños. Puede colgar los diseños del techo en la zona de dormir o para que los infantes los puedan ver.
- Dé un paseo al aire libre y observe las gotas de lluvia cayendo en charcos.

El niño de dos años

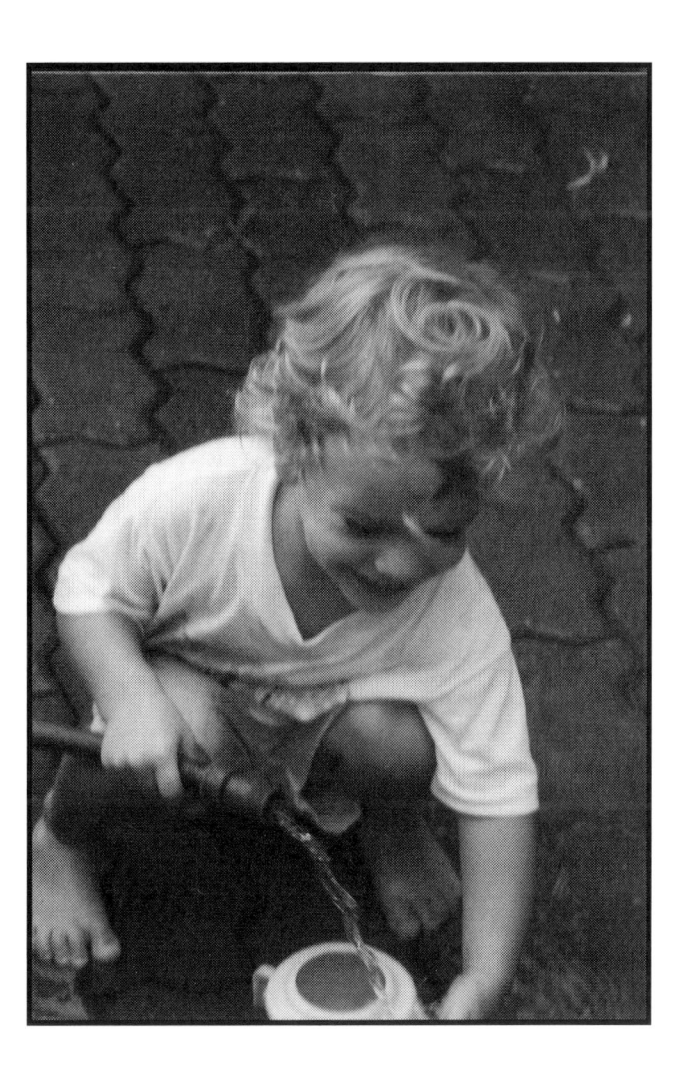

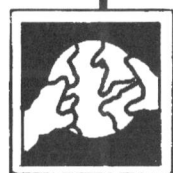

ENLACE CON LA CASA

Si un miembro de la familia trabaja donde tienen o venden cuentagotas, es posible que pueda donar algunos para esta actividad. Anime a las familias a permitir que el niño juegue con utensilios así en la casa.

Moverme y causar cosas
18-36 meses

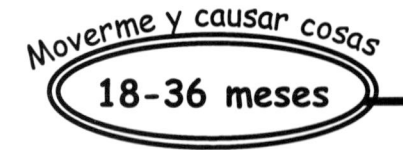

Dar de comer a los pájaros

Propósito: El niño hace un lugar para dar de comer a los pájaros y para aprender de los pájaros y su comida. Las habilidades de los músculos finos y la coordinación de ojo-mano se fomentan con esta actividad.

Materiales:
hilo
cereal redondo de avena
galletas circulares viejos
tijeras
cinta adhesiva

Preparación:
1. Corte el hilo en trozos de 15 cm (16 pulgadas).
2. Haga un nudo en un extremo. Envuelva un pedazo de cinta adhesiva en el otro extremo para que sea más fácil meter las cosas en el hilo.
3. Esta actividad se puede hacer en una mesa pequeña con un grupo de 1-6 niños a la vez.

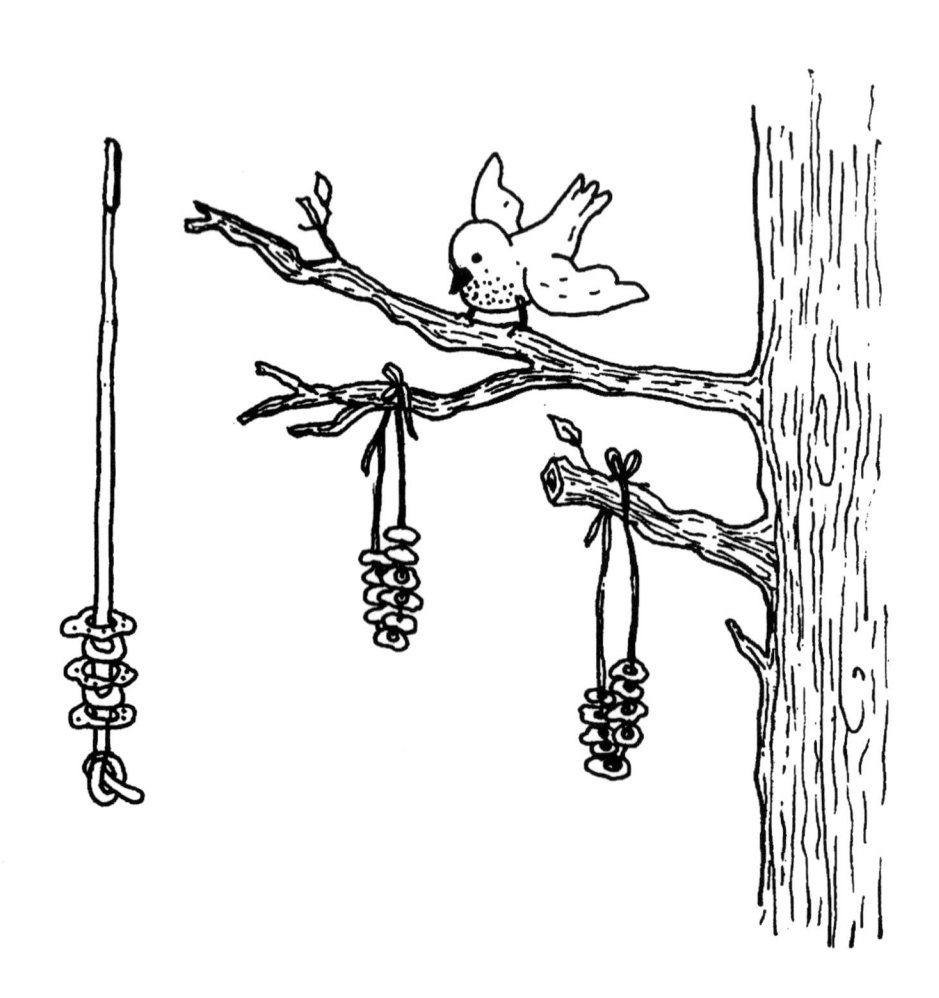

Actividad: Cuando los niños se acercan a la mesa, explíqueles que van a hacer lugares para dar de comer a los pájaros. Muéstreles cómo hilar el cereal. Anime a los niños que hilen la comida. Si el cereal de avena es difícil, sugiera que usen las galletas u otra comida con agujeros. Dígales que no coman la comida sino que la guarden para los pájaros. Cuando un niño ha terminado, ate la parte extrema para crear una lazada. Cuelgue los hilos en las ramas de un árbol. Observe los pájaros mientras comen de una ventana de la clase si es posible.

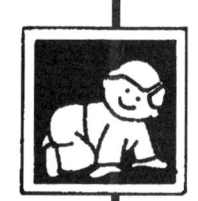

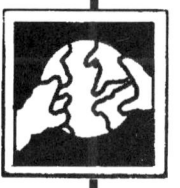

Extensiones y variaciones:

- Los niños mayores pueden pensar en otras cosas para darles de comer a los pájaros. Experimente con sus sugerencias e intente hilar estas cosas.
- Cuelgue una casita para los pájaros cerca de la clase y ponga semilla para pájaros allí. Mírela todos los días. Pregunte a los niños, "¿Qué pájaros van a la casita?"
- Salga al aire libre para observar los pájaros. Es importante que haya muchos adultos. Mientras pasean, busquen los pájaros. Miren lo que están haciendo. Por ejemplo, pueden estar en la tierra, volando en el cielo, buscando comida, descansando en los árboles, o bebiendo de los charcos.

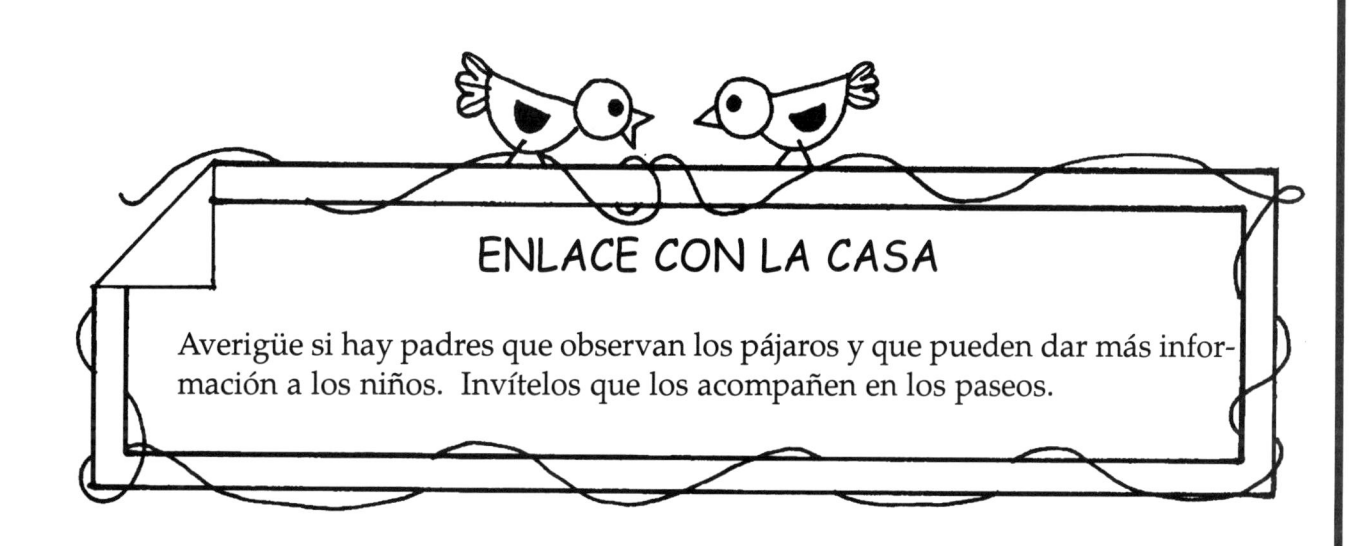

ENLACE CON LA CASA

Averigüe si hay padres que observan los pájaros y que pueden dar más información a los niños. Invítelos que los acompañen en los paseos.

Moverme y causar cosas

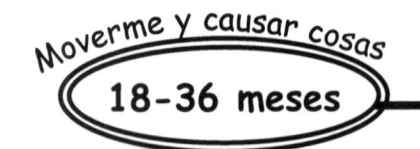

18-36 meses

Hacer ejercicios

Propósito: El niño hace ejercicios con una muñeca como demostración. Fomenta su conocimiento del cuerpo y hace ejercicio con los músculos grandes. Esta actividad es importante para el desarrollo de hábitos sanos de comer.

Materiales: una muñeca de trapo con brazos y piernas que se mueven fácilmente

Preparación: Puede hacer esta actividad con 1-4 niños o con un grupo más grande si hay ayuda de otros adultos.

Actividad: Junte a los niños en un grupo y sugiera que hagan ejercicios. Presente la muñeca y la actividad. "Mi muñeca se llama Louisa. A Louisa le gusta moverse. Vamos a hacer lo que hace Luisa con su cuerpo." Mueva la muñeca y describa el movimiento. "Vean como Luisa se mueve los brazos. ¿Lo pueden hacer?" Algunos de los movimientos favoritos son asentir con la cabeza, saltar, tocar la cabeza y los pies, dar vueltas, y estirarse para tratar de tocar el techo. Comente sobre los movimientos de los niños. "Cristina asiente con la cabeza. Su cabeza va hacia arriba y hacia abajo. Nina está dando vueltas." Cuando los niños han hecho los ejercicios por 5-10 minutos, ayúdelos a calmarse antes de parar. Puede usar movimientos más lentos o pueden sentarse en el suelo para hacer movimientos más pequeños como aplaudir o tocar los dedos de los pies. Algunos niños querrán continuar. Puede tener más muñecas para que puedan demostrar los movimientos.

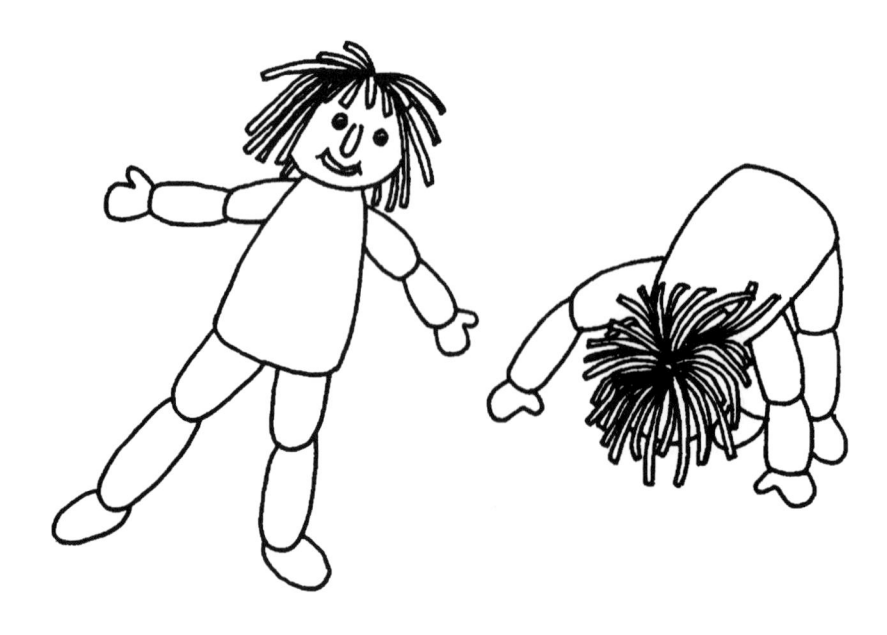

Extensiones y variaciones:

- Haga el ejercicio con música.
- Los niños menores pueden juntarse al grupo e imitar a los niños mayores.
- Los niños pueden hacer los ejercicios con serpentinas y campanas.

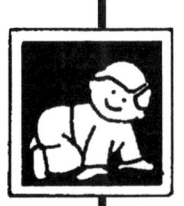

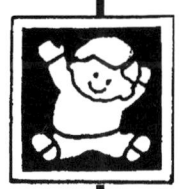

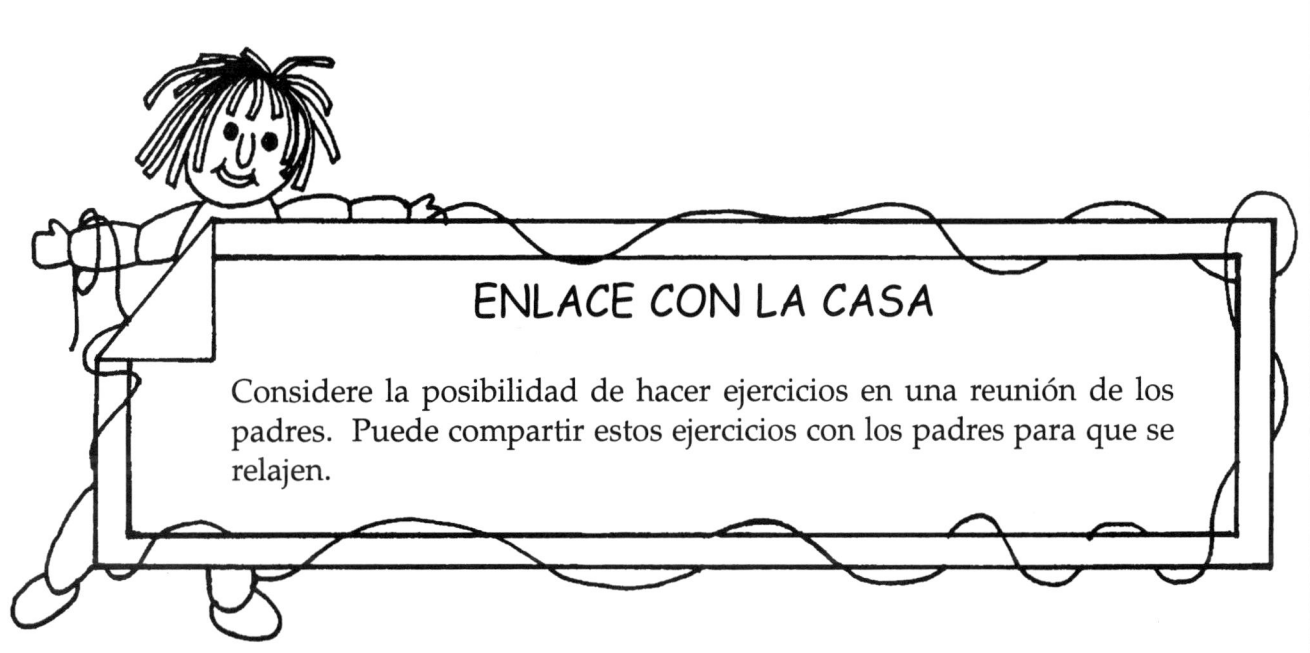

ENLACE CON LA CASA

Considere la posibilidad de hacer ejercicios en una reunión de los padres. Puede compartir estos ejercicios con los padres para que se relajen.

Moverme y causar cosas
24-36 meses

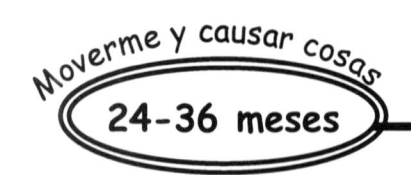

Bolos con botellas

Propósito: Los niños usan las botellas para un juego de bolos. Rodando la pelota pueden practicar la habilidad de los músculos grandes y la coordinación de ojo-mano. Este juego también les ayuda a comprender la causa y efecto mientras la pelota pega con las botellas y las derrumba. Cuando los niños juegan juntos, aprenden a cooperar y esperar su turno.

Materiales: 6-8 botellas de plástico de litro
arena
una pelota grande o pesada

Preparación:
1. Ponga un poquito de arena en cada botella y vuelva a tapar las botellas.
2. Ponga las botellas en dos filas.
3. Busque una zona donde los niños pueden rodar la pelota sin interrupción, por ejemplo, en una zona apartada de la clase o en un pasillo.
4. Esta actividad funciona bien con 2 niños. Un niño puede organizar las botellas mientras que el otro rueda la pelota. Use otra pelota y 2 filas de 4 botellas para más niños.

Actividad: Enséñeles a los niños interesados cómo rodar la pelota y derrumbar las botellas. Ayude a 2 niños a jugar, sugiriendo que uno puede arreglar las botellas mientras que el otro rueda la pelota. Luego pueden cambiar de posición. Hable de lo que está pasando cuando la pelota pega con las botellas y las botellas se pegan entre sí. Pregunte qué tipo de sonido hacen.

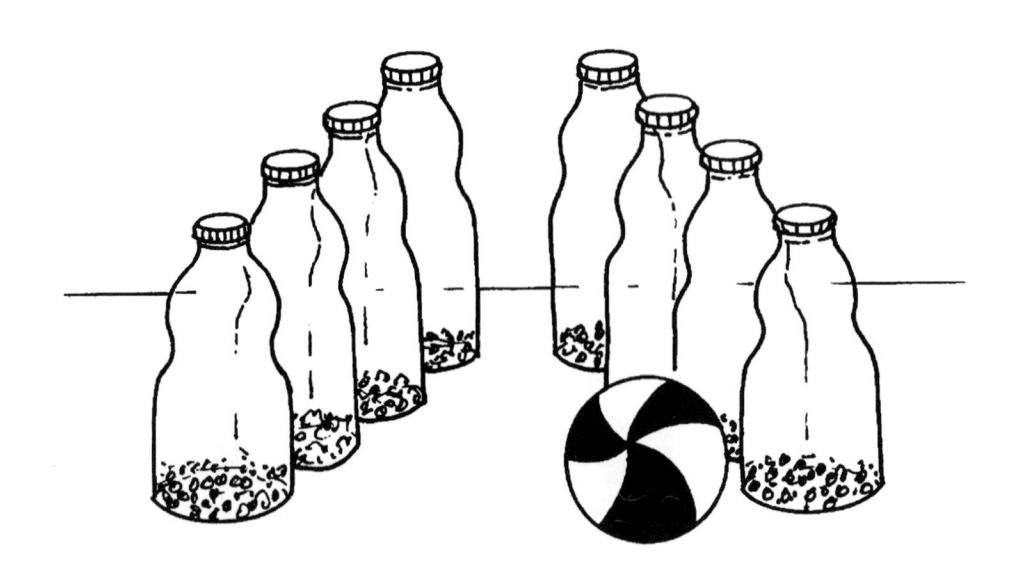

El niño de dos años

Extensiones y variaciones:

- Los niños menores disfrutarán de rodar la pelota. También les gusta perseguirla. Use una pelota grande y blanda para ellos.
- Intente la actividad al aire libre y hable de cómo la pelota va en superficies diferentes.

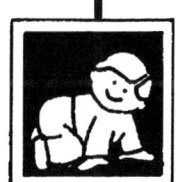

ENLACE CON LA CASA

Déles instrucciones a los padres para recrear este juego en la casa. Use el juego como una actividad en una reunión de los padres para que los padres puedan jugar antes de intentarlo en casa. Muestre una variedad de juegos de pelota para niños de distintas edades.

Moverme y causar cosas
24-36 meses
Pintar y fregar

Propósito: Los niños usan los músculos finos y los músculos grandes cuando friegan mientras pintan. La pintura es una oportunidad para la expresión creativa.

Materiales:
cepillos de dientes
un envase poco profundo
1-2 colores de pintura
papel
detergente
delantales

Preparación:
1. Coleccione 2-4 cepillos de dientes usados.
2. Mezcle pintura y añádale un poquito de detergente para burbujas y para la limpieza más tarde.
3. Vierta la pintura en un envase poco profundo.
4. Ponga el cepillo de dientes en la pintura y luego en el papel.
5. Esta actividad se hace en la zona sensorial con 1-4 niños a la vez.

Actividad: Cuando los niños vienen a ver la actividad, explique que van a hacer pinturas fregando con los cepillos. Ofrézcale al niño un papel en que pintar y ayúdelo a ponerse al delantal. Muestre al niño cómo pintar con el cepillo moviéndolo de un lado a otro del papel. Hable con el niño mientras pinta. "Ana, estás moviendo el cepillo de un lado a otro. ¡Qué diseño más bonito!" El detergente puede hacer burbujas en la pintura cuando el niño mueve el cepillo. Pregunte al niño, "¿Qué son esos? ¿De dónde han venido?"

Es posible que el niño quiera otro color de pintura. Permita que continúe hasta que se cansa de la actividad.

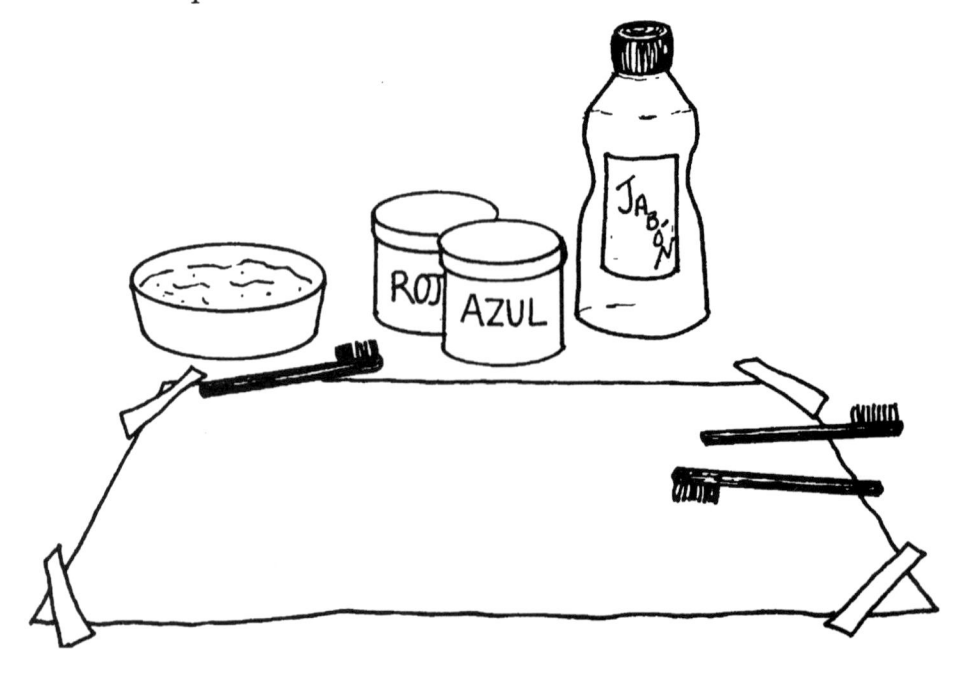

El niño de dos años

Extensiones y variaciones:

- Use cepillos más grandes (como de limpieza) para los niños más jóvenes y un solo color de pintura. Use papel grande para animarles a usar grandes movimientos con los brazos.
- Un papel grande es bueno para crear un mural de grupo.
- Use cepillos de limpiar y cubos de agua con detergente para lavar los muebles y las sillas. Es una buena actividad para hacer al aire libre.

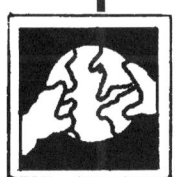

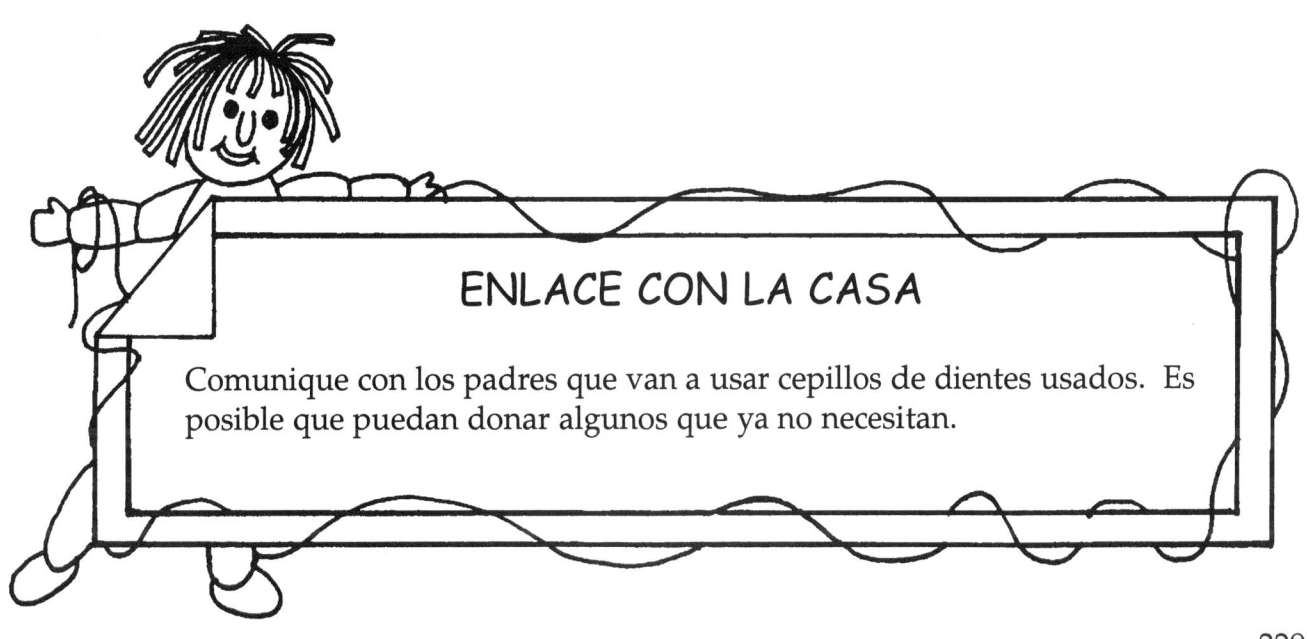

ENLACE CON LA CASA

Comunique con los padres que van a usar cepillos de dientes usados. Es posible que puedan donar algunos que ya no necesitan.

CAPÍTULO SEIS

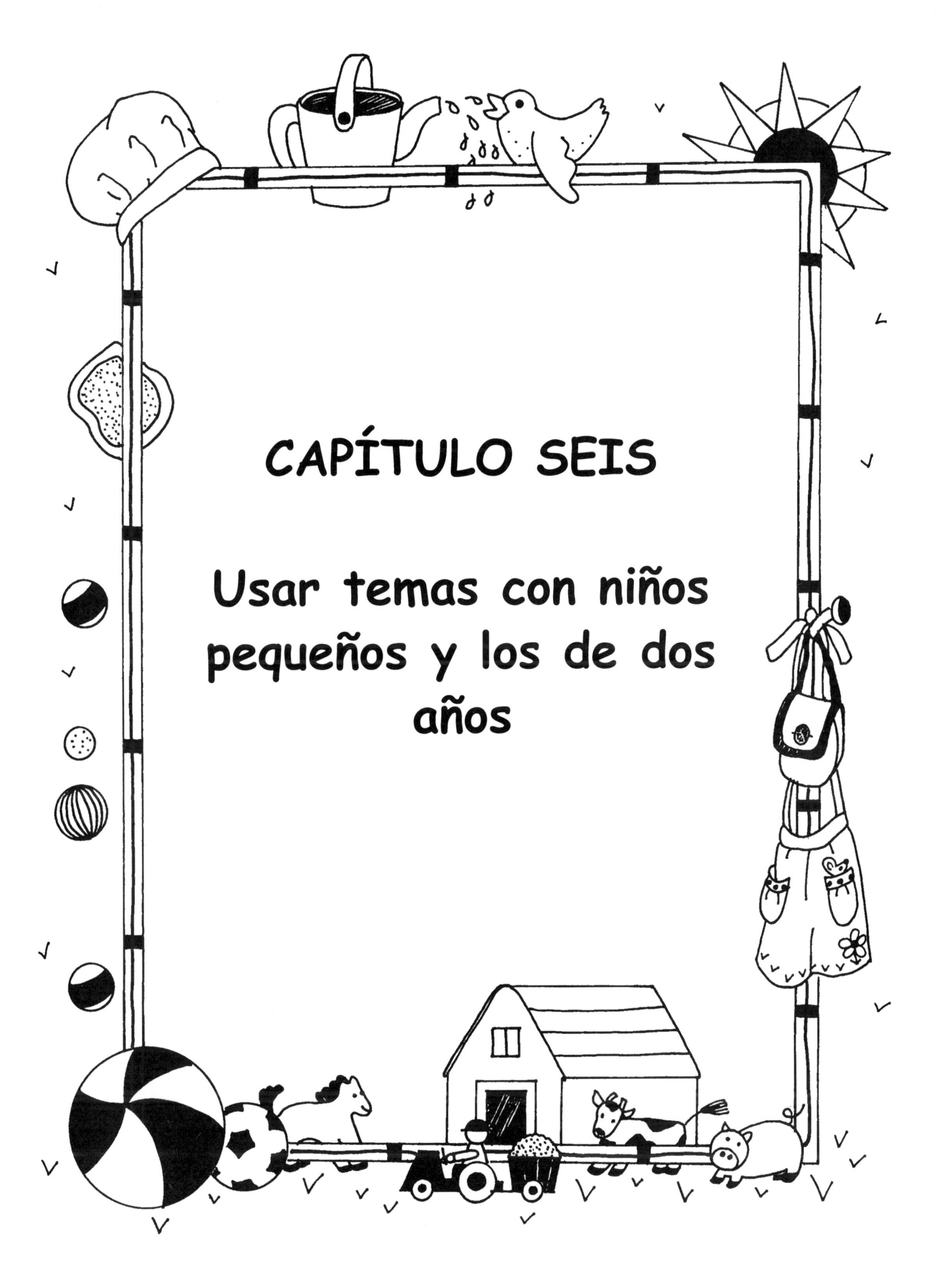

Usar temas con niños pequeños y los de dos años

Planear con temas: Los niños pequeños y los de dos años

Planear con temas es una manera de integrar las experiencias de aprendizaje. Planear con temas:
- Conecta las actividades individuales
- Supone el uso de los sentidos
- Es más fácil para los niños de más de dos años
- Está basado en la experiencia real de los niños.

Los temas son una manera de ofrecer a los niños de esta edad experiencias que son unificadoras y que incluyen todas las áreas de desarrollo: emocional, social, lingüístico, intelectual y físico. El niño tiene la oportunidad de usar una variedad de materiales y centros en la clase.

¿Por qué usar temas?
La mayoría del aprendizaje para los niños pequeños y los niños de dos años es orientada al proceso. El niño pasa rápidamente de una experiencia a otra, y su actividad parece no estar relacionada. La observación cuidadosa de parte de la persona que lo cuida revela importantes claves de cómo el niño conecta las experiencias. Por ejemplo, un niño pequeño viste la muñeca en el centro de juego dramático y finge que lava la muñeca en el fregadero. El que lo cuida observa esto y comprende que el niño está muy interesado en cuidar a los bebés. Se pregunta si otros niños comparten este interés. Después de observar el juego de otros niños y sus conversaciones, el que los cuida observa que también están interesados en los bebés, pero de maneras distintas. A un niño le interesan los juguetes infantiles, a otros les interesa dar de comer a los bebés. Una manera de responder a este interés es planear una serie de actividades de aprendizaje acerca del tema de los bebés. Planear este tema les ofrece a todos los niños más oportunidad para aprender de los bebés. La variedad de experiencias conduce al aprendizaje integrado para los niños.

El proceso de planear
Los intereses de los niños son centrales a la selección de temas. El primer paso es observar bien a los niños. Aunque no todos los niños tienen los mismos intereses, sí tienen en común ciertas experiencias. Algunos intereses son obvios, y otros saldrán durante el año. A la mayoría de los niños le interesa la comida, así que planear un tema de la comida es apropiada. A veces una excursión al mercado como parte del tema sobre la comida sugiere otro tema. Por ejemplo, los niños descubren gusanos en la calle y están fascinados. El adulto nota este interés y observa para saber más. ¿Qué es lo que les fascina? ¿Es la textura, el movimiento, o la casa en la tierra de los gusanos? Después de observar y hablar con los niños, el adulto planea actividades para responder a sus intereses.

Los temas para niños pequeños y los de dos años son sencillos y deben estar relacionados a sus experiencias en el mundo. Los temas pueden venir de las experiencias cotidianas como comer y vestirse, o de un material favorito para jugar como las pelotas. O, como se ha visto en el ejemplo anterior, pueden estar interesados en los insectos y los animales, y la experiencia con una criatura nueva, como el gusano, de repente enfoca su interés en un tipo específico de animal o insecto.

Los intereses del niño llegan a ser temas alrededor de los cuales se pueden organizar ideas para actividades. Una vez que hay un tema, el que cuida a los niños planea actividades que se relacionan a áreas diferentes del desarrollo infantil: emocional, social, intelectual, y físico. En este libro, hemos usado lás áreas siguientes:
- Comprensión de mí mismo (el 'yo' y el cuidado personal)
- Comprensión de otros (relaciones sociales con los amigos)
- Comunicación con otros (hablar, leer, escribir)
- Comprensión del mundo (descubrimiento y expresión creativa, como en el arte y la música)
- Moverme y causar cosas

La Guía a planear temas ofrece una manera de planear usando centros en la clase. Por ejemplo, cuando se planea un tema sobre el pan, la actividad de expresión creativa puede ser hacer masa para modelar, ya que este material permite que el niño cree panes y pasteles.

Un tema puede durar por mucho o poco tiempo, depende del interés de los niños. Algunos materiales pueden ser muy atractivos para los niños y pueden jugar con ellos por mucho tiempo. Los que cuidan a los niños pueden inventar una canción del tema y esta canción puede ser cantada por meses a la petición de los niños. Algunas actividades y temas tardan muchas semanas en completarse. Por ejemplo, un proyecto sobre el pan puede tardar dos semanas en terminar. En la primera semana, los niños comen diferentes tipos de pan y hablan del olor, el sabor, el color, y cuáles de los panes los niños comen en casa. En la segunda semana, pueden preparar pan en la clase, y en la tercera semana, pueden visitar una panadería.

Algunos temas sugieren actividades en algunas áreas de desarrollo y no en todas. Intente incluir una actividad en por lo menos dos de los centros todos los días. Los niños pequeños y los niños de dos años juegan por períodos cortos, así que aprecian más de una posibilidad. Asegúrese de que los planes durante un año son variados e incluyen actividades en todos los centros.

Hace falta un aviso en cuanto a planear temas. Trate de encontrar un equilibrio entre planear temas y el juego iniciado por el niño mismo. La mayoría del aprendizaje diario del niño pequeño y del niño de dos años incluye practicar con los materiales favoritos. A los niños les encanta la repetición y vuelven frecuentemente a los mismos juguetes y materiales. Cuando planea los temas, procure incluir sus actividades familiares. Puede añadir nuevos materiales y mantener algunos de los favoritos también. Por ejemplo, hacer masa de modelar se sugiere para un tema sobre el pan. A algunos niños les gusta hacer y jugar con masa de modelar y ellos se beneficiarán de conectar eso con el pan. Para los niños que no eligen hacer la masa de modelar y quieren jugar con otros materiales creativos, asegúrese de que hay otros materiales creativos, por ejemplo un cabellete y pintura.

Una manera de llegar a un equilibrio entre los temas y el juego iniciado por el niño es presentar un tema al mes. No es necesario tener un tema para cada mes del año. Los niños pueden continuar con sus intereses individuales la mayoría del mes y participar con un interés de grupo solo durante una parte del mes. Si les interesa una actividad del tema, continúelo por más de una semana. De esta manera, el que cuida a los niños ofrece experiencias conectadas que no dominan el juego individual del niño.

Planear para grupos de varias edades

Los niños pequeños y los de dos años se pueden juntar en el mismo grupo. En estas clases, es posible que estén presentes los infantes también. Trate de planear actividades que incluyen a niños de una variedad de edades. Por ejemplo, cuando está eligiendo canciones de cierto tema, piense en dos: una canción sencilla para los niños menores y una canción más compleja para los niños de dos años. Esto permite que el niño más joven participe en el tema a su propio nivel. Algunas actividades pueden ser interesantes para los niños mayores pero no a los pequeños. Si la actividad en una mesa es estampar, incluya materiales sencillos de estampar para los niños pequeños y suficientes materiales en otras partes del cuarto para los infantes móviles.

Ejemplos de temas

Se describen cinco temas en las páginas siguientes: Pan, Pelotas, Animales de granja, Bolsillos, y Agua. Las actividades marcadas con asterisco (*) se incluyen en este capítulo. Algunas actividades de cada tema se incluyen en capítulos anteriores y la ubicación se indica entre paréntesis.

GUIA PARA PLANEAR UN TEMA

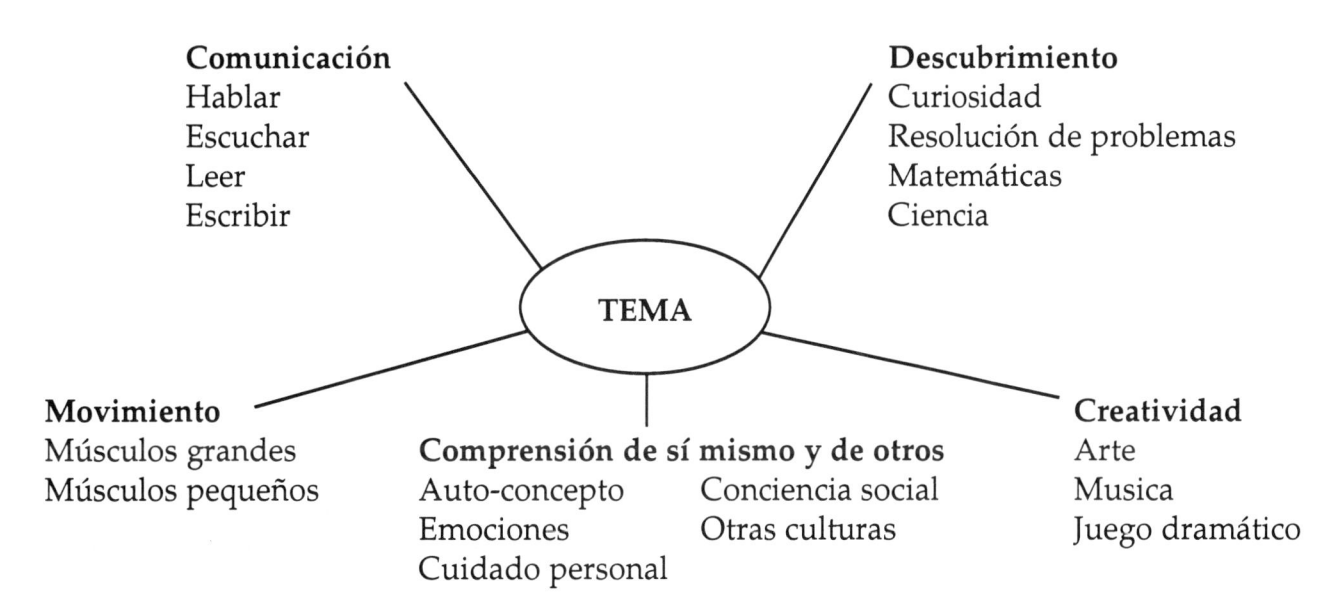

Comunicación
Hablar
Escuchar
Leer
Escribir

Descubrimiento
Curiosidad
Resolución de problemas
Matemáticas
Ciencia

TEMA

Movimiento
Músculos grandes
Músculos pequeños

Comprensión de sí mismo y de otros
Auto-concepto   Conciencia social
Emociones   Otras culturas
Cuidado personal

Creatividad
Arte
Musica
Juego dramático

EJEMPLO DE UN TEMA - PAN

Comunicación

Hablar de pan para las comidas
Escuche el cuento, *Pan*
Cuento de "El hombre de jengibre" en la cartelera de fieltro

Descubrimiento

Hacer pan
Comparar los ingredientes secos y mojados
Observar el levantamiento del pan

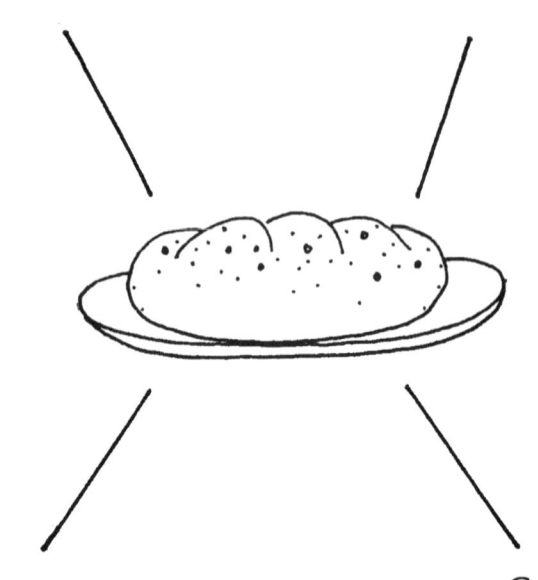

Movimiento

Practicar amasar la masa de modelar (capítulo 5)
Utensilios de hacer pan en la mesa sensorial

Creatividad

Hacer la masa de modelar (capítulo 5)
Llenar los bolsos de pan vacíos con papel para crear un pan
Canción acerca del pan
Utensilios para hacer pan en el centro de juego dramático

Comprensión de sí mismo y de otros

Poner mantequilla o marmelada en el pan
Hablar de qué tipo de pan come cada familia
Visita de unos padres para hacer pan
Hacer masa de modelar o panes los unos para los otros

Excursión: Visitar una panadería o otro sitio donde se vende pan.

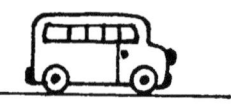

Usar temas con niños pequeños y los de dos años

EJEMPLO DE UN TEMA - PELOTAS

Comunicación
Discusión de pelotas grandes y pelotas pequeñas
Hacer un libro acerca de las pelotas

Descubrimiento
Lavar las pelotas en la mesa sensorial
Pelotas y Tubos*

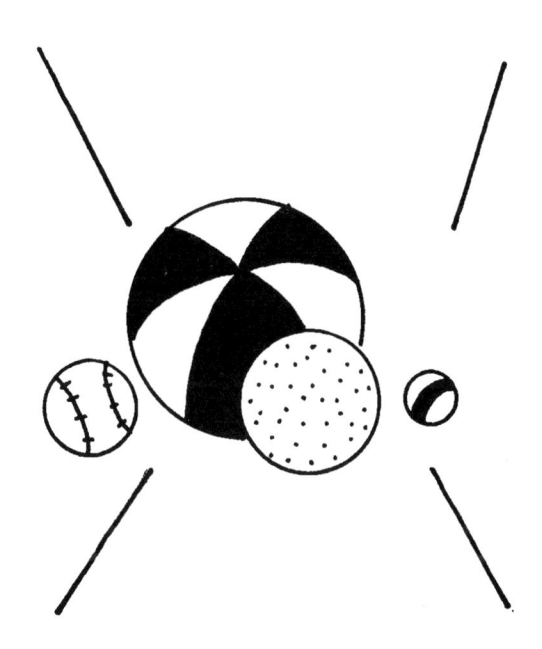

Movimiento

Poner diferentes pelotas en la mesa sensorial
Mover pelotitas de ping-pong con tenacillas
Juego de pelota*
Tirar pelotas (capítulo 3)

Creatividad

Estampar con pelotas
Canciones de pelotas
Movimiento: rodar la pelota

Comprensión de sí mismo y de otros

Atrapar burbujas
Rodarse la pelota (capítulo 3)

*Actividades se incluyen en las páginas siguientes

237

Pelotas y Tubos

18-36 meses

Propósito: El niño deja caer las pelotas por unos tubos y experimenta con los tamaños y hacer reaparecer y desaparecer. El niño aprende los conceptos de grande y pequeño. Las experiencias con reaparecer y desaparecer les ayudan a los niños pequeños y a los de dos años a comprender la permanencia del objeto.

Materiales: pelotitas como de golf o ping-pong
tubos de cartón de rollos de toallitas de papel, papel higiénico
tubos de plástico
una caja o mesa sensorial donde las pelotas pueden caer

Preparación:
1. Corte los tubos en trozos diferentes.
2. Coloque los tubos y las pelotitas en una caja o tina.
3. Esta actividad es apropiada para 2-3 niños por caja, o hasta 6 niños a la mesa sensorial. La actividad es buena para la hora de selección libre.

Actividad: Observe a los niños mientras exploran los materiales. Muéstreles cómo dejar caer una pelotita por el tubo. Cuando la pelota es demasiado grande, anime al niño a encontrar una del tamaño correcto. Los niños inventarán más ideas de cómo usar las pelotitas y los tubos.

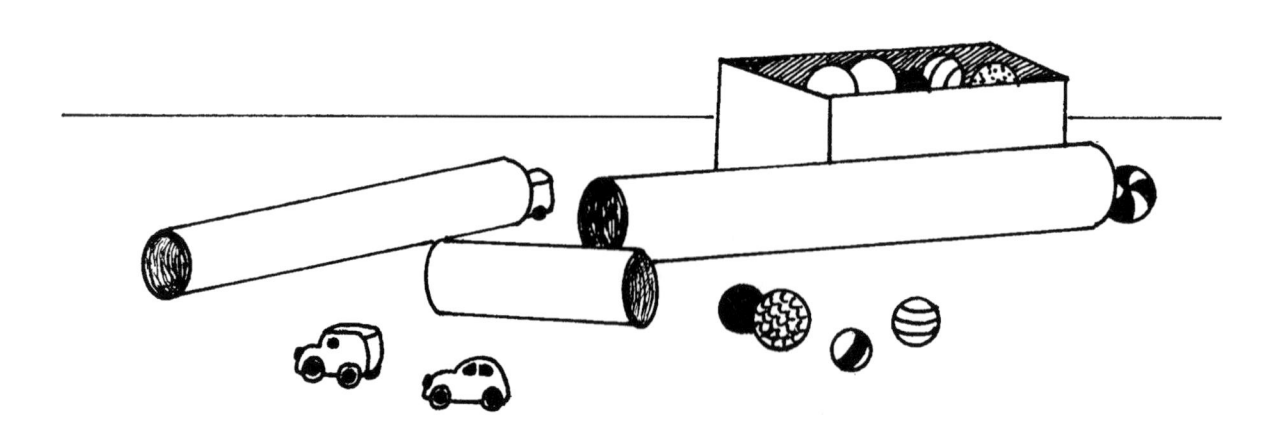

Extensiones y variaciones:

- Los niños menores explorarán las pelotitas y los tubos por separado.
- Los niños mayores disfrutarán de las dos cosas juntas. Algunos estarán fascinados con los tubos más largos. Es buena idea tener unos tubos de plástico transparente con que experimentar.
- También se pueden usar carritos en los tubos.

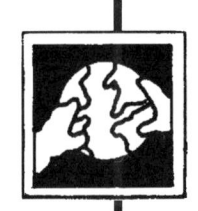

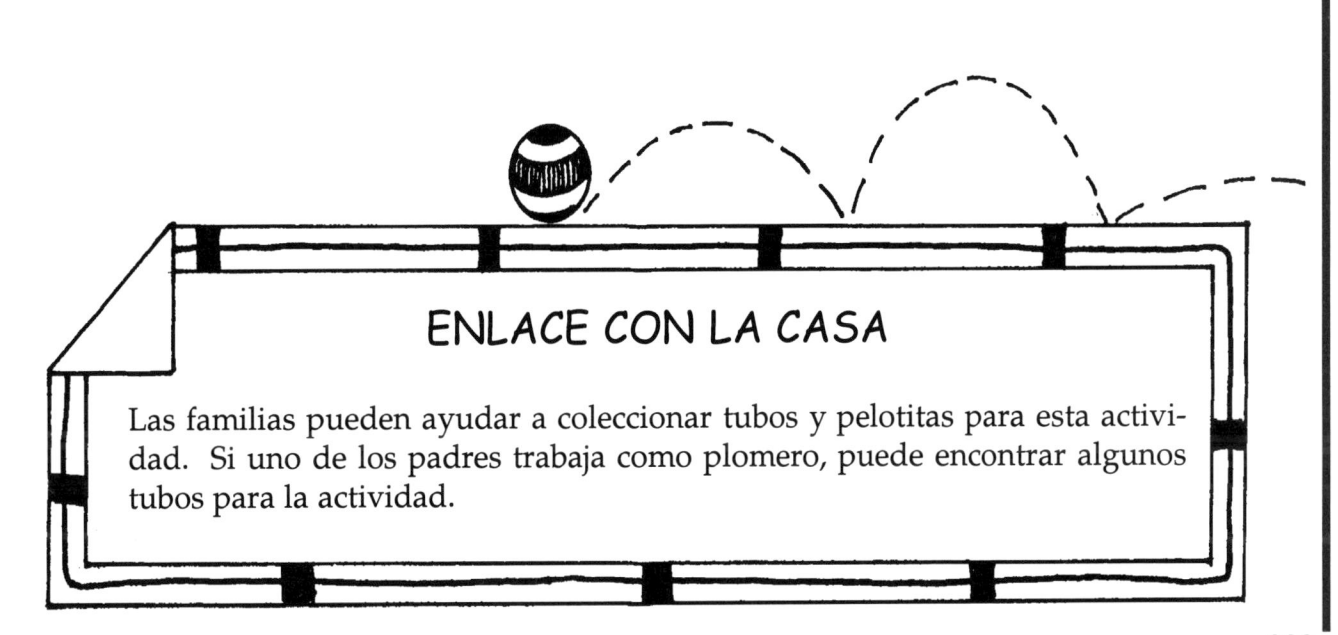

ENLACE CON LA CASA

Las familias pueden ayudar a coleccionar tubos y pelotitas para esta actividad. Si uno de los padres trabaja como plomero, puede encontrar algunos tubos para la actividad.

18-36 meses — Juego de pelota

Propósito: El niño pega la pelota que se cuelga en el aire. Esta actividad desarrolla las habilidades de los músculos grandes del niño. El niño también practica con la coordinación de ojo a mano. Jugar en parejas fomenta la conciencia social.

Materiales: una pelota de la playa
hilo o una cuerda
cinta adhesiva fuerte

Preparación:
1. Ate la pelota al hilo con la cinta fuerte. Si hay 2 pelotas, 4 niños pueden jugar.
2. Cuelgue las pelotas del techo, de un equipo de gimnasio, o de un árbol al aire libre. Ponga las pelotas a alturas diferentes: una al nivel visual y otra casi fuera del alcance de la mayoría de los niños pequeños.
3. Ayude al niño a pegar las pelotas, una por una. Después de hacerlo, podrán compartir y jugar en parejas.

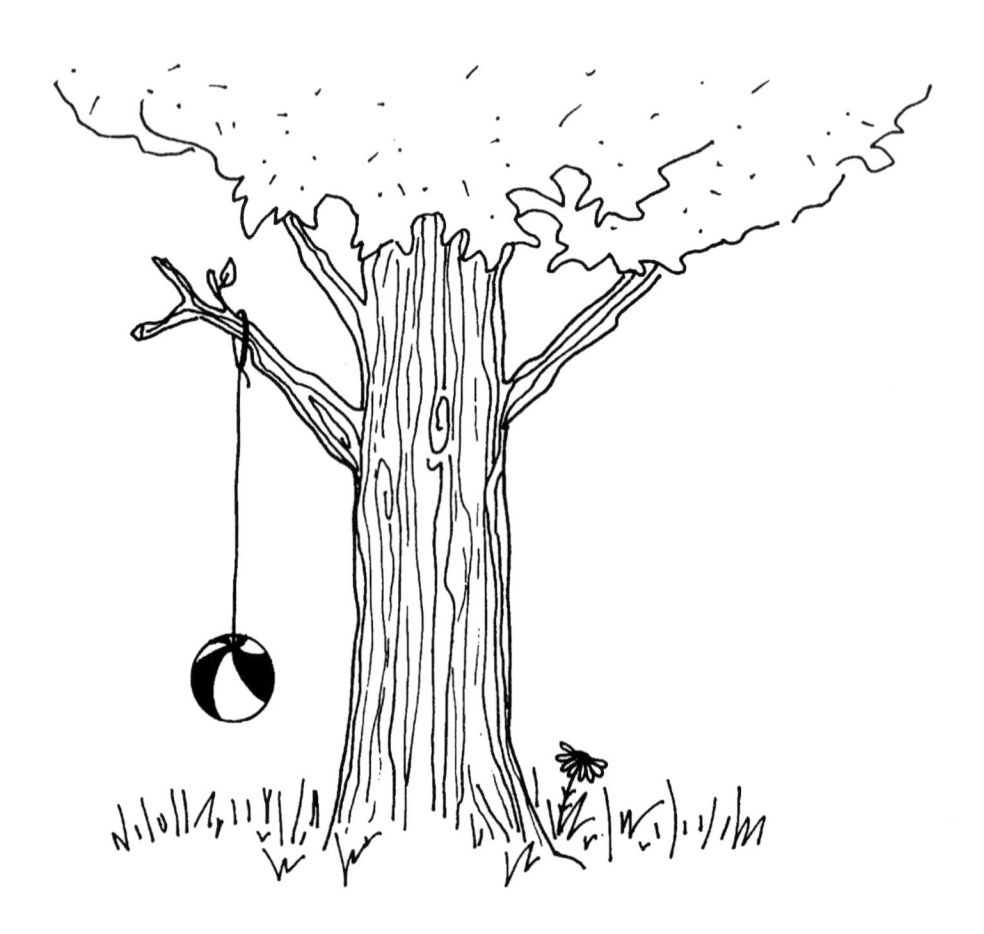

Actividad: Muestre a los niños cómo pegar la pelota. Anímelos diciendo, "Has alcanzado la pelota." Recuérdeles que necesitan pegar la pelota y no tirarla. Anime a los niños mayores a pegar la pelota de un lado a otro. Lo puede demostrar con el niño.

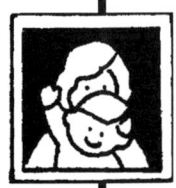

Extensiones y variaciones:

- Cuelgue una pelota a un nivel muy bajo para los niños pequeños.
- Los niños mayores pueden dar patadas a una pelota más baja. Ayúdelos a dar patadas si no hay niños más pequeños presentes.
- Fundas viejas para almohadas llenas de papel se pueden usar en vez de pelotas.

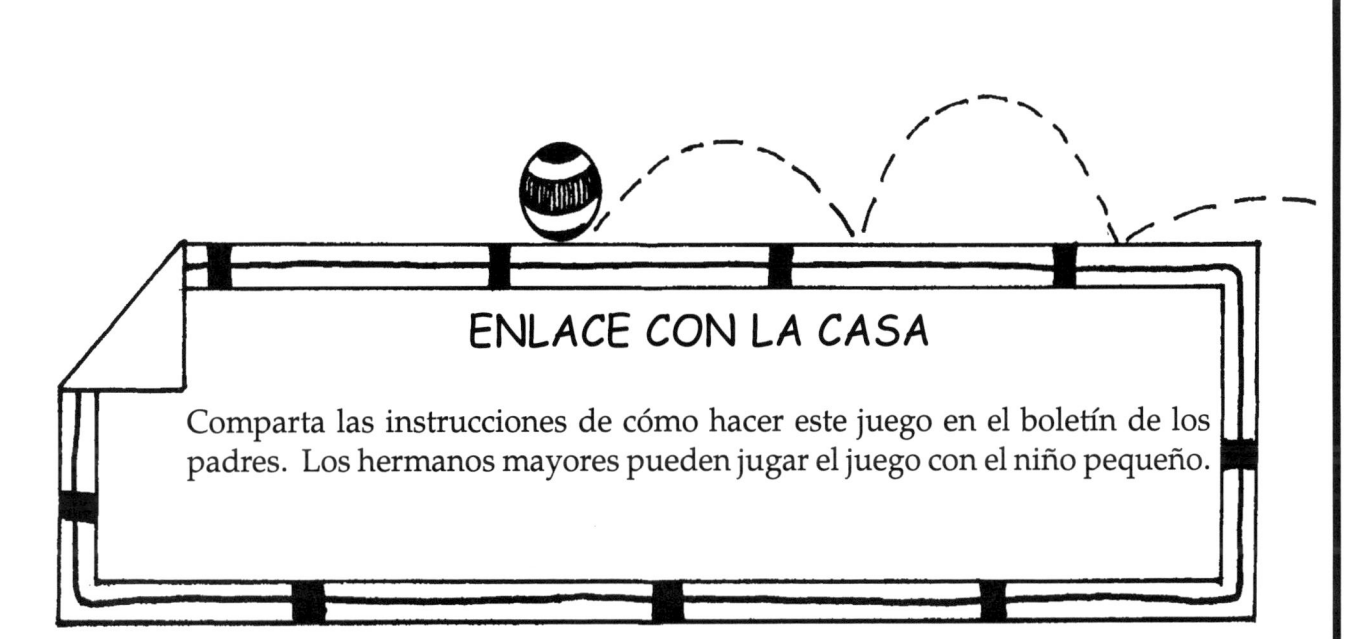

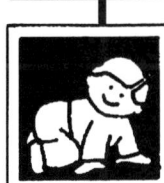

ENLACE CON LA CASA

Comparta las instrucciones de cómo hacer este juego en el boletín de los padres. Los hermanos mayores pueden jugar el juego con el niño pequeño.

18-36 meses — # Canción de rodar una pelota

Própósito: Los niños cantan la canción y examinan los tamaños y los colores de las pelotas.

Materiales: pelotas de diferentes tamaños

Preparación: Cante una canción acerca de las pelotas mientras los niños juegan con pelotas o pueden cantar juntos mientras juegan.

Actividad: Observe a los niños con una variedad de pelotas. Cante mientras juegan. Se puede inventar una canción a una melodía conocida e inventar una letra. Cante del color de las pelotas. Cuando ve que los niños ruedan las pelotas, puede cantar incluyendo sus nombres y acciones en la canción.

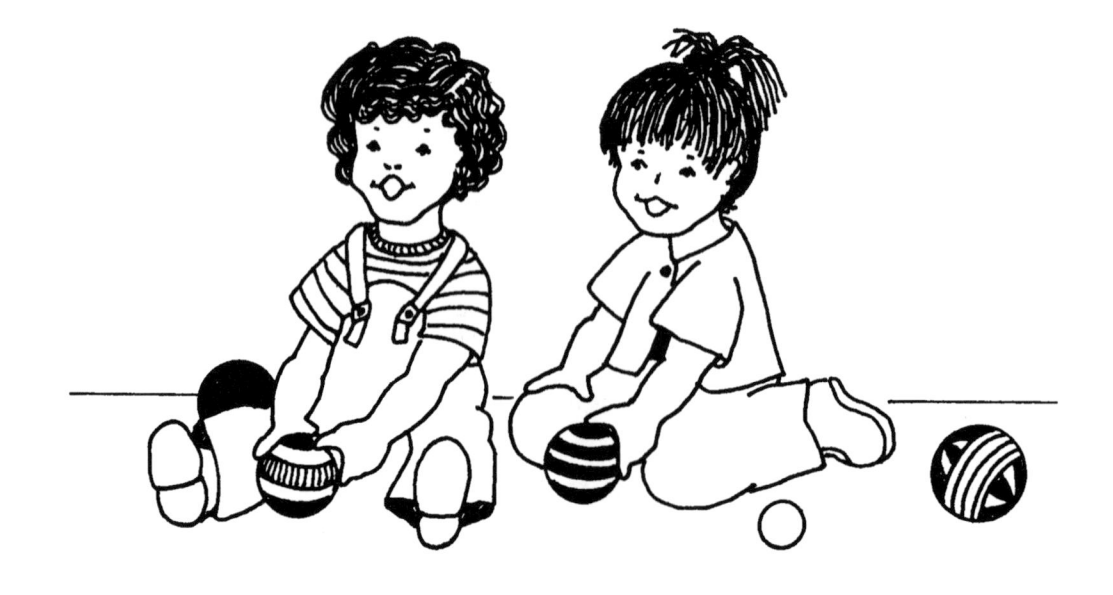

Extensiones y variaciones:

- Los niños menores querrán explorar las pelotas mientras Ud. canta.
- Los niños mayores moverán la pelota según los movimientos de la canción.
- Los niños mayores pueden ayudar a clasificar las pelotas según el tamaño y el color.

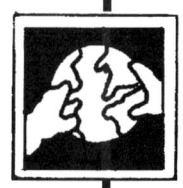

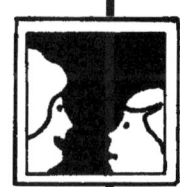

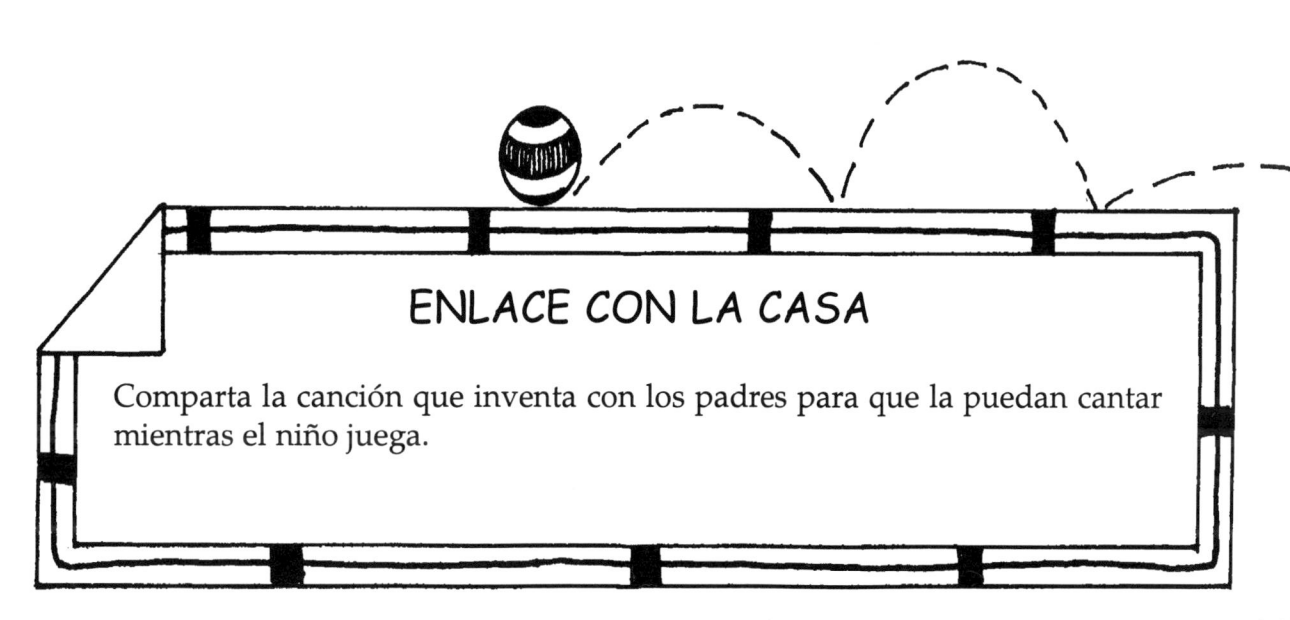

ENLACE CON LA CASA

Comparta la canción que inventa con los padres para que la puedan cantar mientras el niño juega.

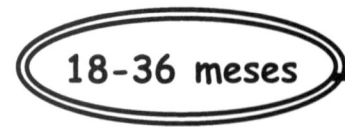

Canción de tirar una pelota

18-36 meses

Propósito: Los niños cantan una canción de acción acerca de las pelotas. Practican el movimiento creativo y usan los músculos grandes mientras se mueven.

Materiales: ninguno

Preparación: Use la canción para 1-6 niños.

Actividad: Invente una canción a una melodía que les es conocida a los niños. Use movimientos grandes como si estuviera usando una pelota imaginaria muy grande.
Puede inventar una letra como:

Así tiramos la pelota (y finge tirar la pelota imaginaria)
tirar la pelota, tirar la pelota
Así jugamos con los amigos
tirar la pelota, tirar la pelota.

Se pueden añadir más versos si los niños están interesados. Puede incluir dar patadas a la pelota, rodar la pelota, y para los niños mayores, rebotarla.

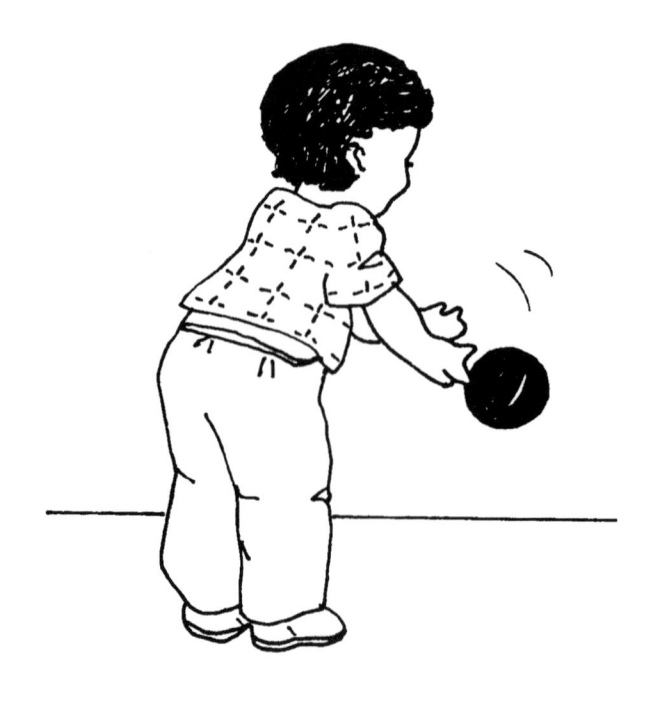

Usar temas con niños pequeños y los de dos años

Extensiones y variaciones:

- Cante la canción mientras rueda la pelota con los niños menores.
- Use pelotas reales con los niños mayores dentro de la clase o al aire libre.

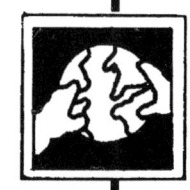

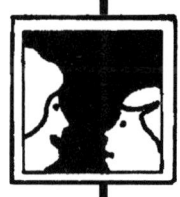

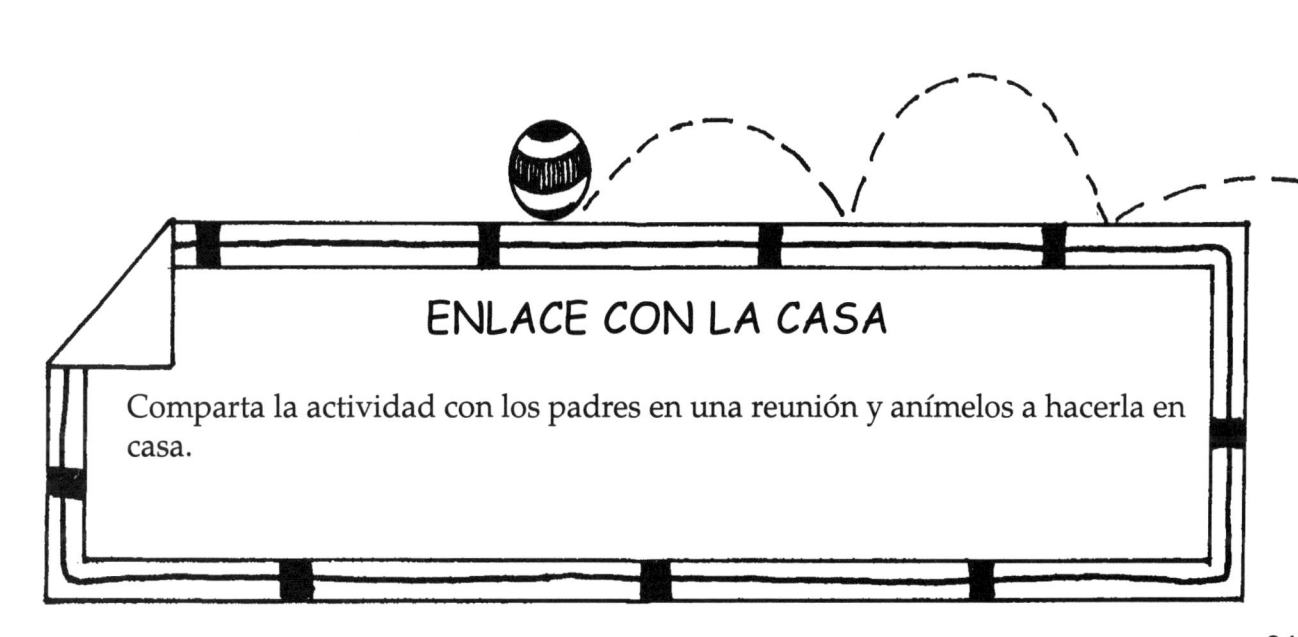

ENLACE CON LA CASA

Comparta la actividad con los padres en una reunión y anímelos a hacerla en casa.

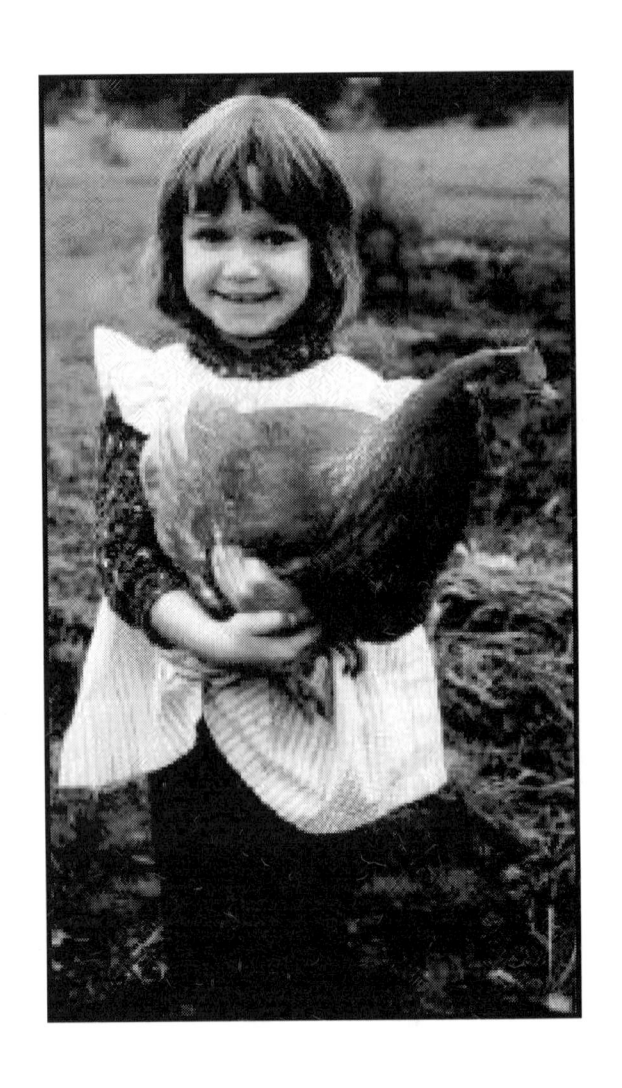

Usar temas con niños pequeños y los de dos años

ANIMALES DE LA FINCA

Comunicación

Títeres en palo*
Animales de la granja en
   la cartelera de fieltro

Descubrimiento

Encontrar los animales*
Emparejar los animales*

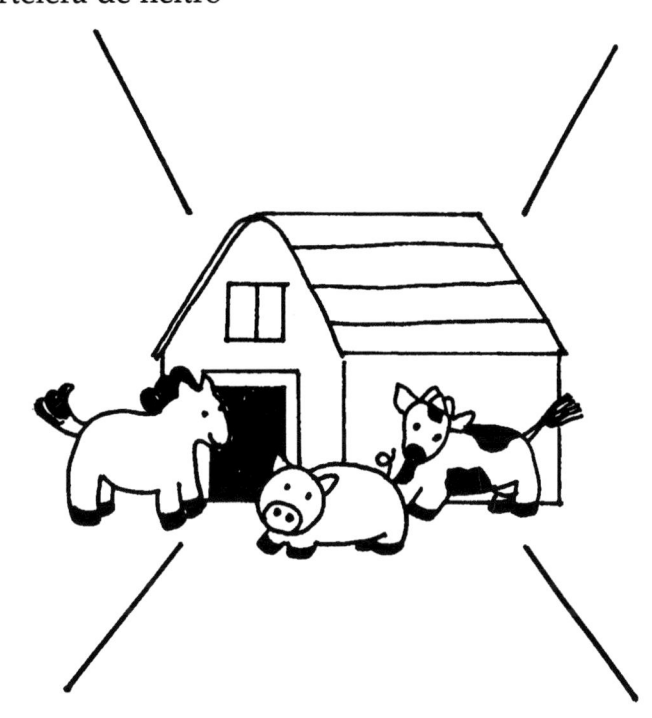

Movimiento

Lavar los animales de granja
   en la tina sensorial
Fingir mover como los animales
   de granja

Creatividad

Estampas de animales en la masa
   de modelar
Añadir animales a la zona
   de bloques
Canción de los animales de
   granja

Comprensión de sí mismo y de los otros

Hacer una finca*

Excursión: una visita a ver los animales o a una granja

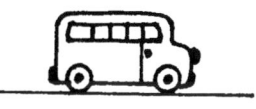

*Actividades se incluyen en las páginas siguientes

247

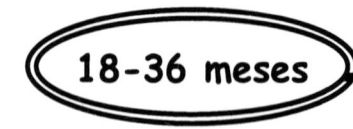

18-36 meses — Títeres de palo de animales

Propósito: Los niños imitan los sonidos de los animales mientras sostienen el títere de palo. Las canciones ayudan a los niños a conectar el nombre del animal con el sonido.

Materiales: fotos de animales de granja
palos (como los que se usan para el helado)
papel de plástico transparente para tapar las fotos
pegamento o cinta adhesiva

Preparación:
1. Encuentre las fotos de los animales en las revistas viejas o dibújelos.
2. Corte las fotos y tápelas con el plástico.
3. Pegue las fotos en los palos. Haga suficientes para que cada niño tenga uno.
4. Puede hacer esta actividad con un niño durante la hora de jugar o en un grupo pequeño de 1-6 niños.

Actividad: Cante o invente una canción acerca de los animales. Deje que el niño le enseñe los animales que le gustan. Use un títere de palo para mostrarles a los niños cómo mover el títere mientras se canta la canción. Mueva los títeres al ritmo de la canción. Anime a los niños a ponerse de pie mientras cantan.

Para variar, se puede sustituir el nombre del niño por el nombre del animal que tiene en la canción.

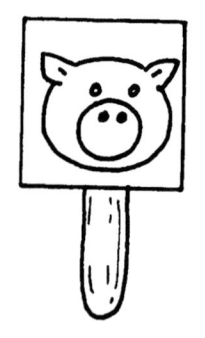

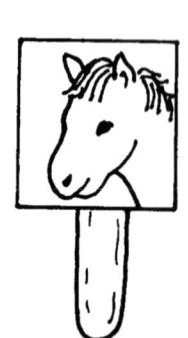

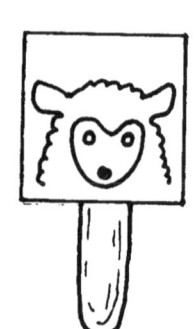

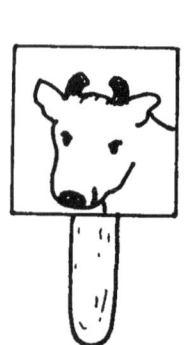

Usar temas con niños pequeños y los de dos años

Extensiones y variaciones:

- Use animales de peluche o animales de plástico para los niños menores.
- Use formas de fieltro para los niños mayores. Pueden poner las formas en la cartelera de fieltro durante la canción. Deje las formas y la cartelera después de la canción para que los niños puedan jugar.

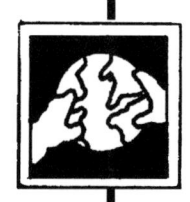

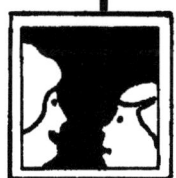

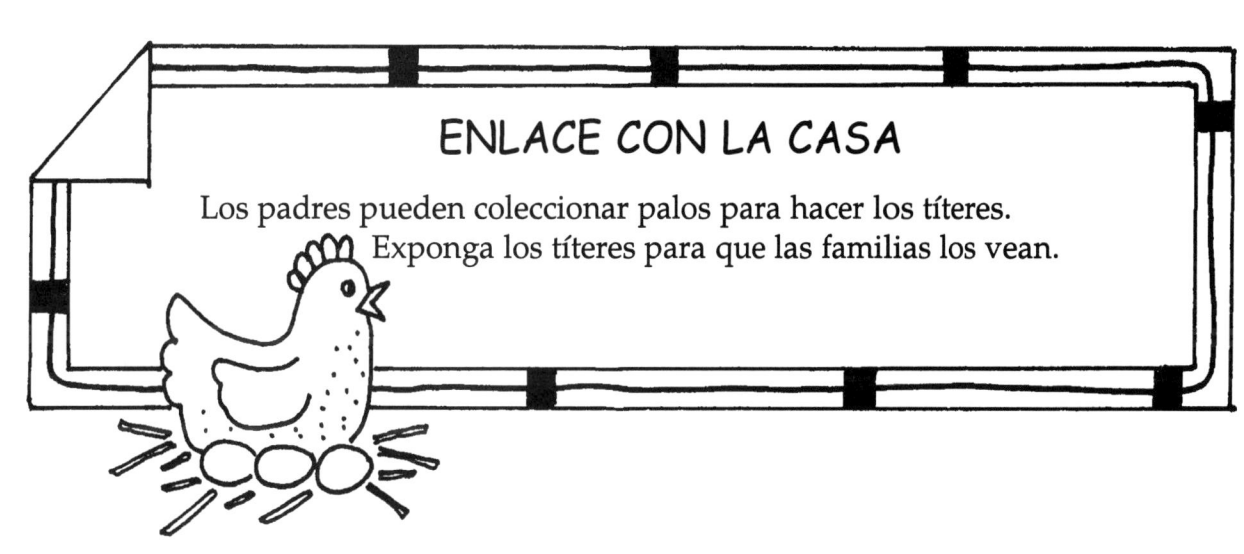

ENLACE CON LA CASA

Los padres pueden coleccionar palos para hacer los títeres.
Exponga los títeres para que las familias los vean.

Encontrar los animales

18-36 meses

Propósito: Los niños buscan los animales en paja o otros materiales similares y practican a identificarlos. Los animales que desaparecen y que reaparecen ayudan a los niños menores a comprender el concepto de la permanencia del objeto. Agarrar los animales ofrece práctica con los músculos pequeños.

Materiales: una variedad de animales pequeños de plástico
paja o otro material en donde esconder los animales (se puede usar papel también)
caja o la mesa sensorial
caja pequeña o cesta para guardar los animales

Preparación:
1. Llene la mesa o la caja con la paja u otro material similar.
2. Coloque los animales en una cesta o caja pequeña.
3. Es una buena actividad para la hora de selección libre.
4. Pueden jugar 2 niños por caja, o hasta 6 niños en la mesa sensorial.

Actividad: Traiga la caja de los animales a la mesa sensorial o caja pequeña. Sugiera a los niños que hagan un juego de esconder. Deje que cada niño elija un animal para esconder. Cuando todos los animales están escondidos, anime a los niños que los encuentren. Ponga la caja en el centro de la mesa y dígales que es el establo. Pueden poner los animales encontrados allí.

Mientras buscan, pregúnteles, "¿Qué sientes? ¿Es un animal? ¿Cómo es la paja?" Mientras que los niños encuentran los animales, anímelos a hacer los sonidos de los animales y luego ponerlos en el establo. Es muy posible que los niños quieran repetir la actividad después de encontrar todos los animales.

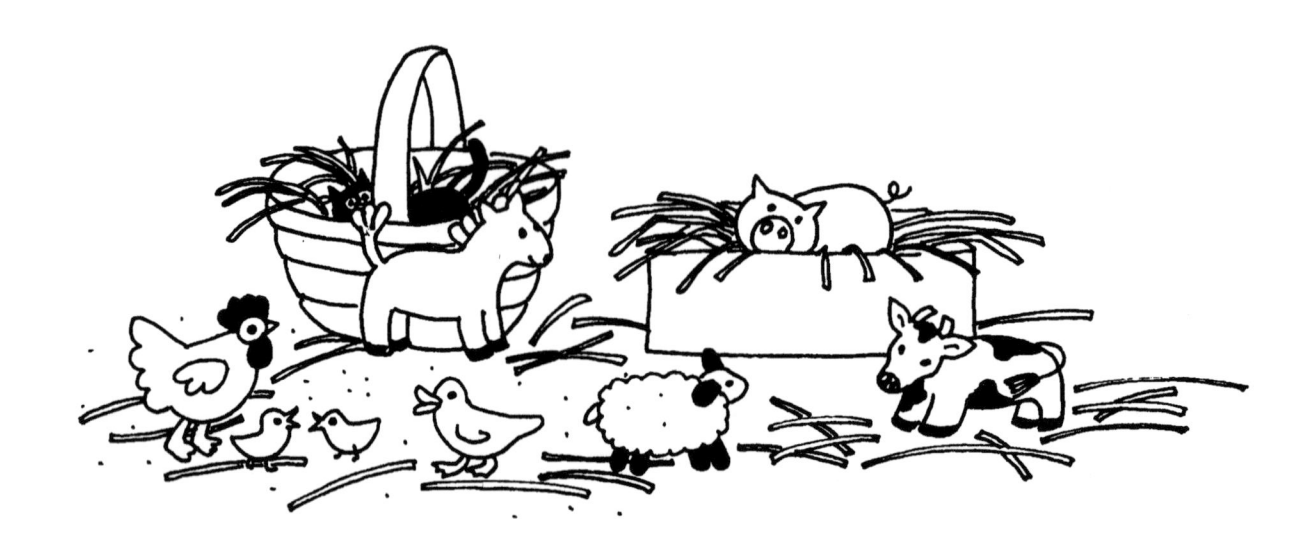

Extensiones y variaciones:

- Los niños menores pueden usar solo unos pocos animales. Elija animales más grandes para ellos.
- Es posible que los niños mayores quieran usar animales más pequeños. Incluya una mezcla si hay varias edades y sugiera que los niños mayores encuentren solo los animales más pequeños.

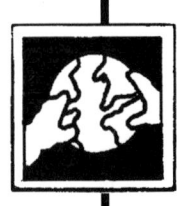

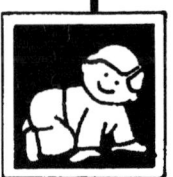

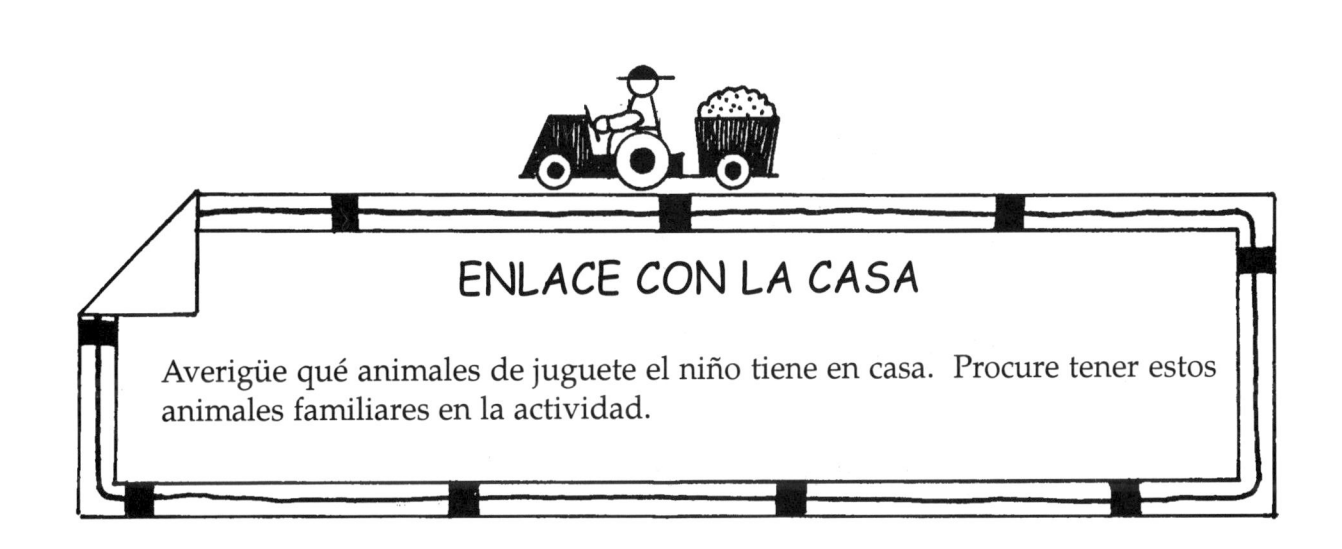

ENLACE CON LA CASA

Averigüe qué animales de juguete el niño tiene en casa. Procure tener estos animales familiares en la actividad.

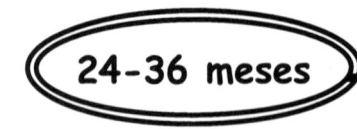

24-36 meses — Emparejar los animales

Propósito: El niño empareja las fotos de los animales adultos con los bebés. Aprende a categorizar y también aprende los nombres de los animales adultos y de los bebés.

Materiales: fotos de los animales adultos y de los bebés
papel de plástico transparente
una caja pequeña o una cesta

Preparación:
1. Corte las fotos de los animales adultos y los bebés
2. Cubra las fotos con papel de plástico transparente.
3. Ponga las fotos en una caja pequeña o en una cesta.
4. Esta actividad se puede colocar con los otros juegos manipulativos y se puede jugar en una alfombra o en la mesa.
5. Pueden jugar de 1-3 niños.

Actividad: Observe al niño explorar los materiales. Puede señalar un bebé y los padres. "José, aquí hay una vaquita. Se llama un becerro. ¿Cuál de los animales es su mamá? ¿Cómo se llama?" Empareje las fotos y pregúntele al niño si sabe el sonido que hacen. Anime al niño a buscar otro animal para emparejar con sus padres. Continúe hasta que el niño pierde el interés.

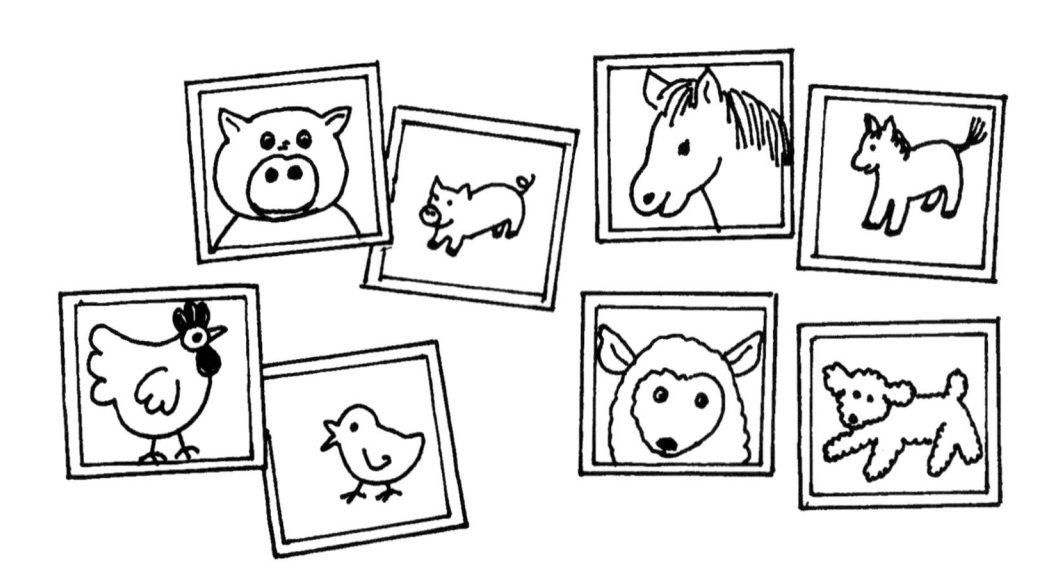

Usar temas con niños pequeños y los de dos años

Extensiones y variaciones:

- Los niños pequeños explorarán y nombrarán los animales, pero no sabrán distinguir los padres de los bebés.
- Los niños mayores podrán categorizar los animales en grupos de familia.

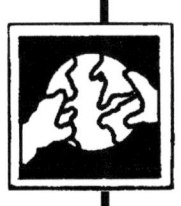

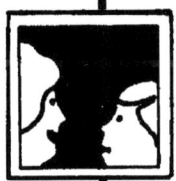

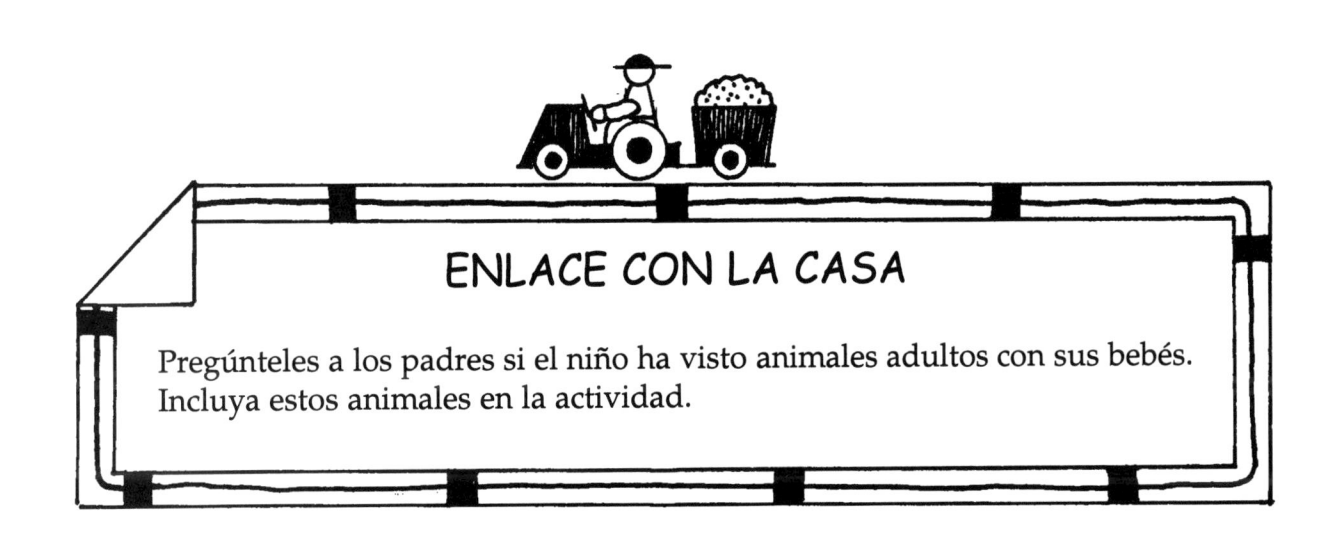

ENLACE CON LA CASA

Pregúnteles a los padres si el niño ha visto animales adultos con sus bebés. Incluya estos animales en la actividad.

24-36 meses — Hacer una finca

Propósito: El niño usa bloques, papel, y animales para hacer una finca para el juego imaginario. Los niños pueden cooperar para hacer una sola finca, o pueden crear finjas vecinas.

Materiales:
animales de granja de madera o plástico
bloques pequeños y palos para las cercas
papel amarillo para la paja
papel anaranjado para las zanahorias
papel rojo para las manzanas
cinta de enmascarar

Preparación:
1. Recoja una variedad de animales de granja.
2. Use un rincón en el suelo o una mesa para definir el espacio para la finca.
3. Para las fincas vecinas, use la cinta de enmascarar para poner las fronteras de cada finca.
4. Corte las formas de las zanahorias, las manzanas y la paja.
5. Ponga los bloques de cerca para que los niños puedan construir cercas, cobertizos y otras cosas.
6. Hasta 4 niños pueden trabajar en una granja de grupo, pero depende de la cantidad de materiales y la habilidad de trabajar juntos.

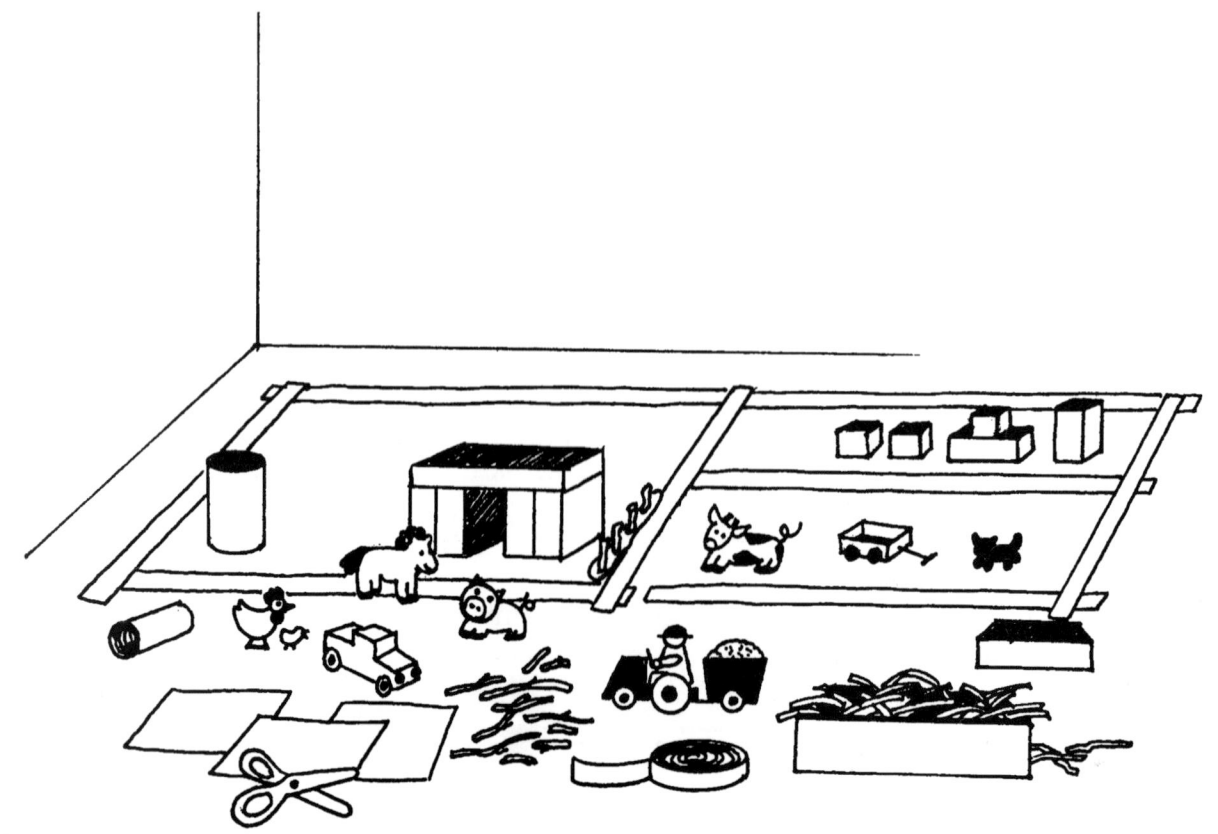

Actividad: Dígales a los niños que pueden hacer una finca. Déles los bloques para construir los establos y los cobertizos. Si es necesario, puede enseñarles a construir algo. Anime a los niños a dar de comer a los animales con las zanahorias, las manzanas y la paja. Pueden pensar en otras comidas para los animales. Pueden cortar las formas de la comida o pedirle que las corte. Mientras están jugando con la finca, hable con los niños de los nombres de los animales, cómo se cuidan, y cómo ayudar a los vecinos con sus animales. Añada libros para que los niños puedan mirar fincas mientras construyen.

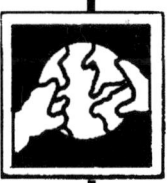

Extensiones y variaciones:

- Los niños menores preferirán jugar con los animales. Si los niños mayores quieren tener muchas cosas para sus fincas, coloque las fincas en una mesa lejos de los niños más pequeños.
- Los niños mayores pueden aprender del espacio individual cuando se usa la cinta para designar las fincas separadas. La cinta es un recuerdo visual de su propio espacio.

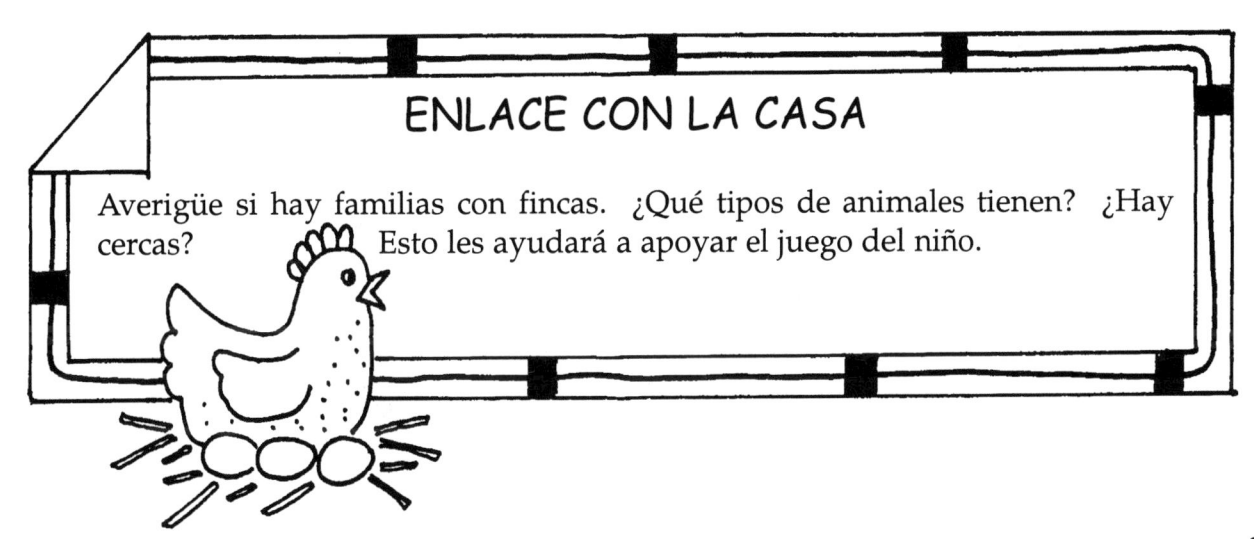

ENLACE CON LA CASA

Averigüe si hay familias con fincas. ¿Qué tipos de animales tienen? ¿Hay cercas? Esto les ayudará a apoyar el juego del niño.

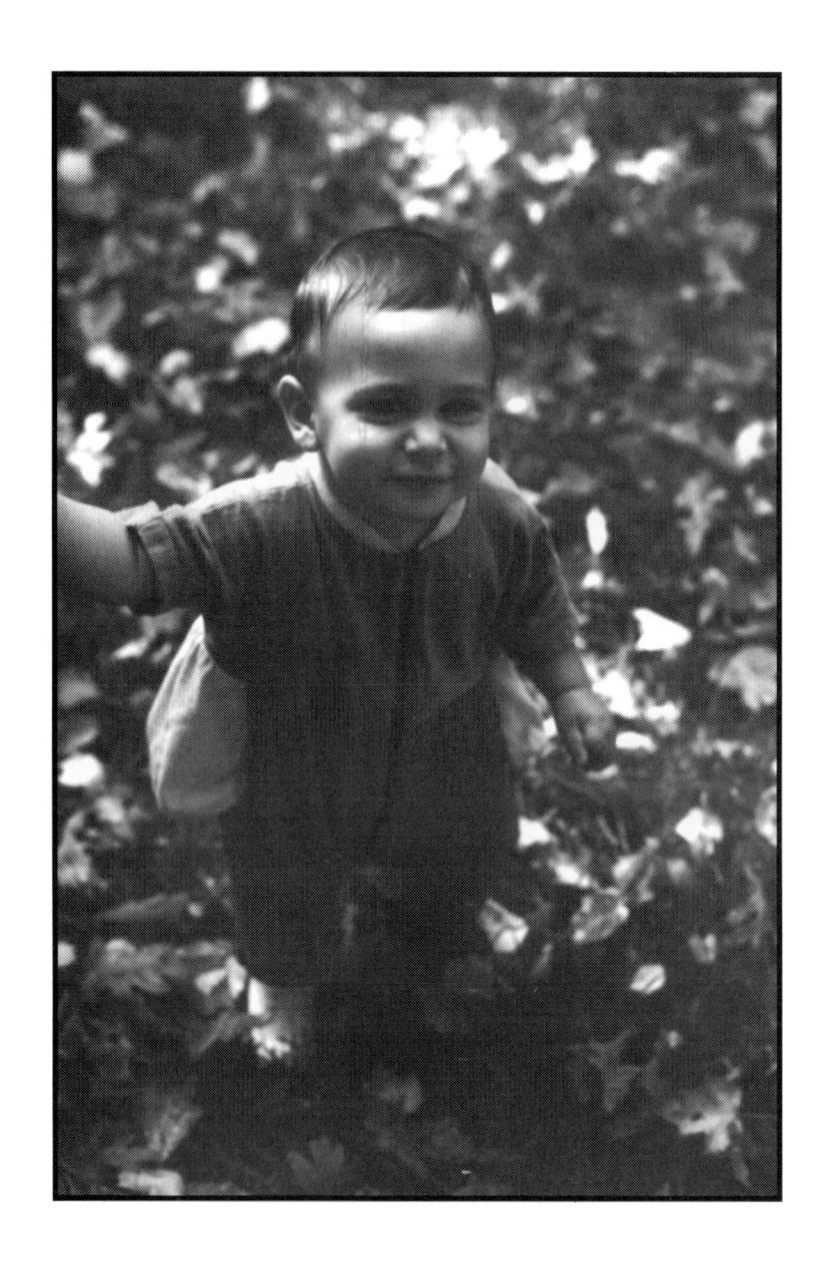

Usar temas con niños pequeños y los de dos años

EJEMPLO DE TEMA - BOLSILLOS

Comunicación

Discusión de los bolsillos individuales
Libro: *Un bolsillo para Corduroy*

Descubrimiento

¿Qué hay en mi bolsillo?*
Emparejar los bolsillos*

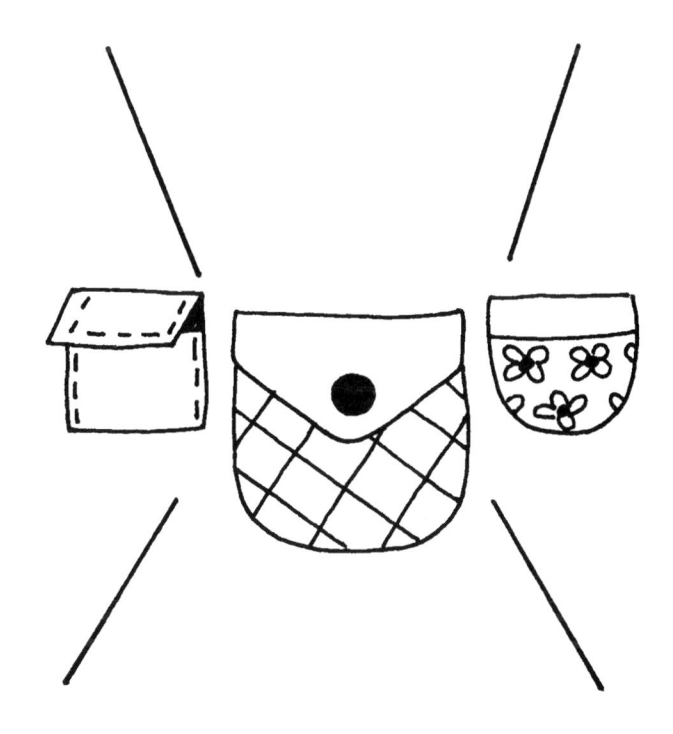

Movimiento

Baile de los bolsillos*
Poner los objetos pequeños en los bolsillos
Centro de juego dramático

Creatividad

Canción de los bolsillos
Ropa con bolsillos

Comprensión de sí mismo y de los otros

Día de bolsillos-Una discusión de los bolsillos de todos
Presentatición dramática de los animales que viven en un bolsillo

*Estas actividades se encuentran en las páginas siguientes.

Emparejar los bolsillos

24-36 meses

Propósito: Los niños emparejan bolsillos de tela en un juego hecho por la maestra. La actividad fomenta la habilidad de discriminación visual para emparejar diseños.

Materiales: tela o papel de 3-4 diseños diferentes
un cartón grande o papel grueso para el fondo
un cartón pequeño o papel grueso para la parte de atrás de los rectángulos
pegamento
tijeras
plastíco transparente para cubrir los bolsillos
cuchillo de utilidad
sobre

Preparación:
1. Corte formas de bolsillos de la tela o el papel.
2. Pegue los 'bolsillos' en el papel o cartón grande. Deje la parte de arriba abierta.
3. Corte los rectángulos o 'pañuelos' del mismo material para que quepan en los bolsillos.
4. Pegue los rectángulos al papel grueso para que sean más fáciles de manejar.
5. Cubra los bolsillos con el plástico transparente. Después de pegar, abra la costura de arriba del bolsillo con las tijeras o el cuchillo de utilidad.
6. Use el sobre para guardar los rectángulos. Ate el sobre a la parte de atrás del papel o cartón grande.
7. Este juego es bueno para 2 niños a la vez. Coloque el juego con otros juegos de emparejar y clasificar, y permita que los niños lo elijan.

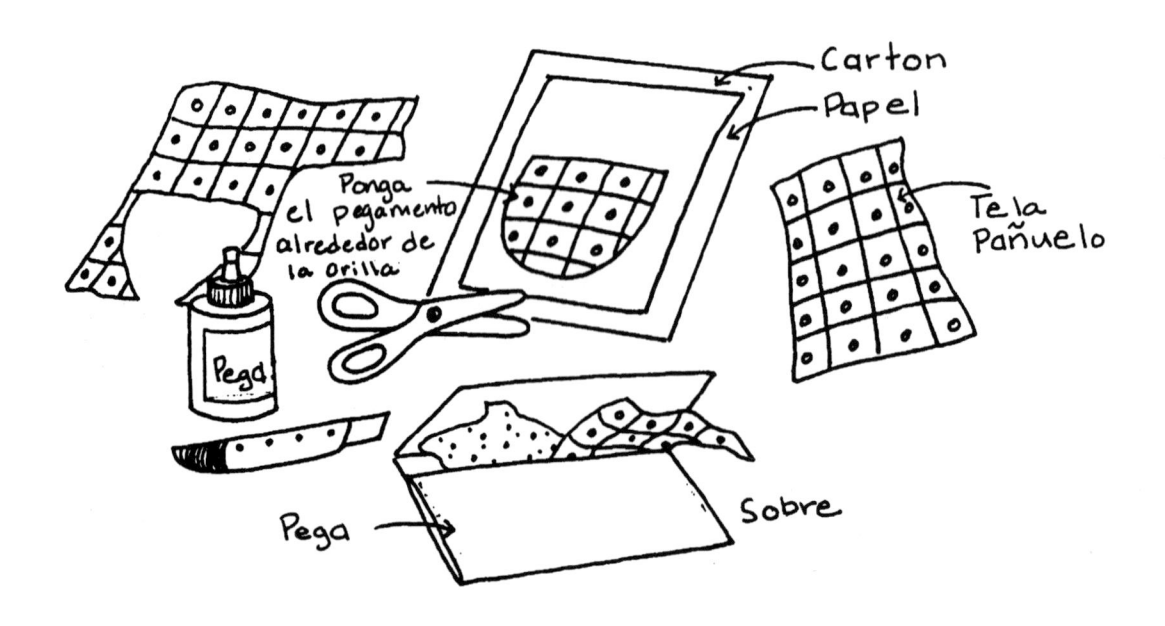

Actividad: Observe a los niños explorar el juego. Anímelos a emparejar el pañuelo con el bolsillo. "Clara, ¿puedes encontrar el mismo diseño para este pañuelo?" Algunos niños pueden tener dificultad al principio. Si el niño tiene dificultad, cubra todos los pañuelos menos dos para facilitar el proceso. Es posible que quieran repetir la actividad después de emparejarlos todos. Anímelos a repetir si quieren.

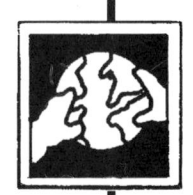

Extensiones y variaciones:

- Los niños pequeños disfrutarán de meter los pañuelos en los bolsillos sin emparejarlos.
- Para los niños con dificultad visual, puede hacer bolsillos más grandes de tela con diseños sencillos. Para empezar son suficientes dos bolsillos.

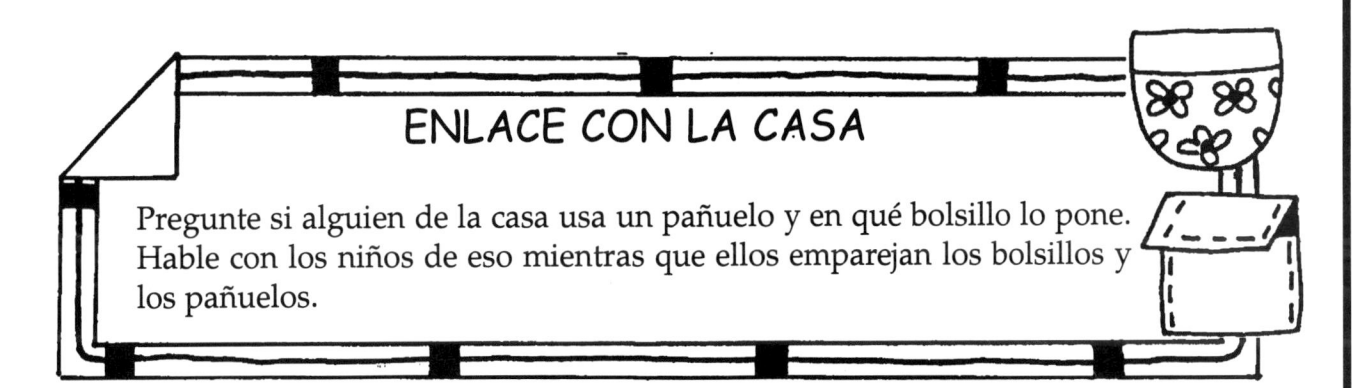

ENLACE CON LA CASA

Pregunte si alguien de la casa usa un pañuelo y en qué bolsillo lo pone. Hable con los niños de eso mientras que ellos emparejan los bolsillos y los pañuelos.

24-36 meses — ¿Qué hay en mi bolsillo?

Propósito: El niño esconde y descubre objetos en los bolsillos. Tienen que averiguar qué tamaño de objeto cabe en el bolsillo. Esta actividad fomenta el uso del lenguaje mientras que el niño habla de lo que hay en el bolsillo. Meter y sacar objetos es buena práctica para los músculos pequeños.

Materiales: delantales
objetos pequeños que caben en el bolsillo

Preparación:
1. Asegúrese de que todos llevan algo con bolsillos para el día, incluso los que cuidan a los niños. Los que no tienen bolsillos pueden llevar los delantales.
2. El adulto puede iniciar la actividad metiendo un objeto pequeño en su bolsillo.
3. Haga la actividad durante la hora de selección libre cuando los niños están jugando. Pueden jugar 3 niños a la vez. Esto permite tiempo para que cada uno pueda hablar de su objeto.
4. Esta actividad se puede hacer al aire libre, ya que la mayoría de las chaquetas tiene bolsillos.

Actividad: El que cuida a los niños puede empezar con un poema sencillo que el adulto ha inventado en el cual da el nombre de la persona y del objeto. Pídale al niño que le traiga un objeto para meter en el bolsillo. Cambie el poema para incluir el nuevo objeto. Es posible que el niño quiera meter un objeto en su bolsillo. Puede intentar primero el objeto que Ud. ha usado. Entonces, encuentre uno por él, métalo en el bolsillo y diga el poema juntos. Si han venido otros niños, déle a cada niño una oportunidad para encontrar un objeto y para tener un objeto en su bolsillo.

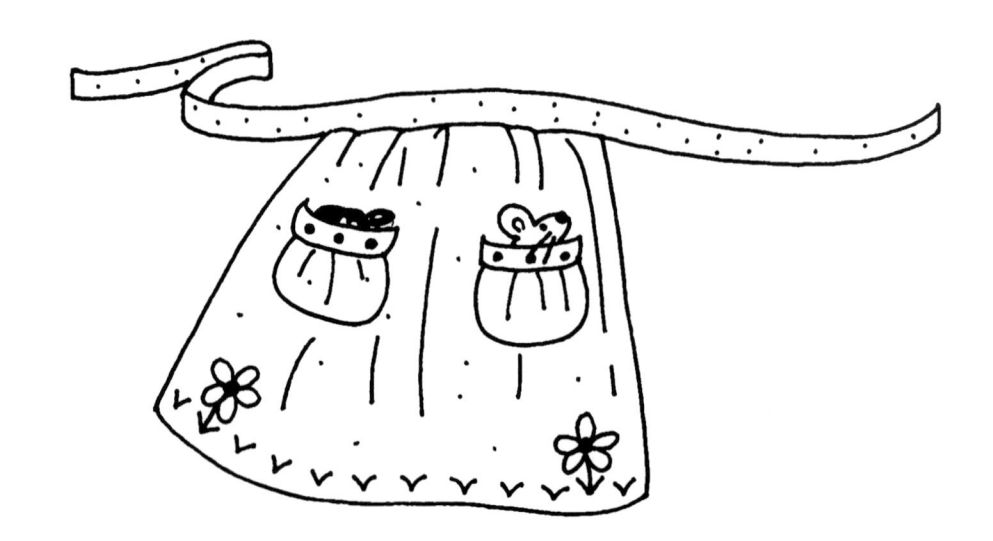

Usar temas con niños pequeños y los de dos años

Después de que cada niño ha tenido una oportunidad, pídales a los niños que encuentren objetos los unos por los otros. Van a necesitar su ayuda a recitar el poema. Para algunos será muy divertido encontrar muchos objetos, meterlos en los bolsillos y mostrárselos a los otros niños.

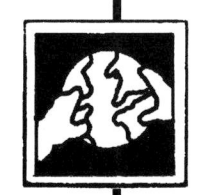

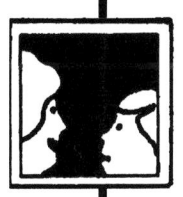

Extensiones y variaciones:

- Para los niños menores, será divertido meter y sacar cosas de sus propios bolsillos y del suyo.
- Los niños mayores disfrutarán de tener una cesta de objetos de los cuales elegir. Puede coleccionarlos antes de la actividad, asegurándose de que son bastante grandes para no ser tragados.

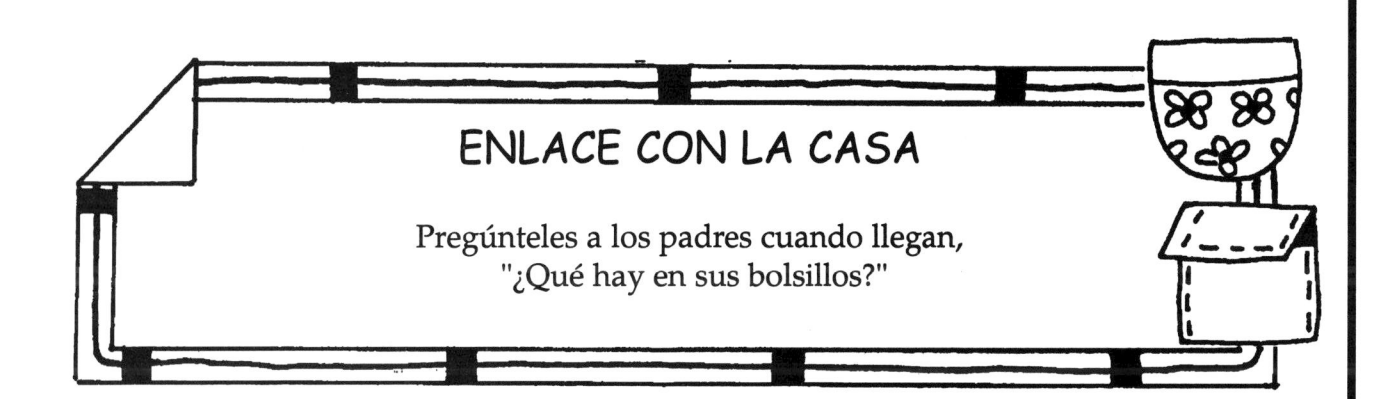

ENLACE CON LA CASA

Pregúnteles a los padres cuando llegan,
"¿Qué hay en sus bolsillos?"

24-36 meses

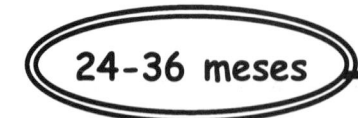

Baile de los bolsillos

Propósito: Los niños bailan con sus manos en los bolsillos. Practican moverse con el torso y las piernas. El baile ayuda a desarrollar su equilibrio.

Materiales: ninguno

Preparación: 1. Elija una canción para el baile. Puede usar un instrumento para crear un ritmo.
2. Un grupo pequeño de 4-8 niños puede bailar a la vez. Haga la actividad durante la hora de selección libre o la hora de música.

Actividad: Empiece cantando o tocando música para bailar. Meta sus manos en los bolsillos y pídales a los niños que hagan lo mismo. Si algunos no tienen bolsillos, pueden poner las manos en las caderas, o usar delantales con bolsillos. Dé instrucciones sencillas como, "Recuerden, métanse las manos en los bolsillos y bailen." Anímelos a bailar. Demuestre moviendo el torso de un lado a otro, moviendo la cabeza de arriba a abajo, sacudiendo una pierna, saltando marcando el ritmo con el pie. Algunos automáticamente sacan las manos de los bolsillos para aplaudir. Acepte su comportamiento. Anímelos que mantengan las manos en los bolsillos, pero recuerde que es difícil para un niño hacerlo por mucho tiempo mientras baila.

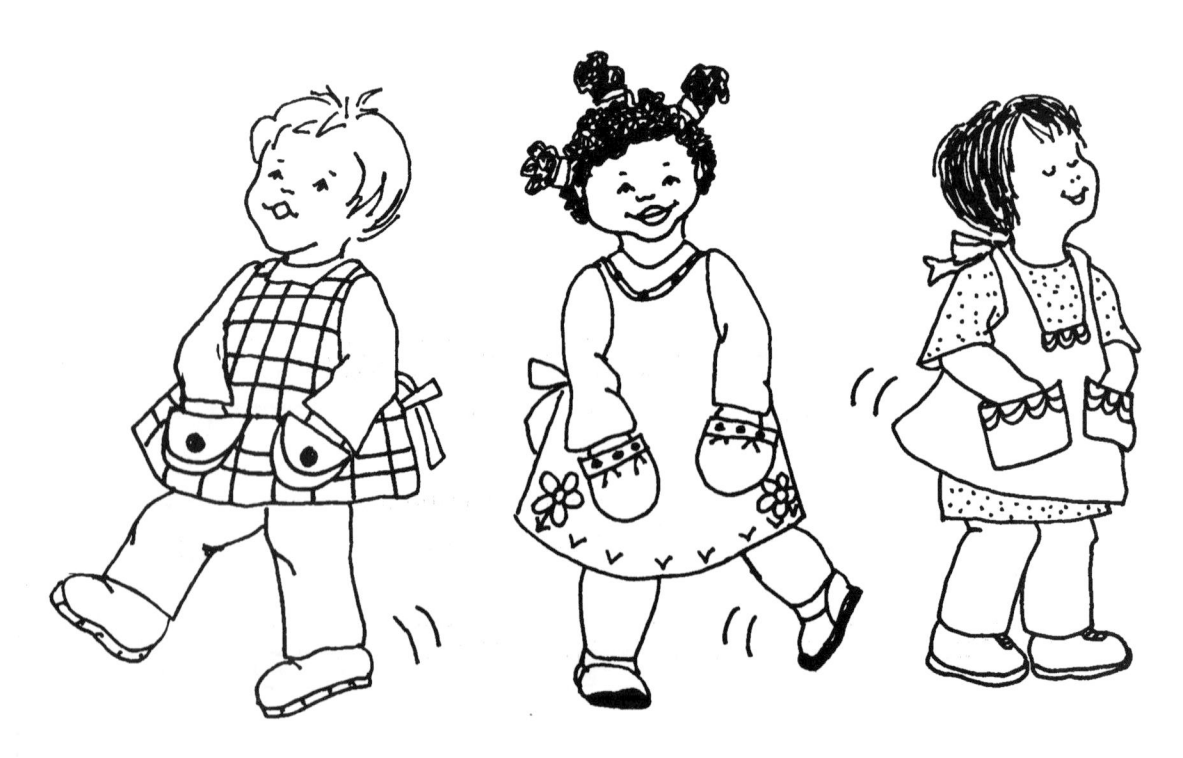

Extensiones y variaciones:

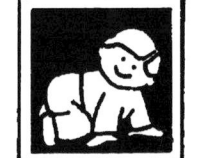

- El niño menor bailará y moverá con el ritmo. Es posible que meta una mano en el bolsillo.
- Los niños que tienen dificultad con el equilibrio podrán hacer la actividad sin las manos en los bolsillos. Pueden meter las manos en los bolsillos antes de bailar y después.

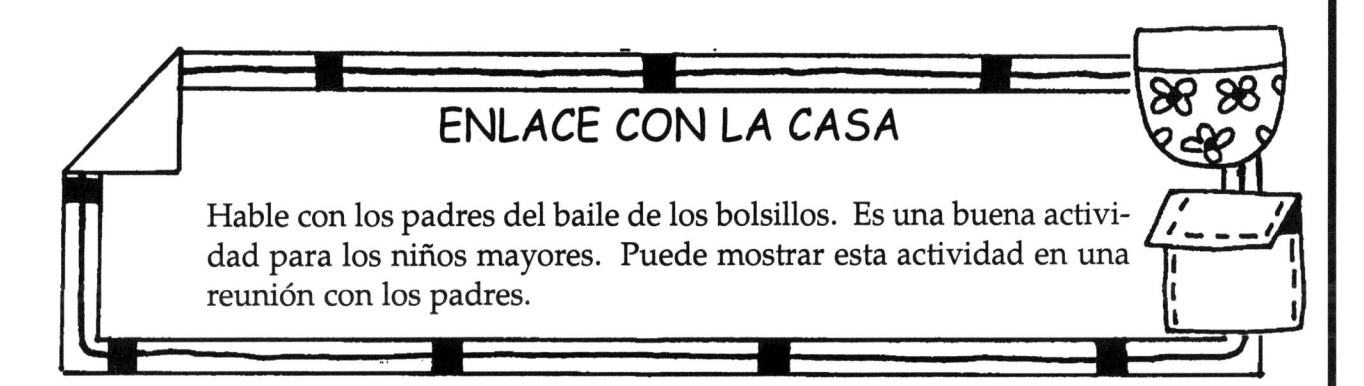

ENLACE CON LA CASA

Hable con los padres del baile de los bolsillos. Es una buena actividad para los niños mayores. Puede mostrar esta actividad en una reunión con los padres.

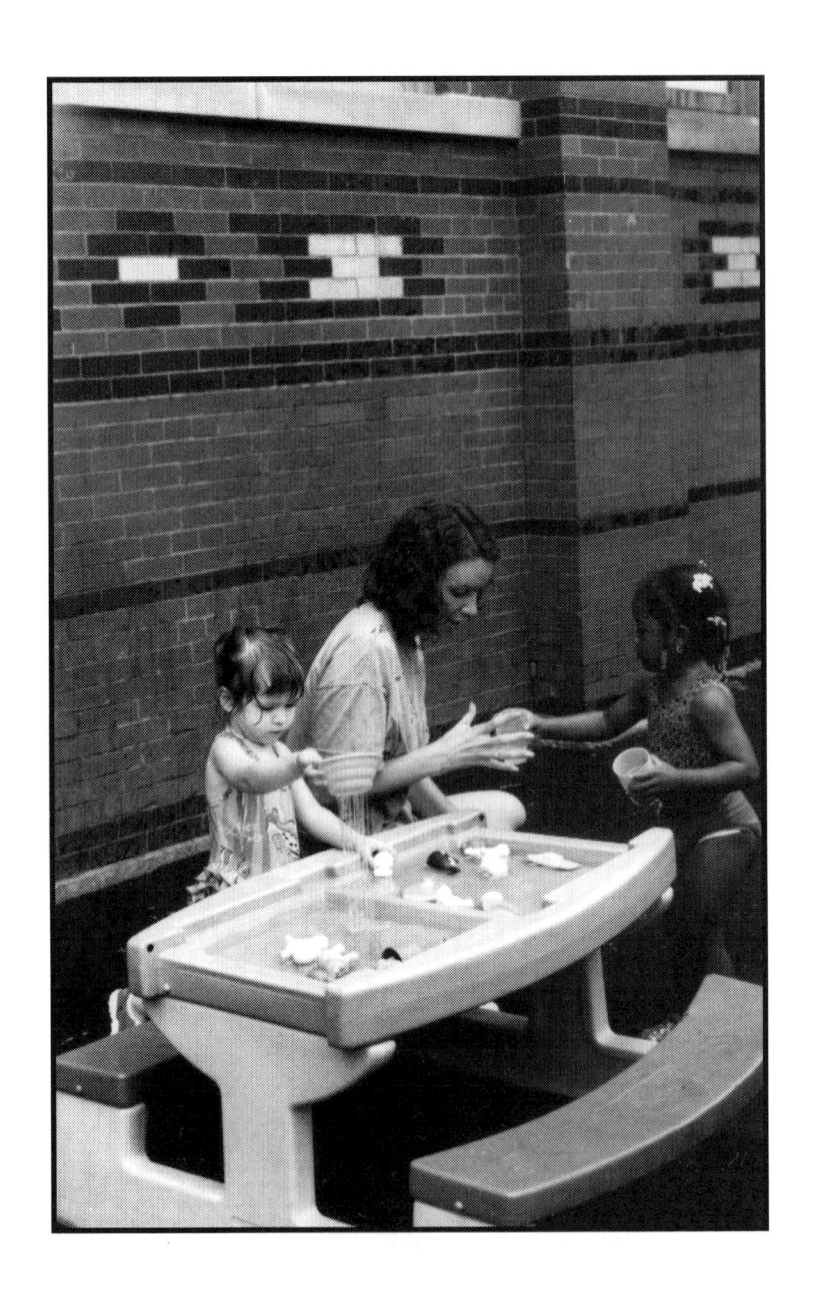

Usar temas con niños pequeños y los de dos años

EJEMPLO DE TEMA - AGUA

Comunicación

Leer libros de los baños
Escuchar los sonidos de agua
Hacer burbujas*
Observar el agua al aire libre

Descubrimiento

Poner agua fría y caliente
 en las tinas
Hacer lluvia*

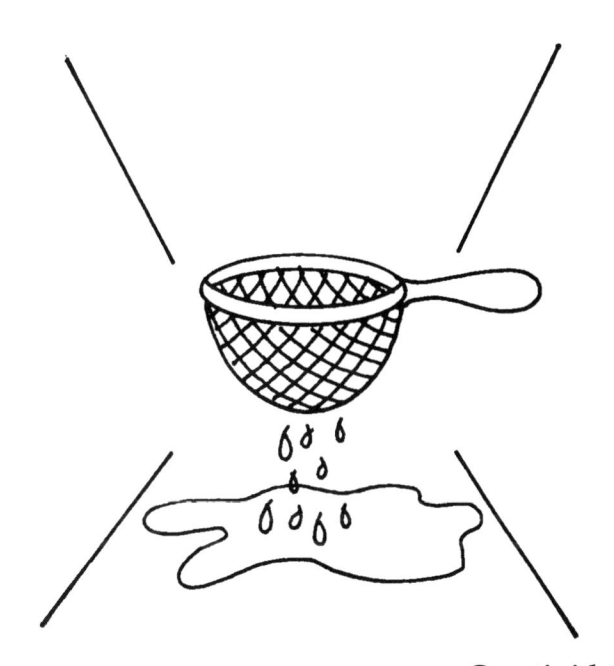

Movimiento

Echar chorros de agua al aire libre
Lavar las sillas (capítulo 5)
Hacer gotas de lluvia con cuentagotas (capítulo 5)
Saltar sobre los charcos*

Creatividad

Pintar con agua*
Canciones de la lluvia

Comprensión de sí mismo y de los otros

Captar las burbujas
Lavar (capítulo 5)

Excursión: Dar un paseo en la lluvia

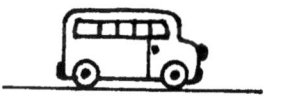

*Actividades que se encuentran en las páginas siguientes

Hacer lluvia

18-36 meses

Propósito: Los niños pueden hacer lluvia usando pascones y coladores en agua. Pueden observar el tamaño y el sonido de la lluvia y el proceso de la caída de la lluvia. Jugar con la lluvia da satisfacción y ayuda al niño a sentirse seguro de sí mismo.

Materiales: tina o mesa sensorial
coladores
coladores juguetes hechos de envases de plástico y latas vacías
envases vacíos sin agujeros
delantales impermeables

Preparación: 1. Haga coladores poniendo agujeros en los envases de plástico y las latas vacías.
2. Ponga agua en la tina o la mesa sensorial. El agua debe ser suficientemente profunda para llenar los coladores hasta la mitad, pero no muy profunda para que los niños no la derramen.
3. Coloque una variedad de coladores, coladores juguetes, y envases vacíos en la mesa sensorial.
4. Pueden participar 2 niños por tina, o 6 niños en la mesa sensorial.

Actividad: Dígales a los niños que pueden hacer lluvia con estos juguetes. Ayúdeles a ponerse los delantales. Anímelos que llenen los coladores con agua y que los sostengan sobre la mesa. La "lluvia" caerá del colador en la mesa sensorial. Mientras juegan, describa sus acciones. "Alejandro, haces que el agua haga un sonido. ¿Suena como la lluvia?" "Alejandro está haciendo mucha lluvia, y está cayendo rápidamente." A los niños les encanta jugar con agua, y se quedarán en esta actividad por bastante tiempo.

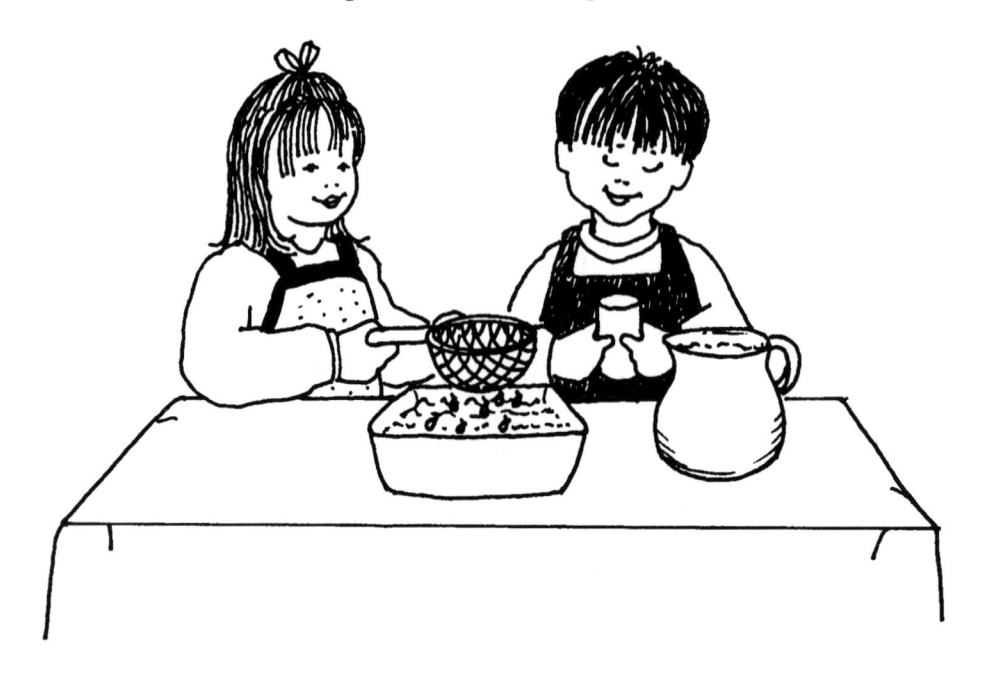

Extensiones y variaciones:

- Los niños menores usarán los coladores para mover el agua y salpicar. Es posible que practiquen con el concepto del agua cayendo del colador. Anímelos a dejar que el agua caiga en la tina y no en el suelo.
- Dé un paseo por la lluvia y hable con los niños mayores de cómo cae la lluvia. Cante canciones acerca de la lluvia mientras caminan.
- Use coladores para colar harina o sal dentro de la clase. Use coladores para la tierra al aire libre.

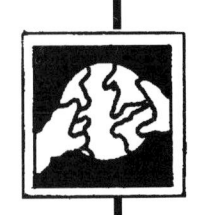

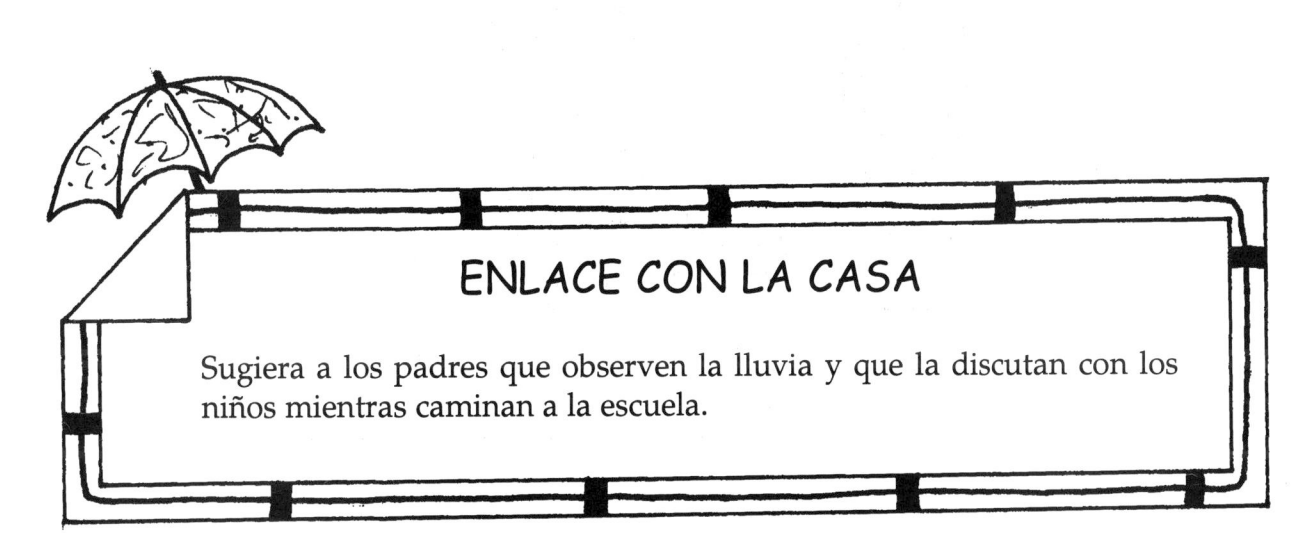

ENLACE CON LA CASA

Sugiera a los padres que observen la lluvia y que la discutan con los niños mientras caminan a la escuela.

18-36 meses — Hacer burbujas

Propósito: Los niños usan una variedad de utensilios con agua para hacer burbujas. Aprenden de las acciones que hacen burbujas y las propiedades de las burbujas.

Materiales:
tinas o mesa sensorial
detergente líquido
utensilio para rociar algo con su jugo
batidores
botellas de jabón vacías o casa vacías
delantales

Preparación:
1. Ponga agua en las tinas y la mesa sensorial, aproximadamente 3 pulgadas o 8 cm. de profundidad.
2. Añada un poquito del detergente. Mezcle el detergete con el agua para que se formen las burbujas.
3. Recoja los utensilios y las botellas de jabón y colóquelos en las tinas.
4. Esta es una actividad buena para la hora de selección libre. Pueden jugar 2 niños por tina o 6 niños en la mesa sensorial a la vez.

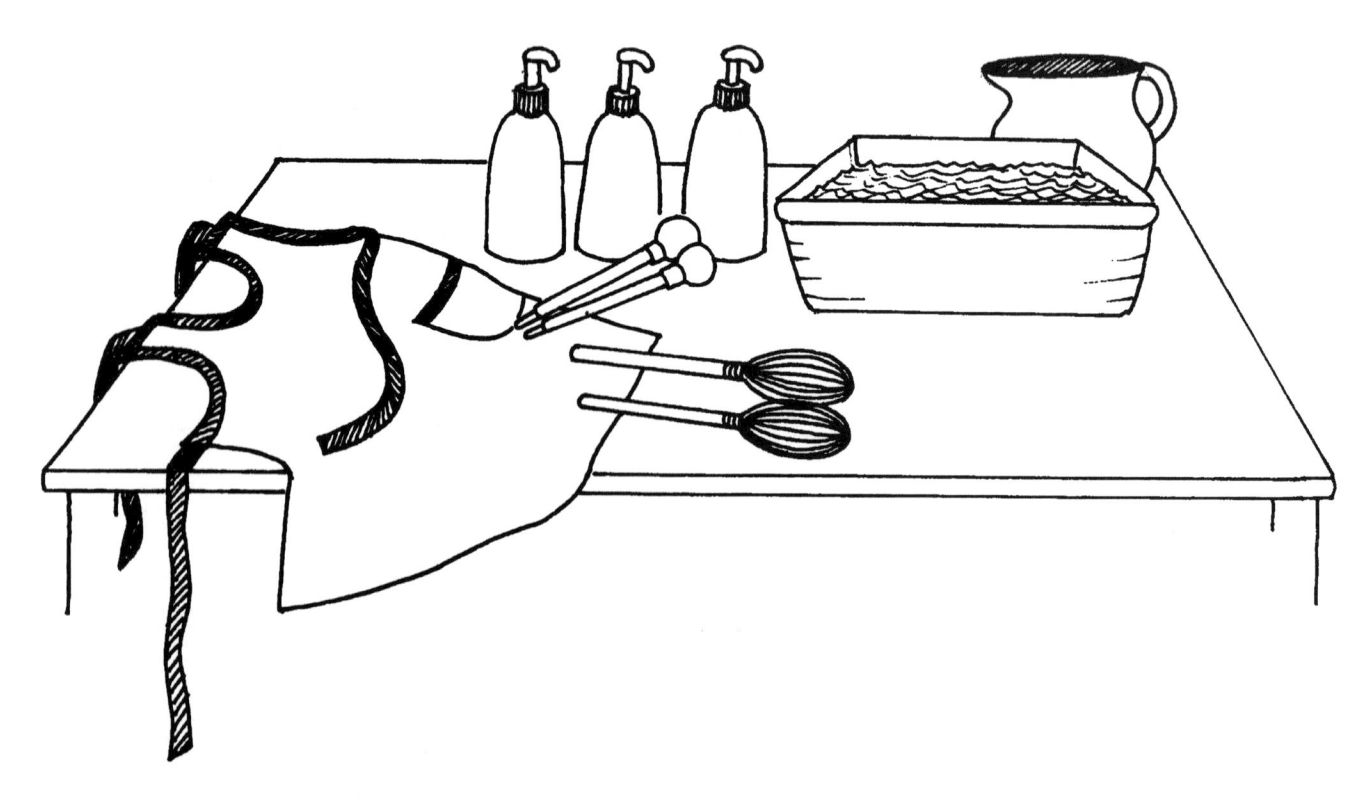

Usar temas con niños pequeños y los de dos años

Actividad: Dígales a los niños que van a hacer burbujas con los utensilios. Ayúdelos a ponerse los delantales antes de empezar. Muestre a los niños cómo hacer burbujas con los utensilios. Puede hacerles preguntas acerca de las burbujas. "¿Son grandes? ¿Pequeñas? ¿De dónde han venido las burbujas?" Muéstreles cómo batir el agua con el batidor. Pregunte, "¿Qué pasa con el agua?" Describa lo que están haciendo los niños mientras experimentan. Asegúrese de señalar los sonidos que hace el aire al salir de los utensilios de rociar y de las botellas.

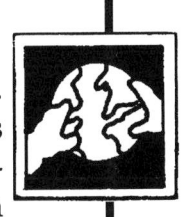

Extensiones y variaciones:

- Los niños menores harán burbujas revolviendo el agua con las manos o con cucharas grandes. Les gustará tocar las burbujas y hacerlas mover.
- Déles cucharas a los niños mayores y anímelos a agarrar las burbujas.
- Use esta receta y añada una cucharadita de glicerina para hacer burbujas al aire libre. La glicerina ayuda a las burbujas a durar más. Puede hacer algo para soplar las burbujas con pedazos de alambre o cortando agujeros grandes en las tapas de los envases.

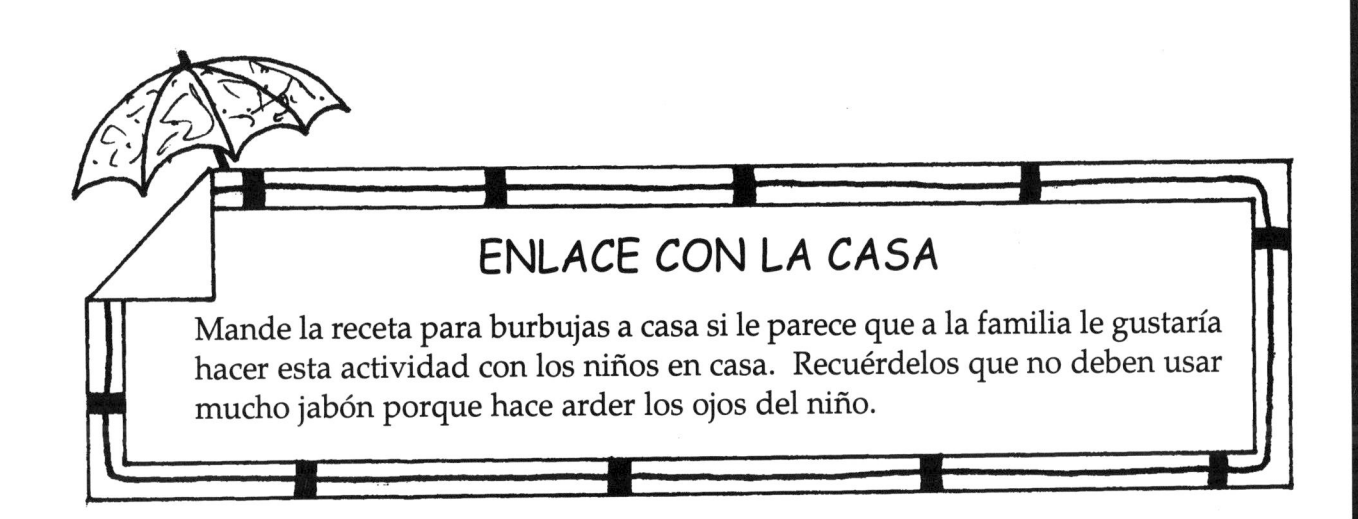

ENLACE CON LA CASA

Mande la receta para burbujas a casa si le parece que a la familia le gustaría hacer esta actividad con los niños en casa. Recuérdelos que no deben usar mucho jabón porque hace arder los ojos del niño.

24-36 meses — Pintar con agua

Propósito: Los niños 'pintan' con agua. Hacen diseños y practican las pinceladas. Pueden usar la imaginación mientras fingen ser pintores reales. Mientras el agua se seca, ven las propiedades de mojado y seco.

Materiales: brochas de pintar casas
latas o botellas de leche de plástico
hilo

Preparación:
1. Haga agujeros en las latas y ate hilo a las latas. Los hilos deben ser suficientemente largos como para colgar del cuello del niño.
2. Corte agujeros en las botellas de plástico para que la botella se convierta en un cubo con asa.
3. Esta es una actividad individual, así que hace falta una brocha para cada niño.

Actividad: Llene la lata o cubo a la mitad y ponga una broche cerca. Cuando llegan los niños para ver lo que está haciendo, dígales que pueden pintar con agua. Déle a cada niño un cubo y una brocha. Sugiera que usen la brocha para pintar los muebles. Si están al aire libre, pueden pintar la muralla o el equipo de recreo. Describa el trabajo mientras pintan. "Ana, estás pintando un estante de un color oscuro. Estás usando pinceladas grandes con la brocha." Mientras el agua se seca, pregunte a los niños porqué el objeto pintado se está cambiando de color.

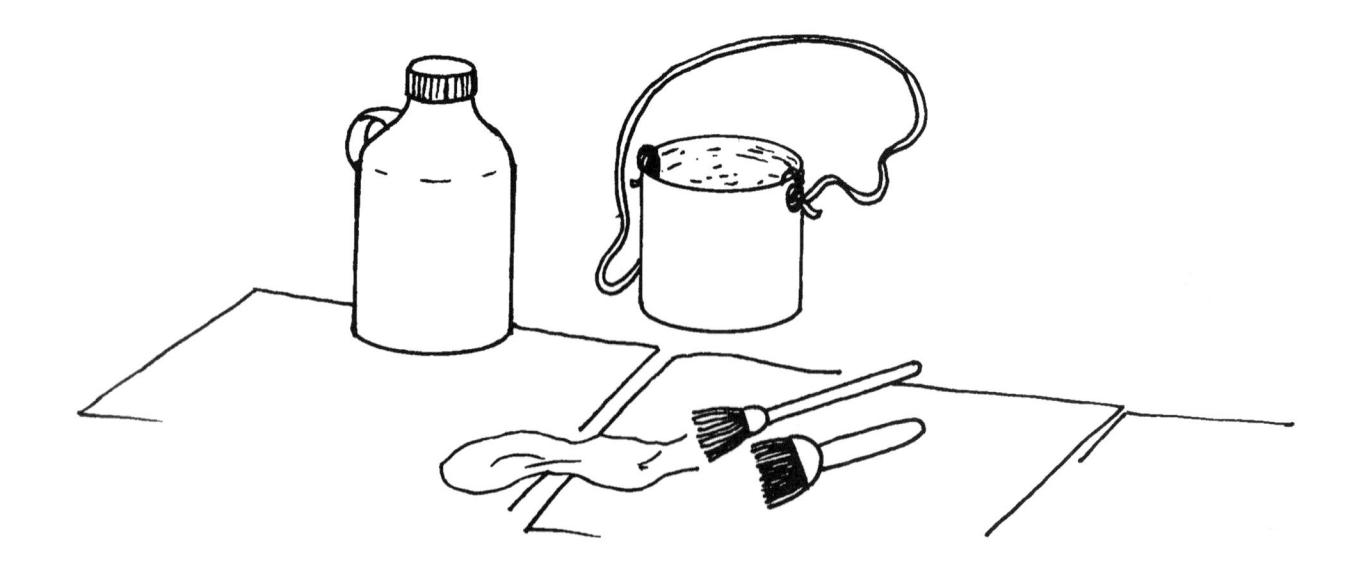

Usar temas con niños pequeños y los de dos años

Los niños estarán fascinados y algunos querrán continuar pintando por mucho tiempo. Asegúrese de tener suficientes brochas y latas para los niños que están esperando.

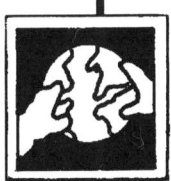

Extensiones y variaciones:

- Los niños menores necesitan brochas con mangos grandes y latas con aberturas anchas. Disfrutarán de la experiencia sensorial. El agua se siente fresca en la piel.
- Los niños mayores disfrutarán de llevar sombreros de pintor mientras pintan.
- Añadiría a la experiencia una visita para observar a unos pintores.

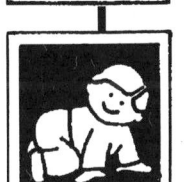

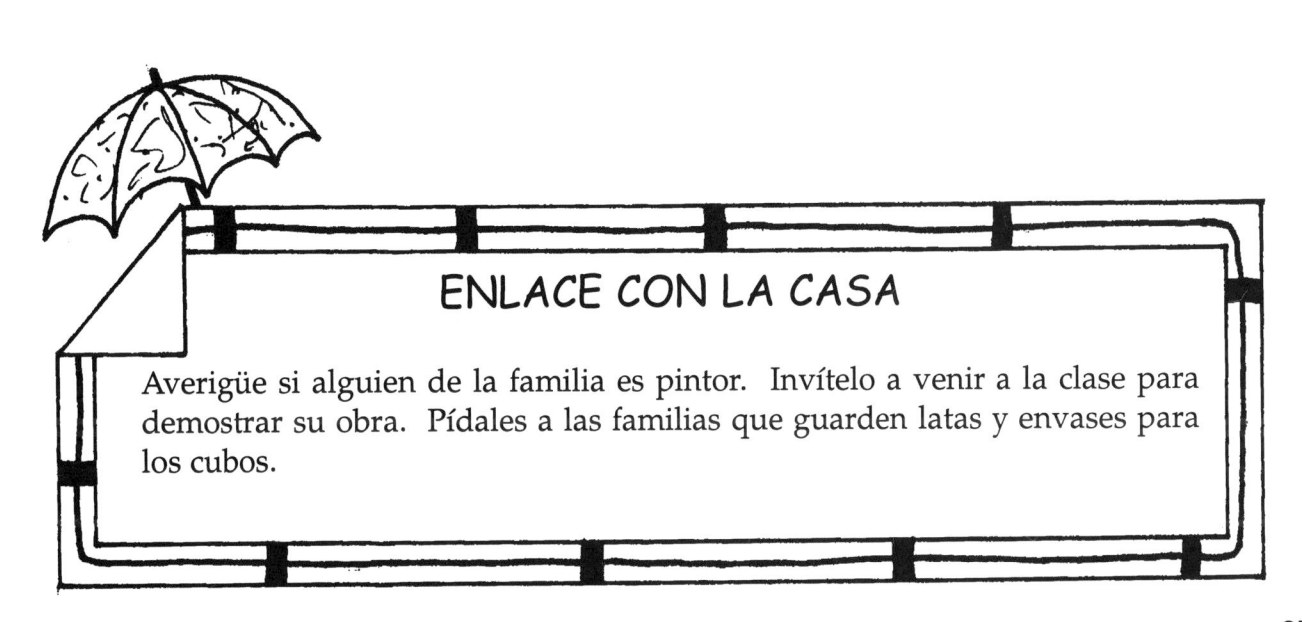

ENLACE CON LA CASA

Averigüe si alguien de la familia es pintor. Invítelo a venir a la clase para demostrar su obra. Pídales a las familias que guarden latas y envases para los cubos.

24-36 meses — Saltar sobre los charcos

Propósito: Los niños fingen saltar sobre los charcos y practican su abilidad de brincar. Les gusta mover el cuerpo y pueden comprender mejor el concepto de "sobre" mientras saltan.

Materiales: papel azul
tijeras
cinta adhesiva

Preparación:
1. Asegúrese de tener un espacio grande dentro de la clase o al aire libre.
2. Corte 4-6 charcos de papel
3. Si está jugando dentro de la clase, arregle los charcos con 8-12 pulgadas (20-30 cm.) de separación y sujételos al suelo. Si está al aire libre, ponga los charcos en la tierra.
4. Este juego funciona bien para individuos y para un grupo de 4-6 niños.

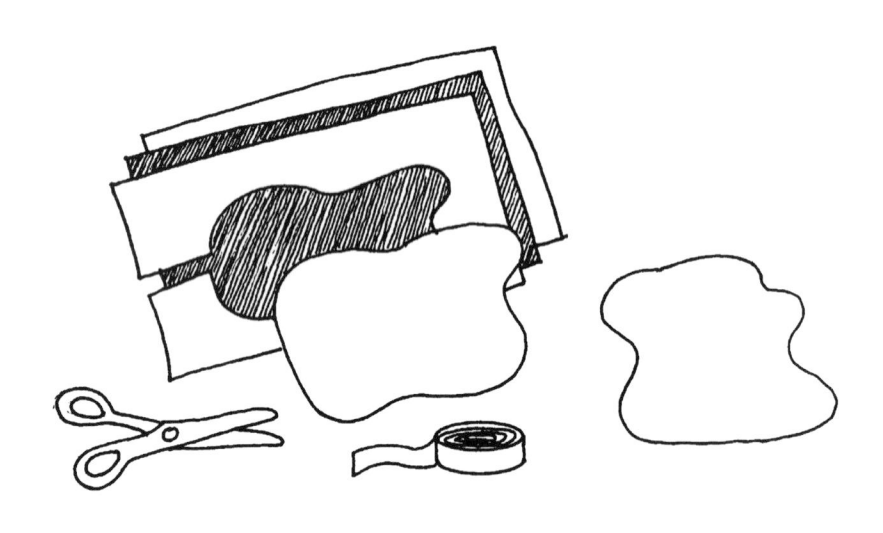

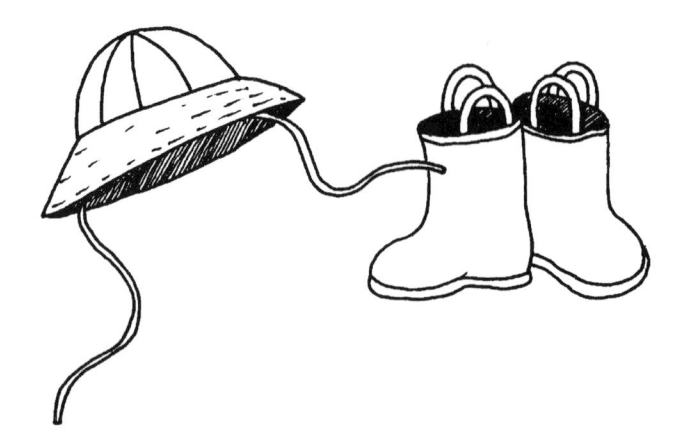

Actividad: Cuando los niños se acercan, explíqueles el juego. "Pedro, estos son charcos imaginarios. Enséñame si puedes saltar sobre los charcos." Puede demostrar. El niño lo puede seguir. Describa como salta el niño: "Pedro, has saltado sobre el charco. Has saltado con los dos pies." Anímelos mucho. "¡Qué salto más grande!" "Has saltado muy alto esa vez." Invite a los niños a participar. Comente sobre el hecho de que dos niños están saltando juntos.

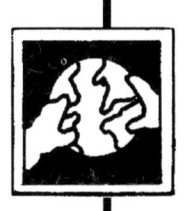

Extensiones y variaciones:

- A los niños menores es posible que les guste más dar un paso sobre los charcos.
- Varíe el tamaño de los charcos. Puede usar las formas geométricas.
- Varíe los colores de los charcos.
- Añada botas y sombreros para la lluvia mientras saltan los charcos.
- Dé un paseo con ellos en la lluvia y salte charcos reales.

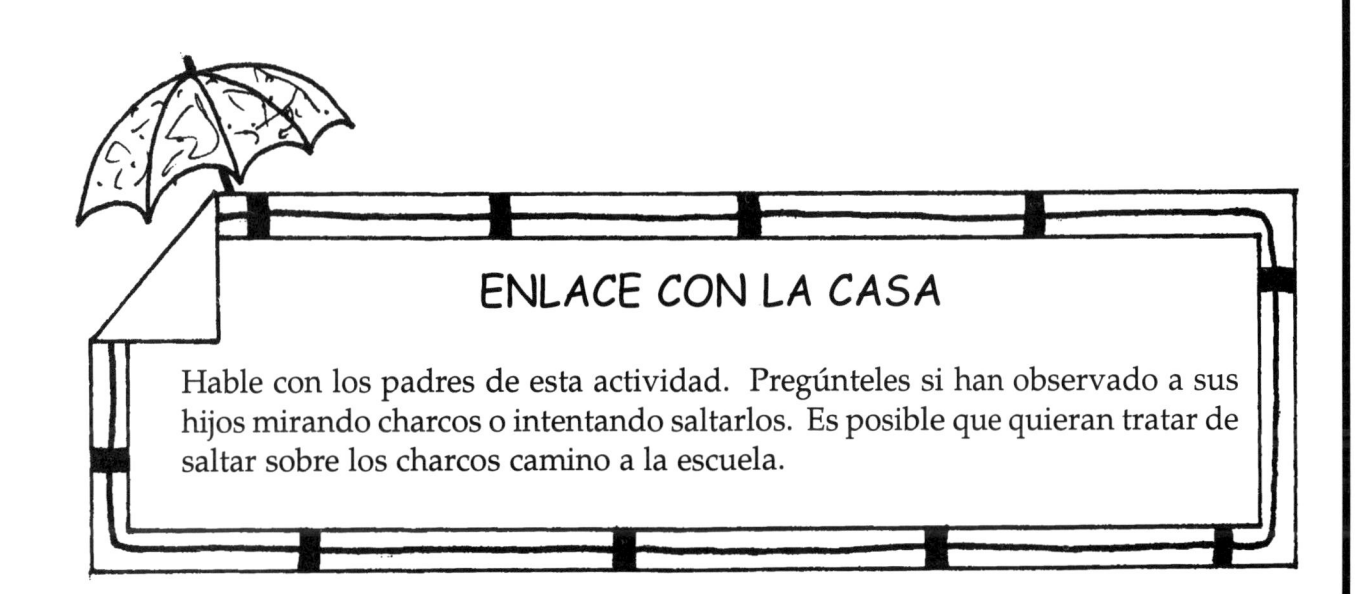

ENLACE CON LA CASA

Hable con los padres de esta actividad. Pregúnteles si han observado a sus hijos mirando charcos o intentando saltarlos. Es posible que quieran tratar de saltar sobre los charcos camino a la escuela.

CAPÍTULO SIETE

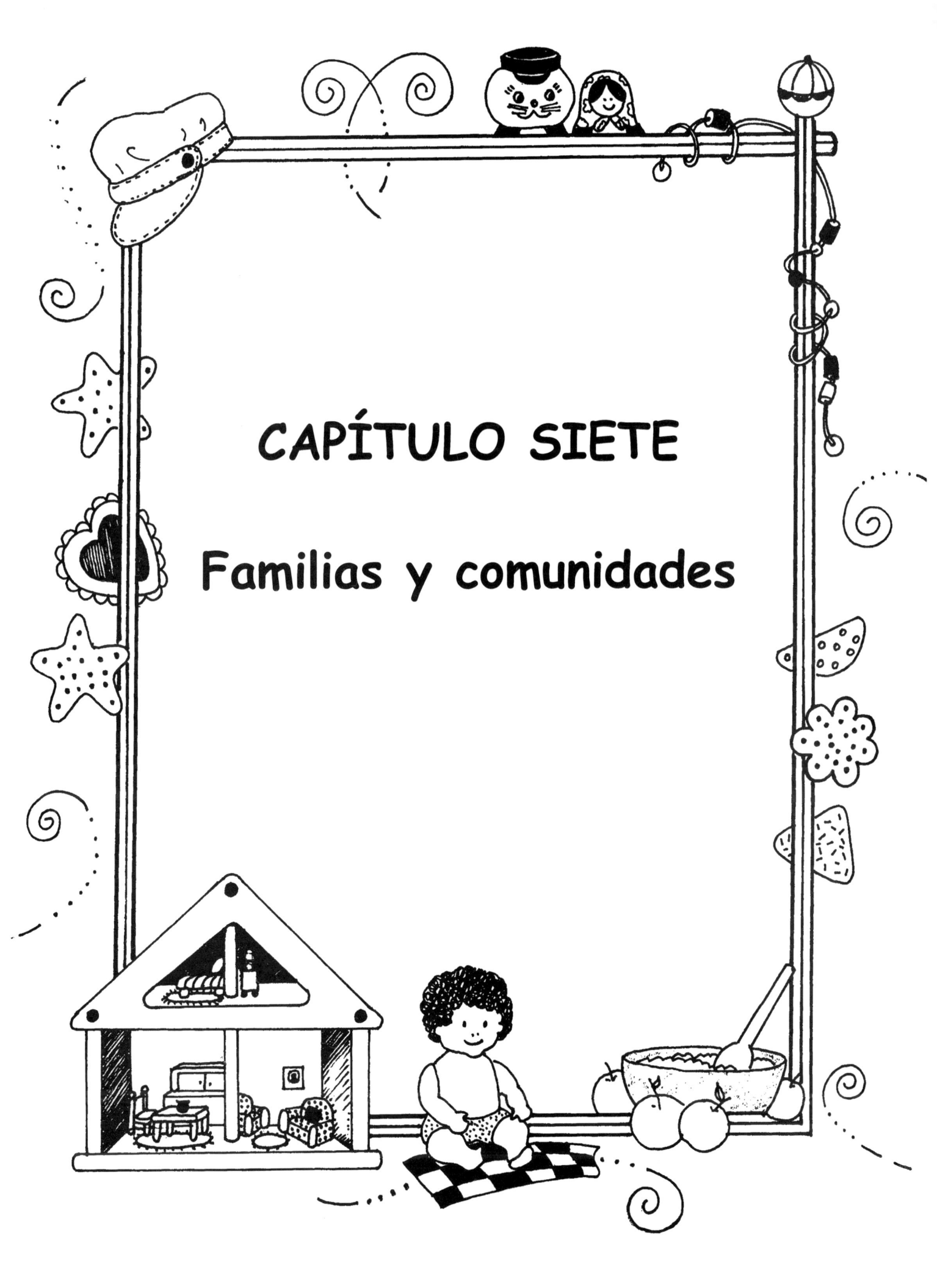

Familias y comunidades

Como incluir a las familias y las comunidades

Familias

Las personas más importantes en la vida de los infantes y de los niños pequeños son los adultos que los cuidan, en especial, sus padres. La familia entera, los hermanos, tíos, primos, abuelos, tienen un papel importante para el niño pequeño. Las familias son fuentes de amor, identidad y seguridad. También presentan mucha información nueva y aprendizaje.

Las actividades que ayudan a los infantes y a los niños pequeños a aprender de sus familias y de las familias de los otros son una parte importante en el desarrollo del niño. Este capítulo ofrece a los que cuidan a los niños unas ideas que se relacionan a los papeles familiares, los miembros familiares, las tradiciones familiares, y las celebraciones familiares. Estas actividades de aprendizaje les dan a los jóvenes la oportunidad de recrear aspectos de la vida familiar, por ejemplo, cuidar a los bebés o visitar a los parientes. Por medio de su juego, los niños desarrollan un mejor sentido de lo que significa ser una familia. Las actividades también conectan a cada niño emocionalmente con su familia, lo cual le da apoyo adicional cuando el niño está separado de la familia durante el día.

Comunidades

Junta con las familias, la comunidad es una fuente de apoyo y aprendizaje. Los infantes y los niños pequeños aprenden todos los días de la gente y los lugares en la comunidad mientras acompañan a los que los cuidan al parque, a la tienda, y a la guardería. Este capítulo incluye unas actividades para ayudar a los infantes y los niños pequeños a explorar sus alrededores, incluso los lugares de la vecindad y en la comunidad. Los niños pequeños están interesados en la ropa de trabajar y en los utensilios. Fingiendo ser panadero, el niño aprende del trabajo de panadero y del pan.

¿Quién está en la foto?

6-36 meses

Propósito: El niño identifica a miembros de la familia. El adulto puede hacer un cubo de fotos y puede hacer un juego de adivinanza con el niño. Este juego es importante para el desarrollo en el niño de un sentido de sí mismo y de su familia. El niño de más de 2 años puede pegar las fotos en el cubo usando los músculos pequeños y su creatividad. El niño mayor practica diciendo los nombres y hablando de su familia.

Materiales: una foto vieja de la familia de cada niño (que la familia permite cortarse)
una foto de cada niño que Ud. saca en la clase
envase de leche o jugo
pegamento
rotuladores
papel de plástico para proteger las fotos

Preparación:
1. Haga el cubo cortando la mitad de arriba de cada envase de leche. Aplaste la parte de arriba doblando la parte de arriba y pegándola. (Véase la ilustración). Forme un cubo. Cierre con cinta adhesiva.
2. Corte de la foto a los miembros individuales de la familia (madre, padre, hermanos) y pegue una foto en cada cara del cubo. Pegue una foto del niño en una cara.
3. Cubra las fotos con papel de plástico para que duren más.
4. Esta actividad se puede hacer con 1-3 niños a la vez.

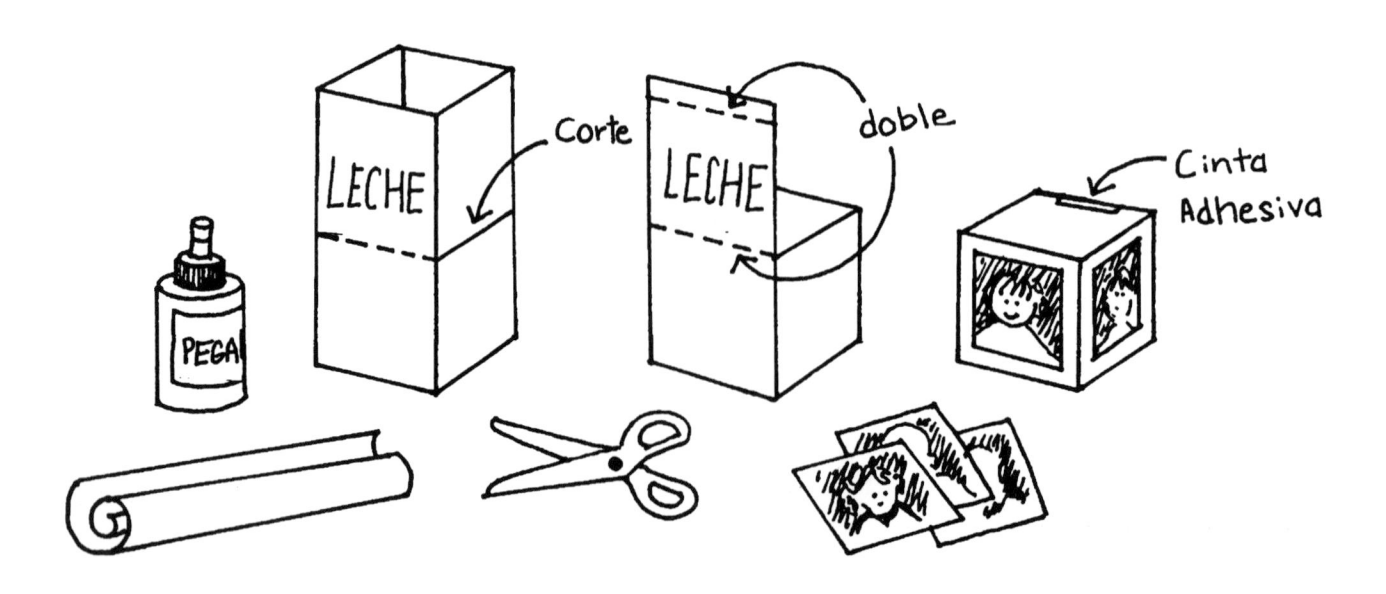

Actividad: Siéntese en el suelo con el niño o un grupo de niños. Haga un juego de adivinanza con un niño. Pregunte al niño, "¿De quién es la foto?" Si tiene un grupo de niños, asegúrese de que le toca a cada niño responder.

Si tiene un grupo de diferentes edades, permita que el niño menor explore el cubo.

Pida a los niños de más de 2 años que le digan quién está en el cubo, y anímelos a nombrar a las personas en la otra cara del cubo.

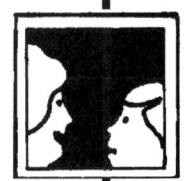

Extensiones y variaciones:

- Incluya fotos de los abuelos y los otros parientes.
- Haga un cubo para cada niño en el grupo. Es una actividad buena para aprender los nombres.
- Use fotos grandes para los niños con dificultad visual.

ENLACE CON LA CASA

Asegúrese de que las familias permiten que corte las fotos para esta actividad. Si no quiere que la corte, pegue la foto de la familia en una cara del cubo y dibuje objetos para que el niño los identifique en las otras caras. Mande a casa el cubo para que la familia pueda jugar en casa.

18-36 meses — Hacer un collar para mamá

Propósito: Los niños practican el control de los músculos pequeños mientras hilan objetos para hacer un collar para su madre o para otra persona importante en su vida. A los niños les encanta la emoción de cuidar de los otros haciendo y dando un regalo.

Materiales: hilo (un hilo grueso es más fácil para los niños pequeños)
cinta adhesiva para la parte extrema del hilo
objetos para hilar como botones, pedazos de plástico, o pajas
envases donde guardar las cosas

Preparación:
1. Corte pedazos de hilo para los collares.
2. Haga un nudo a un extremo del hilo. Ponga cinta adhesiva en el otro extremo para que sea más fácil hilar los objetos.
3. Coloque los objetos para hilar en 2 envases en una mesa baja o en el suelo.
4. Esta actividad puede incluir un grupo pequeño de 1-6 niños con un adulto. Es importante que estén presentes suficientes adultos para asegurar que los niños pequeños no se tragan los objetos para hilar.

Actividad: Invite al niño a hacer un collar para su madre o para otro miembro de su familia. A los padres les gusta cualquier cosa hecha por su hijo, incluso un collar. Déle a cada niño un hilo y señale los objetos para hilar. "Cristina, puede hilar estos botones tan bonitos en el hilo para hacer un collar." Haga una muestra sencilla con unos pocos pedazos para mostrar el proceso de hilar. Los niños menores necesitarán ayuda para hilar las cuentas. Sostenga el hilo y deje que pongan ellos los objetos. Los niños de dos años van a necesitar ayuda con el primer objeto y entonces querrán sostener el hilo e hilar las cosas independemente. Anímelos a que sigan.

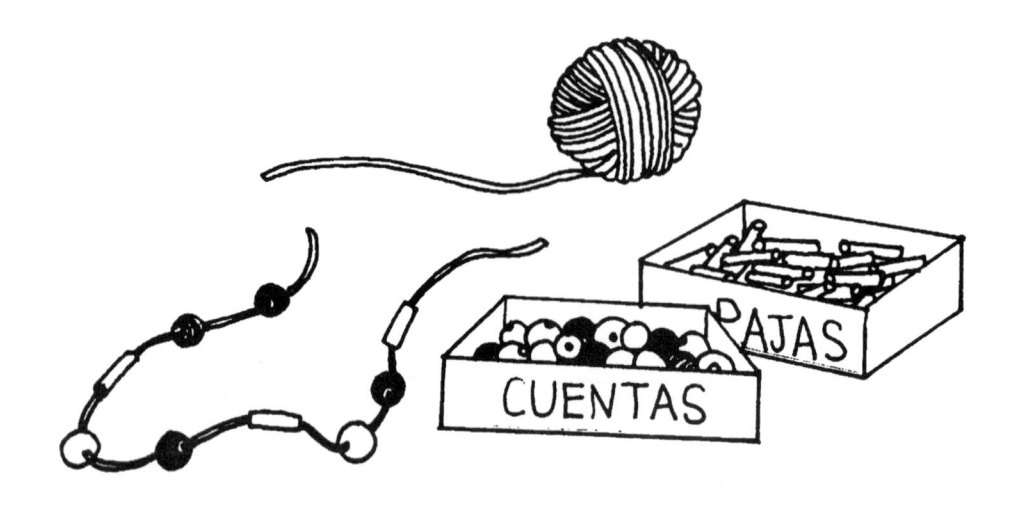

Cada niño trabajará por distintos períodos de tiempo y hará un collar diferente. Un niño puede hilar una sola cuenta, y otro puede hilar muchas. Cuando el niño indica que ha terminado, haga un nudo con los dos extremos del hilo, escriba el nombre el niño en el collar, y guárdelo en un lugar especial para que el niño lo pueda llevar a casa. Algunos niños querrán llevar su collar antes de guardarlo.

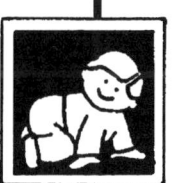

Extensiones y variaciones:

- Las cuentas de madera se pueden usar para hacer los collares. En este caso, los collares se guardan en la clase y no se llevan a casa. Puede guardar una caja de zapatos con hilo y cuentas de madera para esta actividad.
- Los niños menores disfrutarán de tocar y mirar las cuentas de madera de colores.
- Los niños mayores pueden hacer collares con pedazos de masa de modelar. Los niños y el adulto pueden trabajar juntos para hacer la masa, y entonces pueden formar piezas con la masa. El adulto puede poner un agujero en cada pieza y secarlas en una bandeja y luego los niños las pueden hilar.

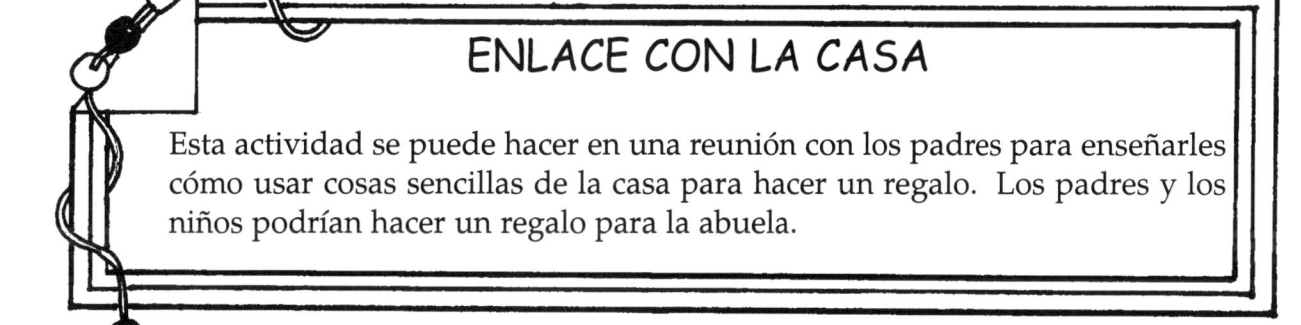

ENLACE CON LA CASA

Esta actividad se puede hacer en una reunión con los padres para enseñarles cómo usar cosas sencillas de la casa para hacer un regalo. Los padres y los niños podrían hacer un regalo para la abuela.

Cuidar al bebé

8-36 meses

Propósito: El niño juega con diferentes muñecas y practica con cuidarlas. Este juego ayuda al niño a comprender cómo los padres cuidan a los bebés. El niño también aprende a identificar las emociones de cuidar de los otros.

Materiales: una variedad de muñecas (de razas diferentes, con distintos tipos de pelo)
bufandas
ropa de muñeca
caja o cestas donde poner las bufandas y la ropa de muñeca

Preparación: 1. Coloque las muñecas, bufandas, y la ropa en la alfombra o en la zona de juego dramático.
2. Use cajas separadas para la ropa y para las bufandas.
3. Esta actividad se puede hacer con un niño o con un grupo de 1-4 niños.

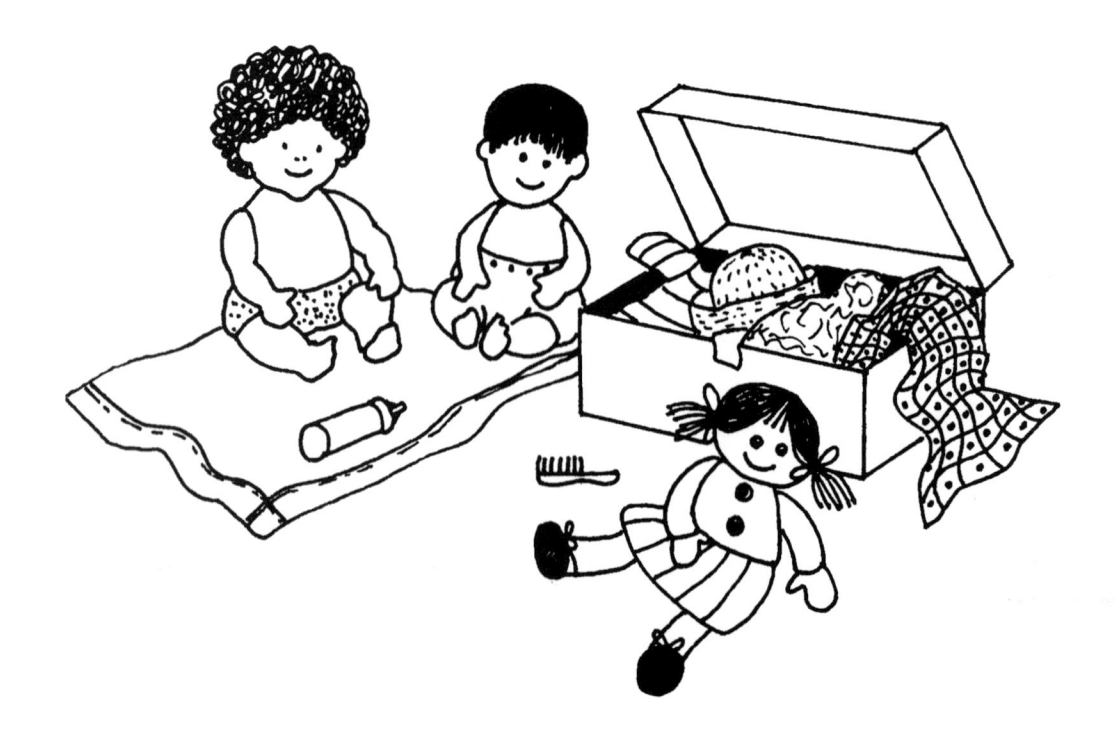

Actividad: Invite a los niños a cuidar de las muñecas. "Pedro, ¿te gustaría llevar al bebé? Puedes ser el papá y llevar al bebé." Anime al niño que todavía no puede caminar a explorar la muñeca. "Marina, toca el pelo del bebé. ¿Es rizado? ¿Dónde está tu pelo?" Los niños pueden llevar las muñecas en brazos o pueden hacer canguros con las bufandas. Anímelos a cantar y mecer los bebés. Pregunte a los niños si los bebés tienen hambre o están cansados. Cada niño puede cuidar del bebé de una manera diferente. Uno querrá llevar al bebé, otro querrá mecerlo. Mientras Ud. ayuda al niño a cuidar del bebé de maneras distintas, el niño aprende de las tareas que un adulto hace para cuidar de los bebés.

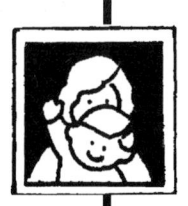

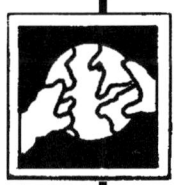

Extensiones y variaciones:

- El niño menor está aprendiendo de las partes del cuerpo. Ayude a identificar el pelo, los ojos, la nariz, la boca y otras partes.
- A los niños mayores les gustará vestir al bebé. Pueden usar las bufandas y los pañuelos como mantas también. Es posible que necesiten ayuda de los adultos para vestir y dar de comer al bebé.

ENLACE CON LA CASA

Averigüe cómo cada familia lleva y cuida al bebé. Hay diferencias en la manera en que las familias cuidan de los bebés. Considere pedir a los padres una foto de ellos llevando o dando de comer al niño para hacer un libro de fotos de todas las familias cuidando a los niños.

(8-36 meses)

La casa

Propósito: Los niños pueden usar la imaginación para construir una casa para el grupo entero. Pueden aprender de las casas construyendo y jugando. Los niños usan los músculos pequeños para construir la casa y los músculos grandes para gatear por la casa.

Materiales: cajas grandes, sillas, o una mesa
sábanas o materiales de tela para cubrir la casa
cinta adhesiva para sujetar la sábana

Preparación: 1. Vacíe una zona de la clase que se puede usar para construir la casa.
2. Los niños pequeños y los niños de dos años disfrutarán de ayudar a construir la casa.
3. Empiece con una casa sencilla. Puede estar debajo de una mesa o con una sábana sobre dos sillas.
4. Construya la casa con un grupo pequeño de 1-3 niños y deje que jueguen de 1-4 a la vez.

Actividad: Los niños se fijan en esta actividad en seguida y vienen para investigar. Explique que va a construir una casa en que jugar. Anime a 3 niños a que sean los constructores y el resto puede ser la familia que va a vivir en la casa. Asegúrese de que hay suficientes oportunidades de otros juegos si vienen demasiados niños para ayudar a construir. Los constructores pueden ayudar a poner el tejado y sujetarlo con la cinta a los muebles. Querrán entrar inmediatamente. Asegúrese de que hay suficiente espacio dentro para 6 niños.

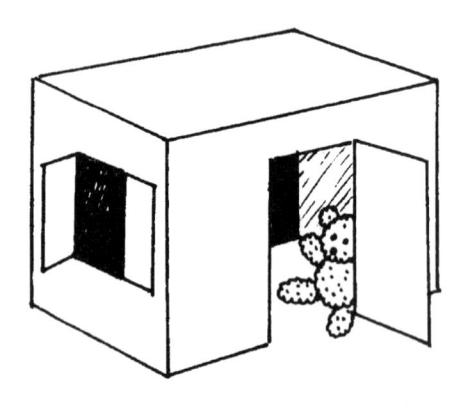

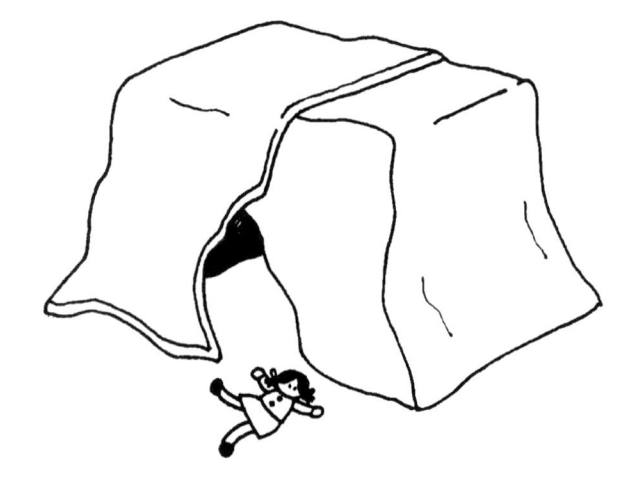

Familias y comunidades

Hable con los niños de los diferentes tipos de casas: apartamentos, chozas, tiendas, cabañas, cuevas, etcétera. Los niños querrán jugar con la casa por más de un solo período. El interés puede durar varias semanas.

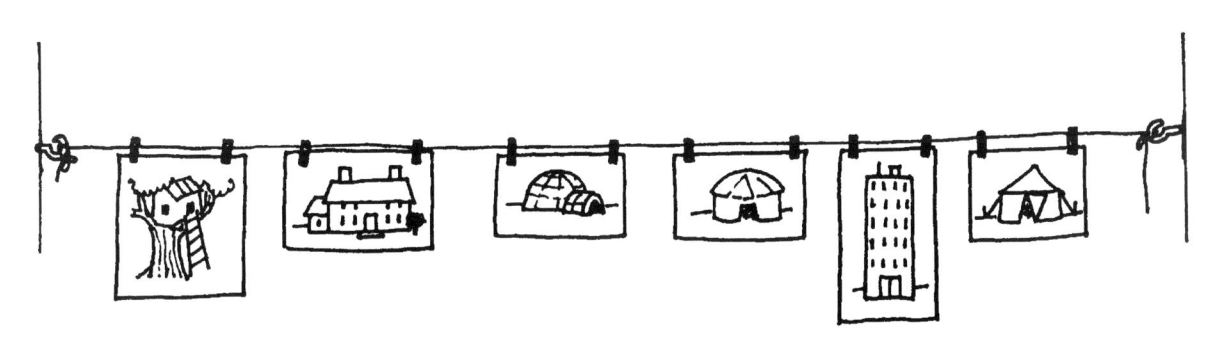

Extensiones y variaciones:

- Coleccione fotos de varios tipos de casas y expóngalas para que los niños las puedan mirar y discutir. Cubra las fotos con plástico y colóquelas al nivel visual de los niños.
- Ponga algunas de las fotos en la zona de juego dramático y anime a los niños a hablar de sus casas mientras juegan.
- Corte fotos de diferentes casas de las revistas. Puede hacer un colaje de diferentes casas pegando las fotos en un papel grande.

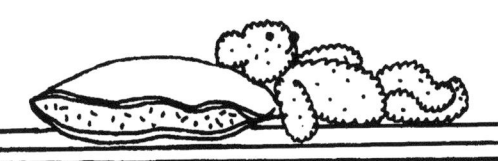

ENLACE CON LA CASA

Pida a cada familia que dibuje o que saque una foto de la casa del niño. Haga una exposición de las casas de los niños.

8-36 meses — Los sonidos en la casa del abuelo

Propósito: El niño escucha e identifica los sonidos de la casa de su abuelo.

Materiales: grabadora de cintas
una cinta en blanco

Preparación:
1. Pregunte a los padres qué sonidos el niño podría escuchar en la casa de su abuelo. Pueden ser sonidos de la casa del niño, como cerrar las puertas, los ladridos de un perro, el agua del grifo, o música del radio. Averigüe si hay un sonido que es específicamente de la casa de los abuelos.
2. Haga una lista de los sonidos que un niño puede encontrar en su propia casa y en la de los abuelos. Trate de encontrar 5-7 sonidos. Grabe el sonido para que el niño lo pueda identificar fácilmente.
3. Siéntese en el suelo con los niños y el tocacintas y la cinta.
4. Esta actividad funciona mejor con 1-3 niños.

Actividad: Anime a los niños a escuchar los sonidos. "Pedro, ¿te gustaría escuchar los sonidos de la casa del abuelo?" Toque un sonido y observe al niño. Pregunte, "¿Qué es? ¿Es un perro?" Puede identificar los sonidos al principio si el niño no sabe exactamente qué es. Repita los sonidos para que el niño los pueda identificar con más facilidad. El niño puede tardar tiempo en acostumbrarse al tocacintas y los sonidos.

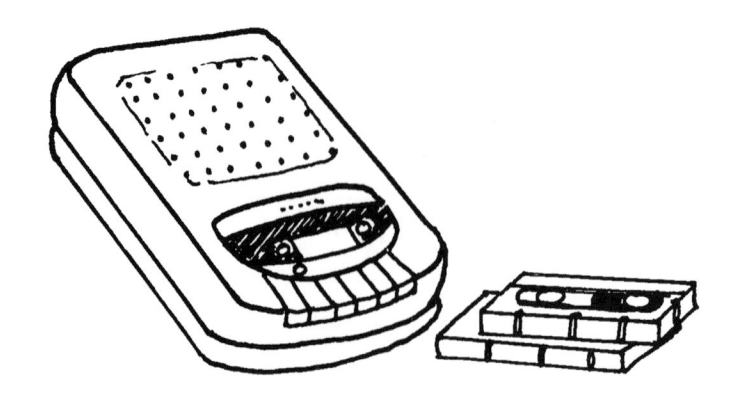

Familias y comunidades

Extensiones y variaciones:

- Los niños menores escucharán los sonidos pero no los podrán identificar. Les fascinará el tocacintas y querrán tocarlo.
- Los niños mayores pueden tener interés en explorar los sonidos de la clase. Puede grabar algunos sonidos y usarlos en el juego.
- Den un paseo al aire libre y escuchen los sonidos de la vecindad.

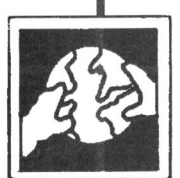

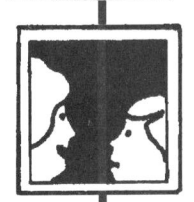

ENLACE CON LA CASA

Hable con los padres de los sonidos de la casa del niño y de los abuelos. Asegúrese de tener algunos sonidos familiares en la cinta. Los padres pueden escuchar sonidos en casa con sus hijos. Averigüe si los abuelos viven con los niños. Si es así, los sonidos de la casa del niño funcionan bien. Si no, incluya un sonido similar a uno que se encuentra en la casa del abuelo.

(8-36 meses) # El cuento de la abuela

Propósito: El adulto cuenta una historia favorita de la abuela del niño al niño o a un grupo pequeño. La historia da una experiencia de lenguaje y el niño aprende las nuevas palabras. El niño también aprende de su abuela y de la cultura de la familia del cuento.

Preparación: 1. Pídales a los padres cuentos que los abuelos les contó de niños. Pida al padre que venga a la clase para contarlo. Si el padre no puede visitar la clase, escriba el cuento para contarlo.
2. Esta historia se puede contar a un individuo o a un grupo de 1-4 niños.

Actividad: Encuentre una zona cómoda donde sentarse en el suelo o en una mecedora. Presente la historia diciendo que los abuelos siempre tienen historias que contar a los niños. Cuando estos niños sean adultos y sean padres, les contarán la misma historia a sus hijos. Dígales cúal de los padres o abuelos del niño cuenta esta historia. "Esta es una historia que la abuela de Josefa les cuenta a él y a su madre." Muchas veces los niños dicen "Otra vez" y quieren que cuente la historia una vez más. Les encantan las historias asociadas con los abuelos.

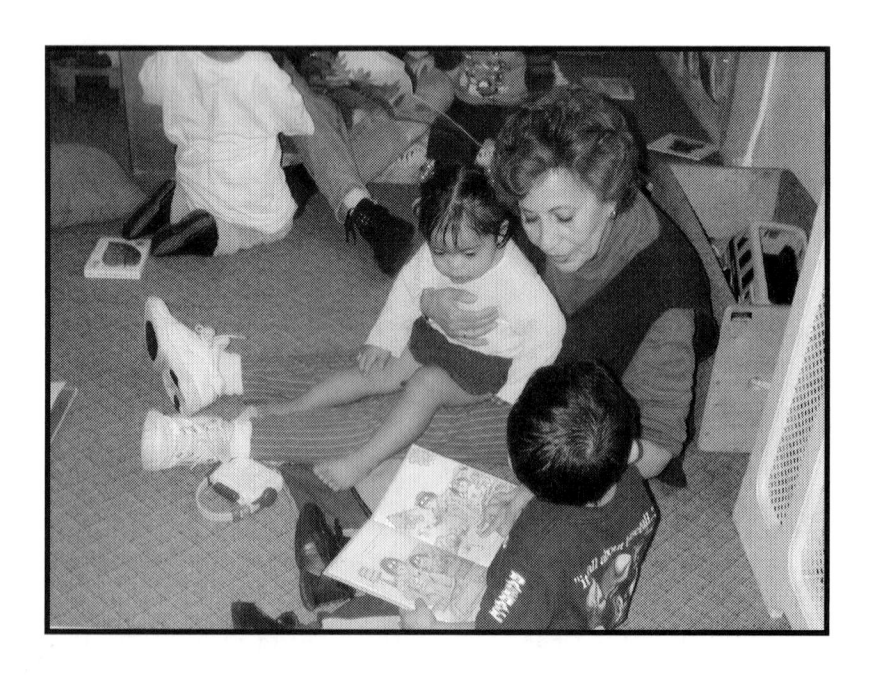

Familias y comunidades

Extensiones y variaciones:

- Algunas leyendas se encuentran en los libros de los niños. Si es posible, encuentre un libro con una historia tradicional, y léasela a los niños. Deje el libro en la zona de lectura para que los niños lo miren.
- A los niños menores les gusta sentarse en sus rodillas y escuchar su voz.
- A los niños mayores les gusta hablar de sus abuelos después de escuchar la historia. Esta es una oportunidad maravillosa para que practiquen con el lenguaje y aprendan de las familias de regiones diferentes.
- Invita a una persona que cuenta historias a contar unas historias tradicionales o de los abuelos.

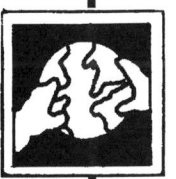

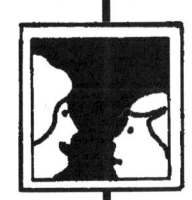

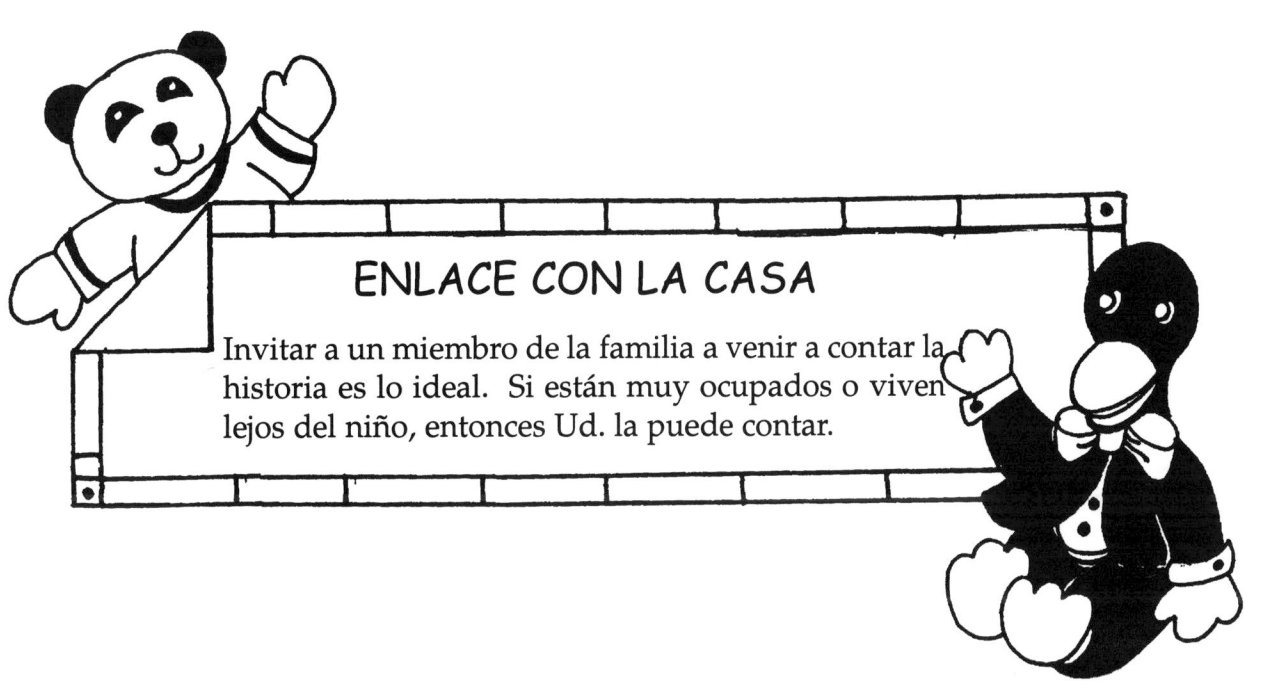

ENLACE CON LA CASA

Invitar a un miembro de la familia a venir a contar la historia es lo ideal. Si están muy ocupados o viven lejos del niño, entonces Ud. la puede contar.

Visita de un músico de la familia

12-36 meses

Propósito: Un miembro de una de las familias visita y canta una canción favorita. Los niños escuchan y cantan con él. Esta actividad proporciona a los niños una experiencia con el lenguaje y aprenden más de los miembros de la familia.

Preparación: 1. Pregunte a las familias si hay alguien que quiere venir a cantar una canción favorita.
2. Esta actividad puede incluir grupos pequeños o la clase entera.

Actividad: Encuentre una zona libre donde todo el grupo puede sentarse. Presente la actividad diciéndoles a los niños que el miembro de la familia del niño ha venido a cantar una canción. A los niños les gustará más si pueden aplaudir o bailar mientras el músico canta. Pueden escuchar una vez y entonces aprender la canción la segunda vez. Algunos niños se quedarán mucho tiempo escuchando mientras que otros escucharán solo una vez y se irán a jugar a otra zona.

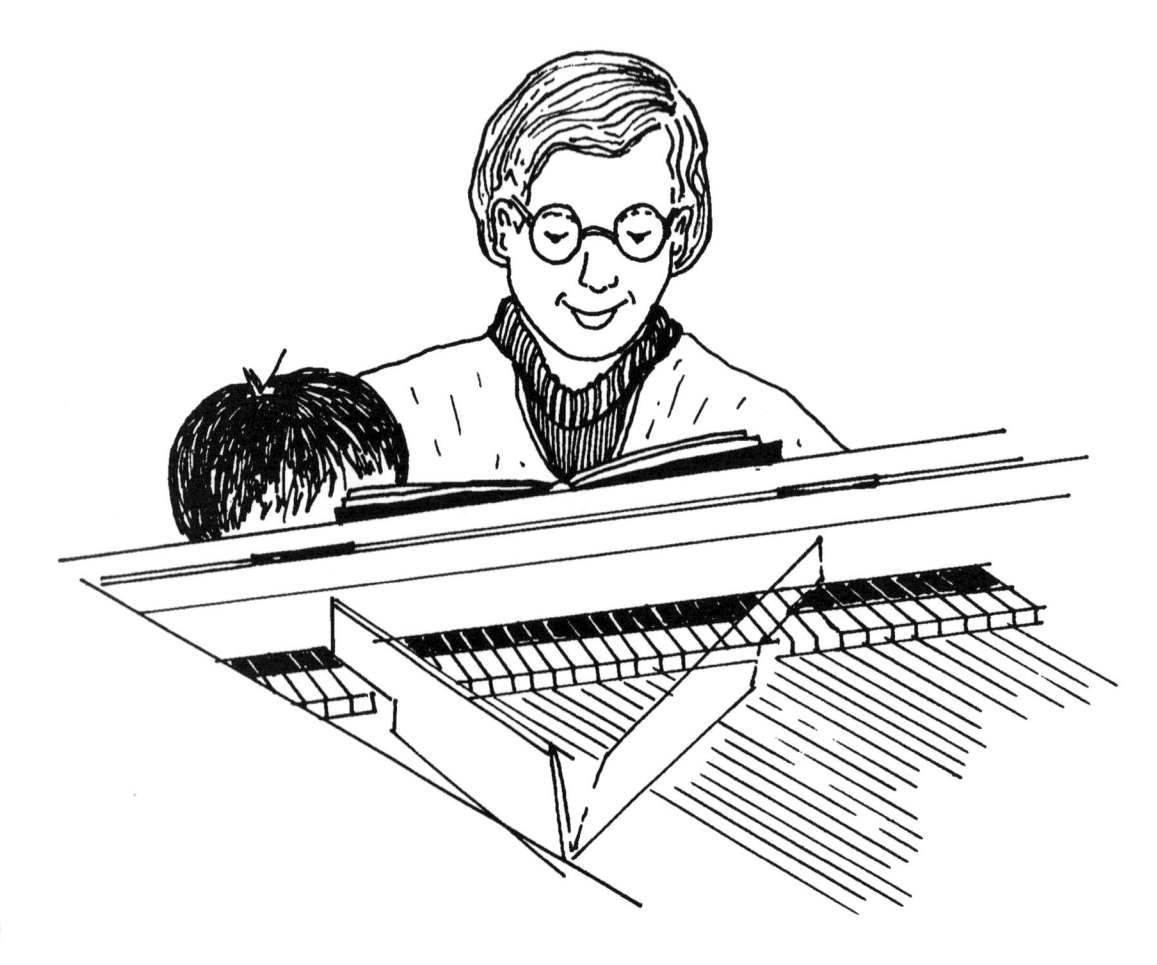

Familias y comunidades

Extensiones y variaciones:

- Haga un librito de canciones mencionadas por las familias de los niños.
- Cante y haga música usando instrumentos hechos de campanas en hilos.
- Coleccione fotos de los miembros de las familias cantando y bailando, y expóngalas para que los niños las vean.

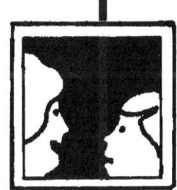

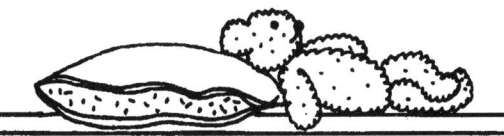

ENLACE CON LA CASA

Pregúnteles a las familias cuáles son las canciones favoritas de la familia. Las canciones de cuna son especialmente significativas para los niños de esta edad.

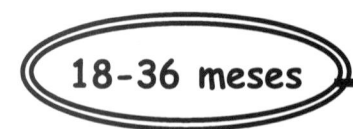

18-36 meses — Subir la montaña para visitar

Propósito: El niño finge ir a visitar a unos parientes. La visita incluye subir la montaña y el niño aprende el concepto de 'sobre'. Esta actividad mejora la coordinación del infante y le da una oportunidad de usar los músculos grandes cuando gatea.

Materiales: 4-5 almohadas blandas

Preparación
1. Coleccione almohadas y haga 'una montaña' de ellas para que el niño pueda treparlas.
2. Haga esta actividad con 1-2 niños.

Actividad: Siéntese en el suelo cerca de las almohadas. Anime al niño a venir y a trepar. Cuando el niño trepa las almohadas, puede decir, "Marina, estamos subiendo las almohadas. Muy bien. Estás subiendo una montaña grande para visitar a la tía Cristina. Sube, sube, sube." A los niños les gusta trepar. Si las almohadas no son seguras y siguen moviéndose, puede quitar un par de ellas para simplificar la actividad.

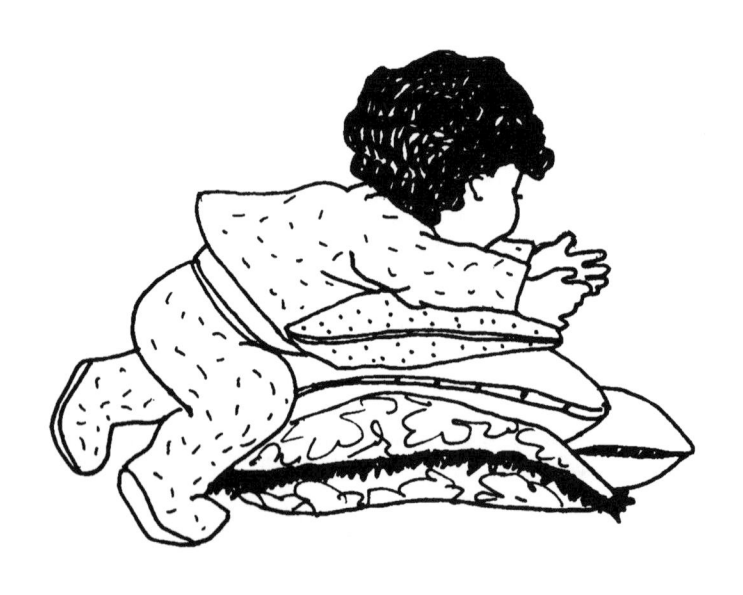

Familias y comunidades

Extensiones y variaciones:

- A los niños pequeños y los de dos años les gustará hacer sus propias montañas cuando las almohadas se caen.
- Encuentre un libro acerca de las montañas y enséñeselo a los niños.
- Invente una historia acerca de subir una montaña para visitar a un pariente.

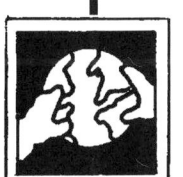

ENLACE CON LA CASA

Muchas familias tienen parientes que viven lejos de ellos. Pregunte quién pasa por montañas cuando viaja a visitar a los parientes. Puede incluir estos nombres en el juego de los niños.

(18-36 meses) # Telas y ropa familiar

Propósito: Los niños aprenden de las telas tradicionales y de los estilos de ropa mientras exploran los diferentes materiales y ropa. Los infantes y los niños aprenden de la ropa tocando y viendo diferentes telas. Los niños pequeños y los de dos años usan la imaginación mientras llevan la ropa y fingen ser otros miembros de la familia.

Materiales: pedazos de tela para la ropa tradicional
camisas viejas, faldas, o otra ropa tradicional usada
fotos de revistas o de miembros de la familia llevando ropa de esta tela

Preparación:
1. Pida a las familias ideas de tela de ropa tradicional. Puede ser de ropa de todos los días o de celebraciones.
2. Coleccione telas de ropa tradicional y alguna ropa vieja.
3. Ponga las telas diferentes en una cesta o en una caja de zapatos para que los niños las puedan explorar.
4. Esta actividad se puede hacer con 1-3 niños y un adulto.

Actividad: Elija un lugar en la alfombra o en una mesa baja donde poner la tela y la ropa. Permita que los niños exploren las texturas. Hágales preguntas acerca de la tela, "Pedro, ¿es lisa o áspera?" Observe a los niños para ver lo que les interesa. ¿Les gusta frotarse la cara con la tela, mirarla con la luz, moverla para ver cómo se mueve? Si no están seguros de qué hacer con la tela, puede sugerir algunas actividades. Después de que exploran la tela, mencione que hay camisas y faldas para bailar de esta tela. Si tiene pedazos grandes de tela, es posible que los niños quieran bailar con ellos.

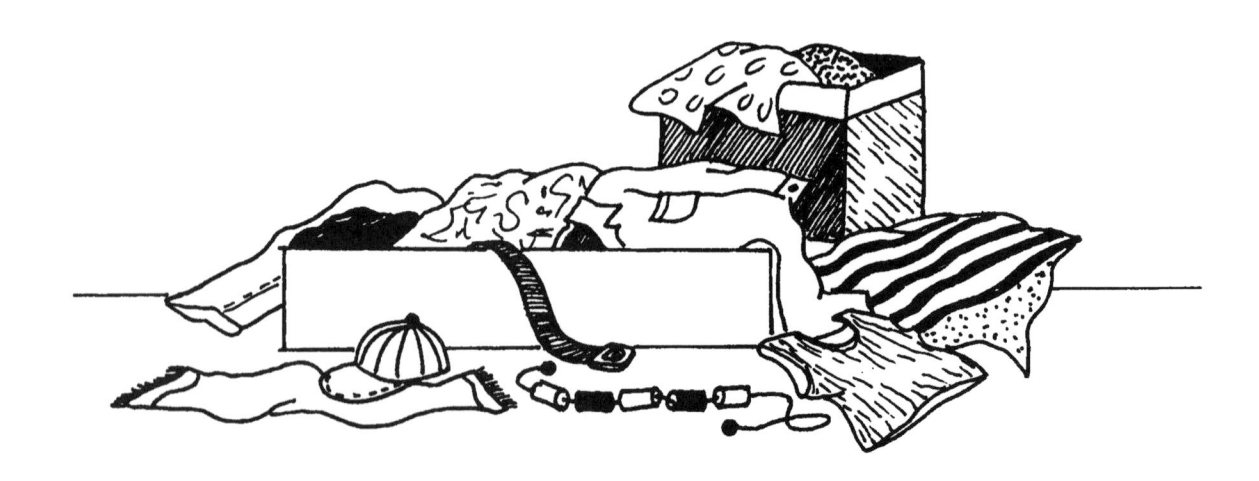

Familias y comunidades

Extensiones y variaciones:

- Ponga la ropa en la zona del juego dramático para los niños pequeños y los niños de dos años. Pueden disfrazarse y fingir ser miembros de la familia mientras que hacen trabajo y celebraciones tradicionales.
- Pegue las telas en una caja de zapatos o en un papel grueso para que los niños menores puedan tocarlas.

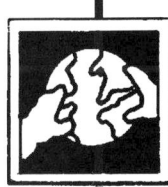

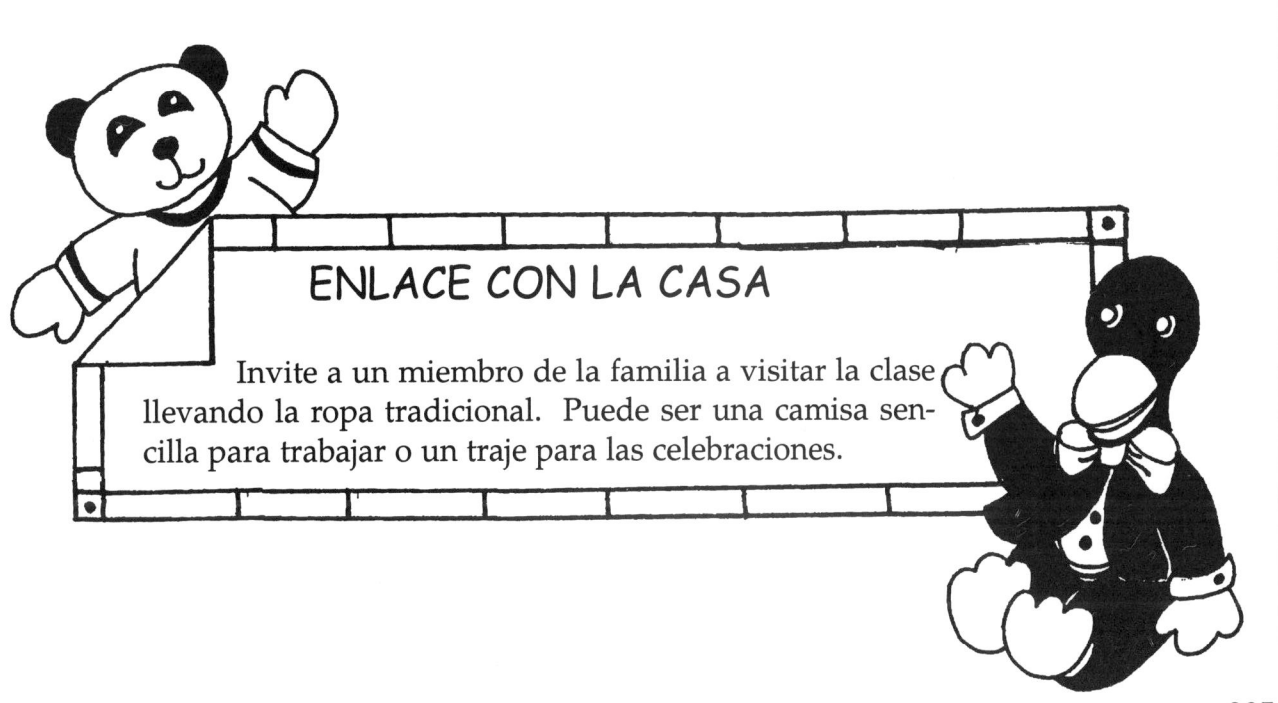

ENLACE CON LA CASA

Invite a un miembro de la familia a visitar la clase llevando la ropa tradicional. Puede ser una camisa sencilla para trabajar o un traje para las celebraciones.

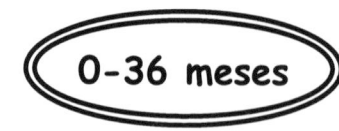

Canciones y bailes familiares

0-36 meses

Propósito: Los niños cantan y bailan, y aprenden de las diferentes celebraciones familiares.

Materiales: una colección de canciones y bailes de diferentes celebraciones familiares

Preparación:
1. Coleccione canciones y bailes de las familias. Puede usar cintas de la música.
2. Cantar y bailar pueden incluir a un grupo grande o pequeño.

Actividad: Encuentre un lugar suficientemente grande para el grupo. Toque o cante algunas canciones para presentarles la música a los niños. Elija una canción o un baile con palabras y movimientos sencillos que los niños pueden aprender. En algunos grupos no va a haber mucha diversidad en cuanto a las celebraciones. En este caso, considere la posibilidad de ofrecer una canción o un baile que no sea de las celebraciones familiares.

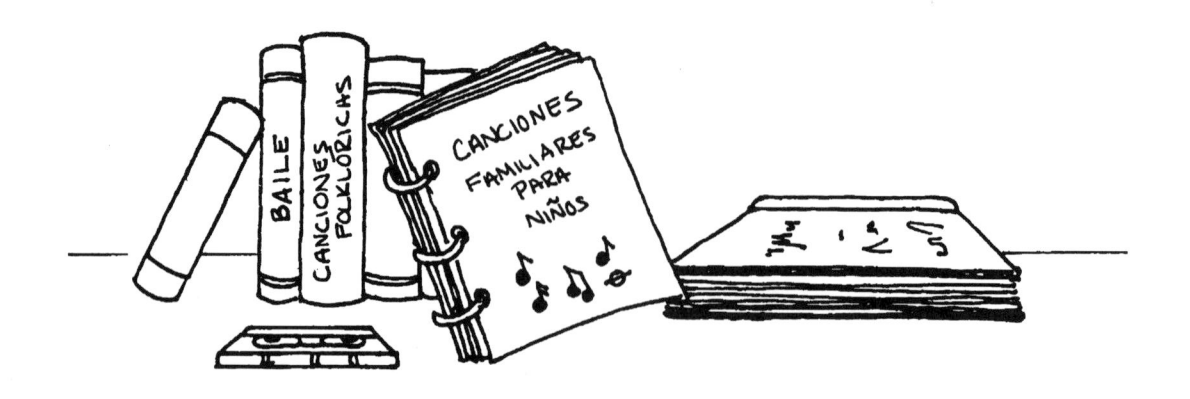

Familias y comunidades

Extensiones y variaciones:

- Invite a un miembro de la familia a enseñarles una canción o un baile a los niños. Los hermanos mayores pueden saber de canciones que les gustaría enseñar a los infantes o a los niños pequeños.
- Use instrumentos sencillos para acompañar la música. Cada niño puede sacudir una campana o pegar un tambor mientras que el visitante canta o baila.

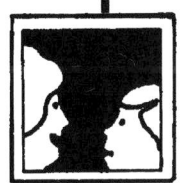

ENLACE CON LA CASA

Pregunte a las familias por las regiones de dónde vienen y los bailes y canciones tradicionales de esa región. Pueden saber de un músico que puede visitar la clase.

Tarjetas para celebrar

18-36 meses

Propósito: Los niños hacen tarjetas para mandárselas a los miembros de la familia. Practican escribir y desarrollan los músculos pequeños. Mandar tarjetas es emocionante para los niños, y les gusta la idea de dar algo a la familia.

Materiales: tarjetas viejas (para nacimientos, bodas, Navidad, Hanukkah)
sobres y papel de escribir viejo
rotuladores y crayolas
cesta o caja para las tarjetas

Preparaciones:
1. Coleccione diferentes tipos de tarjetas, papel de escribir y sobres.
2. Ponga las tarjetas en una cesta o caja donde los niños las pueden mirar.
3. Puede incluir de 1-4 niños en esta actividad.

Actividad: Ponga las tarjetas, los rotuladores, el papel de escribir, y los sobres en una mesa baja. Anime a los niños a mirar las tarjetas y a hablar de las diferentes celebraciones. Permita que los niños usen los rotuladores para decorar las tarjetas. También pueden decirle a Ud. lo que debe escribir en las tarjetas. Es posible que los niños mayores usen los sobres. Pregúnteles si quieren mandar la tarjeta a un padre, miembro de la familia o amigo. Escriba una dirección en el sobre y dé la tarjeta a la familia.

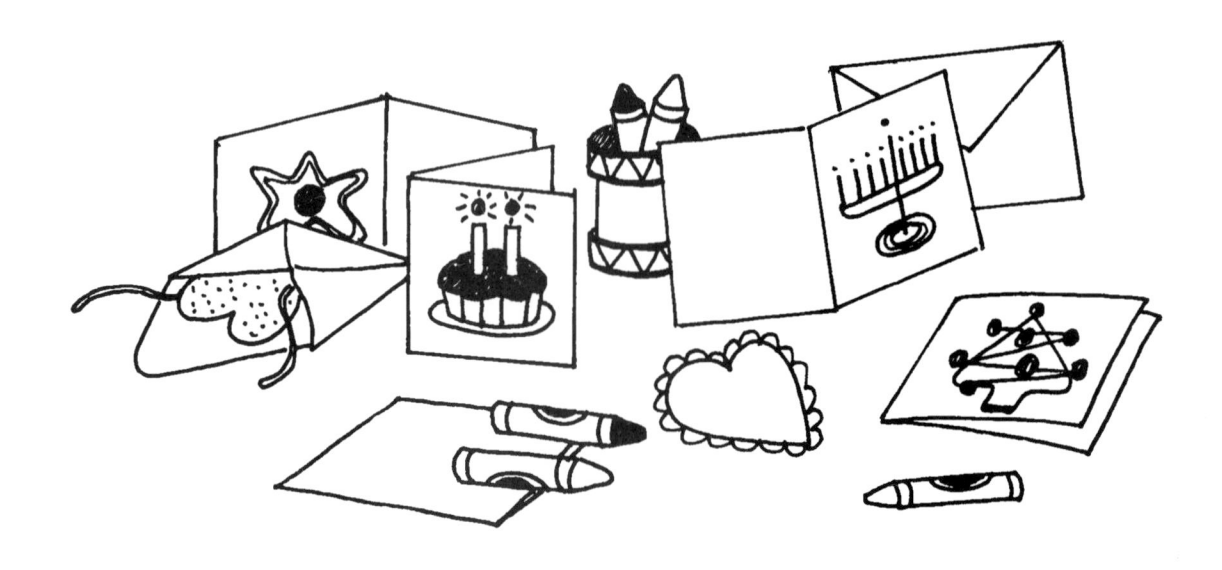

Extensiones y variaciones:

- Use papel doblado a la mitad para hacer una tarjeta si no tiene tarjetas comerciales.
- Use pegatinas para decorar el papel.
- Considere la idea de mandar una tarjeta a un pariente que está enfermo.

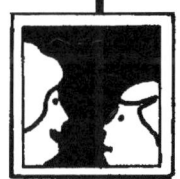

ENLACE CON LA CASA

Es posible que los padres estén dispuestos a guardar y donar tarjetas viejas. Pida direcciones de los miembros de la familia a los padres para que Ud. pueda ayudar al niño a mandar las tarjetas. Como no todas las familias mandan tarjetas para las celebraciones, el niño también puede mandar una nota.

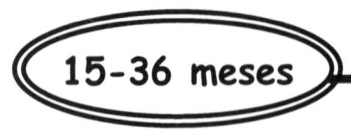

Subir en el autobús

15-36 meses

Propósito: Los niños suben en un autobús imaginario. Pueden usar la imaginación y aprenden del autobús.

Materiales: sillas pequeñas
gorra de conductor

Preparación: 1. Arregle las sillas pequeñas en una fila para que parezcan ser los asientos en el autobús.
2. Pueden jugar de 1-4 niños a la vez.

Actividad: Al principio Ud. puede hacer de conductor. Póngase la gorra. Siéntese en la silla delante de todos y finja usar un volante. Explique a los niños que Ud. es el conductor del autobús y diga, "¿Quieres subir en el autobús? Sube y siéntate. Vamos a dar una vuelta." Después de que un niño se sienta, puede preguntar, "Julia, ¿quieres ir a la tienda? Este autobús pasa por la tienda." Puede imitar los sonidos de un motor mientras conduce. Pregúnteles adónde quieren ir. Si un niño quiere hacer de conductor, déle la gorra y Ud. puede hacer de pasajero. Continúe esta actividad hasta que los niños se cansan de jugar.

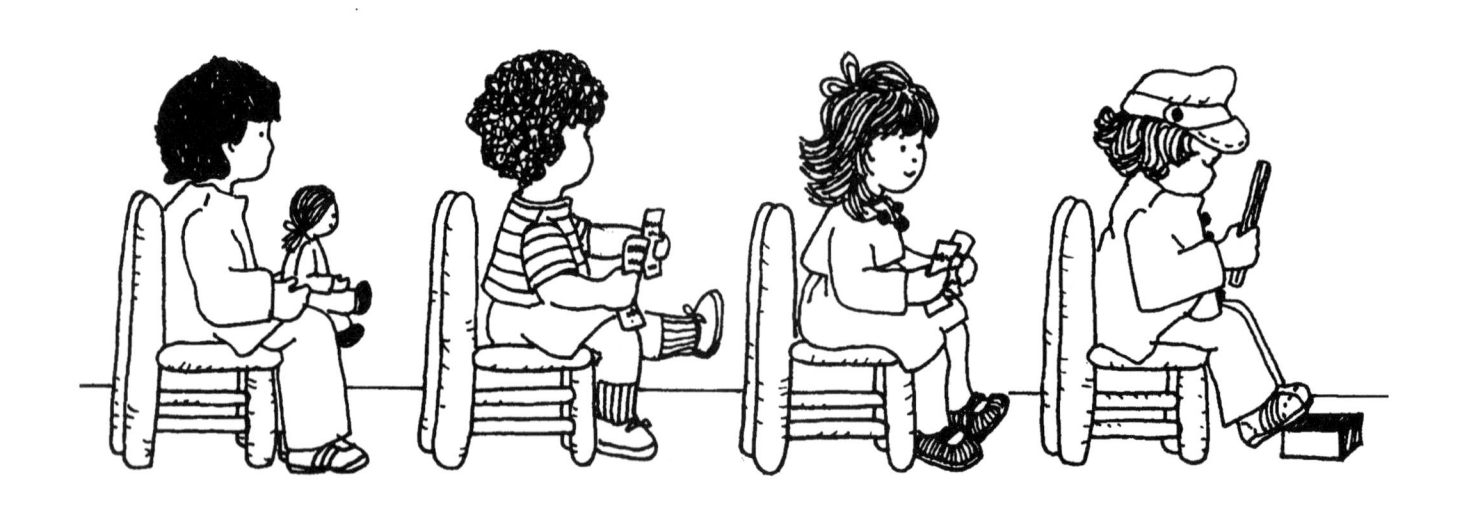

Familias y comunidades

Extensiones y variaciones:

- A los niños menores les gustará subir y bajar de las sillas nada más. Ponga al más joven en las rodillas para que pueda jugar.
- A los niños mayores les gustará llevar un animal de peluche o una muñeca en el autobús.
- Puede fingir también estar en un tren o en un avión.

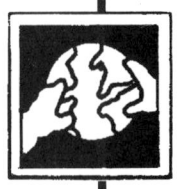

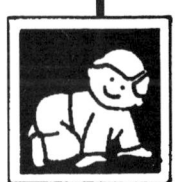

ENLACE CON LA CASA

Pregunte si las familias usan el autobús. Pregúnteles a los padres si al niño le gusta algo en especial del autobús, como por ejemplo, la manera en que las puertas se abren, el conductor del autobús, o el pito. Incluya esta información en el juego. Sugiera a los padres que hagan el juego en casa.

8-36 meses — Escuchar mi vecindario

Propósito: En el patio de recreo o de paseo, escuche con los niños los sonidos diferentes. Los niños pueden aprender a identificar los sonidos familiares de esta actividad.

Materiales: ninguno

Preparación: Esta actividad funciona mejor con 1-3 niños por adulto.

Actividad: Cuando están al aire libre, escuchen los sonidos diferentes. Pueden incluir pitos, pájaros, conversaciones, y vehículos. Pregunte al niño, "¿Qué es este sonido?" Si el niño es muy pequeño, diga "Escucha, Celia, ese sonido es de un pájaro. ¿Puedes oír el pájaro?" Cuando entran de nuevo en la clase, encuentre fotos de las cosas diferentes que han oído y enséñeselas a los niños. Las fotos ayudan a conectar el sonido con el objeto.

Familias y comunidades

Extensiones y variaciones:

- Los niños más pequeños estarán muy interesados en los sonidos de animales y en las voces de personas. Los ruídos fuertes pueden asustarles.
- Los niños mayores tendrán interés en los vehículos.

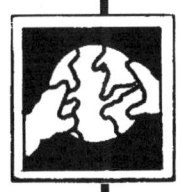

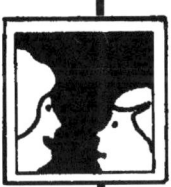

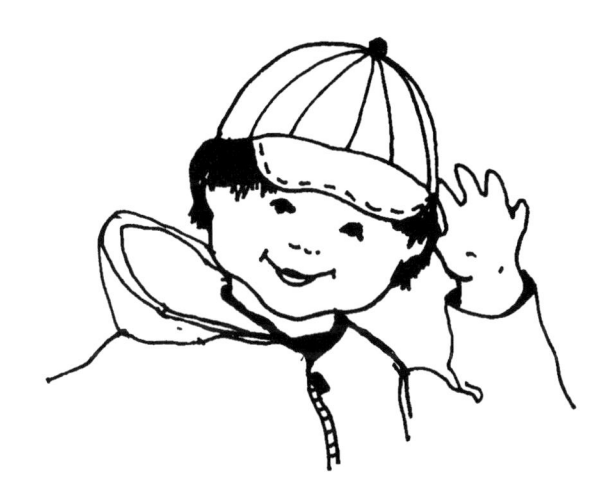

ENLACE CON LA CASA

Pida a los padres que hagan esta actividad al venir y al volver de la clase. Pueden escuchar algunos de los mismos sonidos, y esto le ayudará al niño a familiarizarse con los sonidos del vecindario.

Oler mi vecindario

12-36 meses

Propósito: Los niños exploran los olores del vecindario al aire libre. Usan el sentido del olfato para comprender el vecindario. Es una buena manera de aprender nuevas palabras.

Materiales: ninguno

Preparción: 1. Dé un paseo y explore los tipos de olores en el vecindario.
2. Esta actividad se puede hacer cuando están en el patio de recreo, en el parque, o durante un paseo.
3. La actividad es apropiada para 1-3 niños por adulto.

Actividad: Salga al aire libre con los niños y observe los olores diferentes. Pida a los niños que toquen su nariz y huelan. Identifique el olor para los niños menores. Pida a los mayores que identifiquen un olor particular. Intente encontrar por lo menos 3 olores. Pueden encontrar flores, hojas, olores de restaurantes, humo de cigarrillo, gases de los coches, o olores de animales.

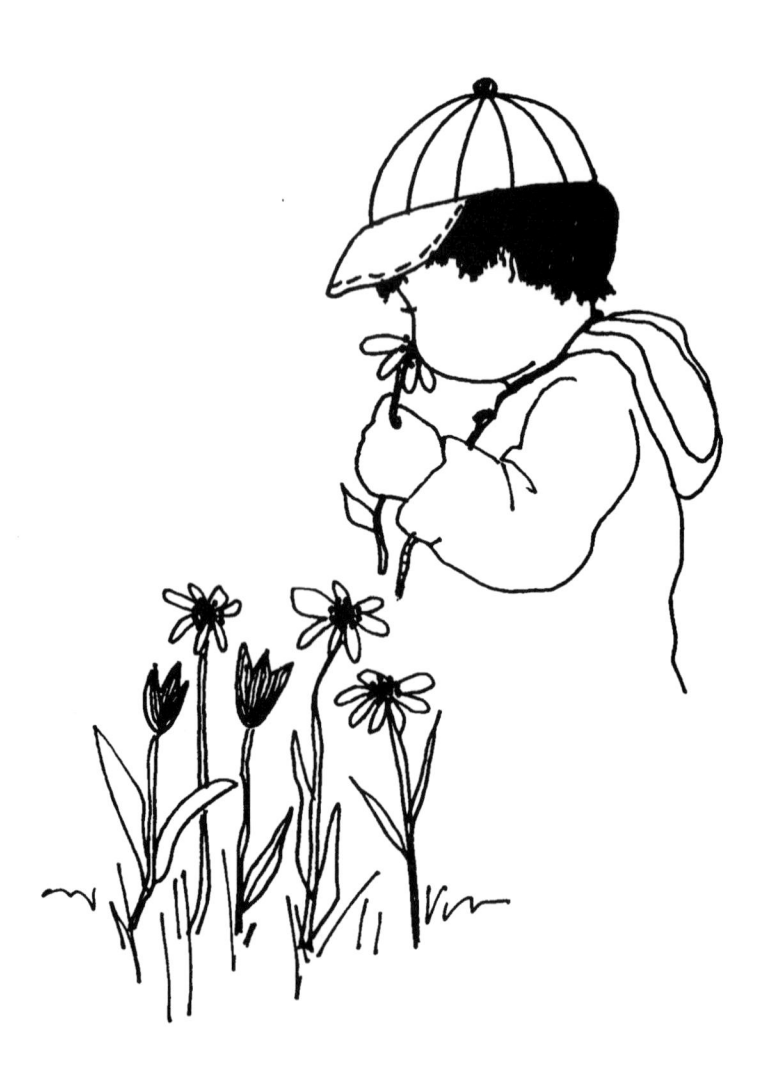

304

Familias y comunidades

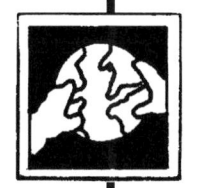

Extensiones y variaciones:

- Los niños mayores disfrutan de un paseo de olores. Dé un paseo simplemente para oler diferentes cosas.
- Ponga cosas diferentes en porras o tarros en la clase y los niños pueden tratar de identificar los olores.

ENLACE CON LA CASA

Pregunte a las familias si cocinan con especias. Si están dispuestos, pida que traigan un poquito de estas especias a la escuela. Arregle 1-3 tarros o porrass pequeños para que los niños puedan oler estas especias.

18-36 meses — Hacer puré de manzana

Propósito: Los niños ayudan a hacer puré de manzana y aprenden del trabajo de los cocineros. Esta actividad les enseña de dónde viene el puré de manzana y cómo cambian las manzanas cuando se calientan.

Materiales: manzanas
agua
azúcar
una olla grande
4-5 cucharas para revolver
opcional: sombreros de jefe de cocina u otros sombreros para llevar mientras cocinan

Preparación:
1. Pele y corte las manzanas para cocinarlas. Guarde una manzana para que los niños puedan ver una manzana entera antes de que se corte.
2. Esta actividad puede incluir de 1-4 niños y un adulto.

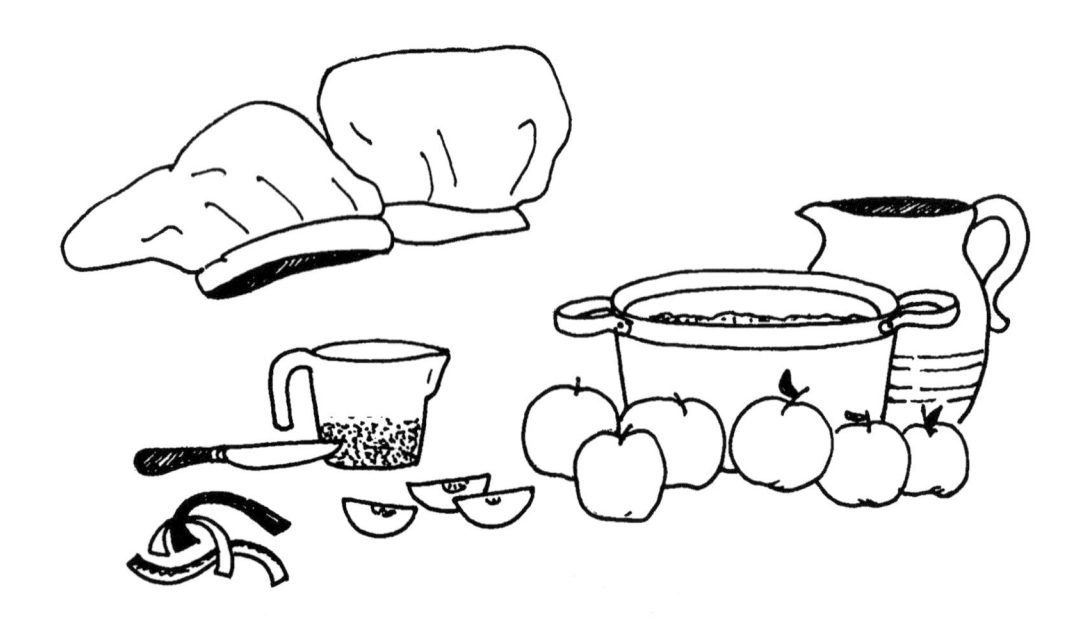

Actividad: Ponga los materiales en una mesa baja. Invite a algunos niños a hacer puré de manzana. Deje que exploren la manzana entera y exlique que ya ha cortado las otras manzanas para hacer el puré. Hable con los niños del olor de la manzana. Los niños pueden ayudar a poner los pedazos de manzana en la olla para cocinar. Si es posible, cueza las manzanas donde los niños pueden mirar. Les gustará tomar turnos para revolverlo mientras que el puré se cuece. Cuando las manzanas se han desintegrado, traiga la mezcla a la mesa para endulzarla. Permita a 1-2 niños que añadan un poquito de azúcar al puré. Después de que el puré se enfríe, cómanlo. A los niños les encanta hablar del puré de manzana que han preparado.

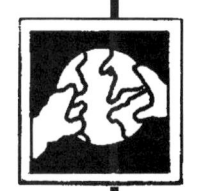

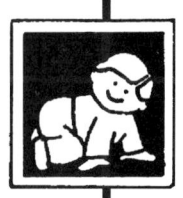

Extensiones y variaciones:

- Ponga mermelada en el pan. Los niños mayores pueden usar cuchillos desafilados para poner la mermelada ellos mismos.
- Añada los sombreros de jefe de cocina al centro de juego dramático y finja hacer puré de manzana.
- Den un paseo y observen a los cocineros preparar la comida en un restaurante o en una escuela.

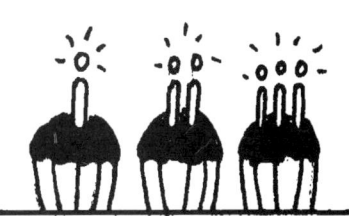

ENLACE CON LA CASA

Use la receta favorita de la familia para el puré de manzana. Muchos padres vacilan en dejar que los infantes y los niños pequeños cocinen, pero recuérdeles que los niños pueden ayudar en cosas sencillas como revolver y vertir ingredientes en una porra. O, pueden jugar con porras vacías y ollas mientras los padres cocinan. Si uno de los padres trabaja de cocinero, invítelo a la clase para mostrarles su ropa de trabajar a los niños.

Mi doctor y mi enfermero

18-36 meses

Propósito: Los niños examinan los utensilios de los que trabajan con la salud y aprenden de su trabajo. Esta actividad les ayuda a aprender vocabulario usado por los médicos y los enfermeros y los conceptos de la enfermedad.

Materiales: camisas blancas para uniformes
estetoscopios reales o de juguete
vendas reales o de juguete
curitas
muñecas

Preparación:
1. Arregle las vendas y curitas en una caja pequeña.
2. Arregle una zona pequeña en la alfombra o en el centro de juego dramático para esta actividad.
3. Esta actividad funciona mejor con 1-3 niños a la vez.

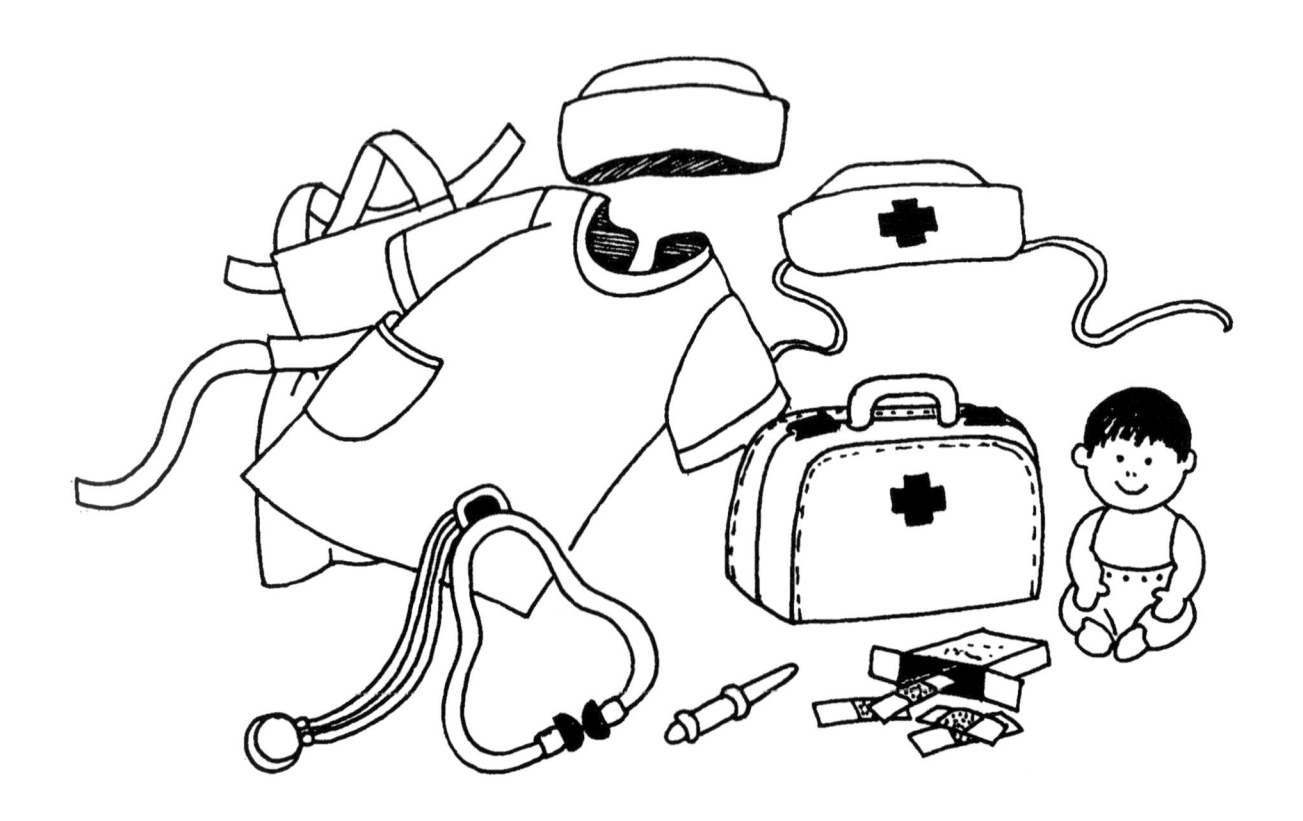

Familias y comunidades

Actividad: Explique a los niños que las muñecas están enfermas y que necesitan la ayuda de un médico o un enfermero. Invítelos a ser el doctor o el enfermero. Póngase un 'uniforme' o camisa y ofrézcale uno al niño. Es posible que el niño quiera observar o explorar los materiales primero. Cuando el niño ya ha observado, pregunte, "Lupe, ¿te gustaría ver si esta muñeca está enferma? Vamos a usar el estetoscopio para escuchar el corazón del bebé. ¿Lo puedes oír? Creo que el bebé necesita una venda en la pierna. ¿Te gustaría ponerle la venda?"

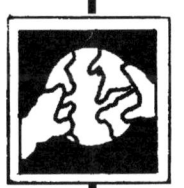

Después de que anima a los niños a usar los materiales, los niños empezarán a pensar en maneras de cuidar a las muñecas. Deje estos materiales en la clase hasta que los niños ya no los usan. Volverán y repetirán el mismo juego muchas veces. Después de algún tiempo, añada algo nuevo, como una báscula para pesar u otros utensilios para estimular más interés. Si el grupo incluye a infantes, asegúrese de que los materiales son suficientemente grandes para que los niños no los puedan tragar.

Extensiones y variaciones:

- Invite a un enfermero o un médico a visitar la clase y a mostrarles a los niños cómo trabajar con las muñecas.
- Encuentre fotos de los niños con un médico o un enfermero y expóngalas para los niños.

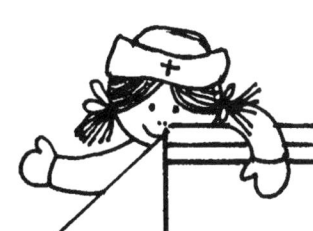

ENLACE CON LA CASA

Pregunte si hay médicos o enfermeros en las familias. Podrían ayudar donando materiales o visitando en sus uniformes para hablar con los niños.

Sombreros profesionales

12-36 meses

Propósito: Los niños juegan con sombreros de profesiones diferentes y aprenden de los uniformes de trabajo. Los niños aprenden palabras para diferentes tipos de trabajo. También pueden usar la imaginación mientras fingen ser los trabajadores.

Materiales: varios sombreros para jefe de cocina, policía, constructor, bombero, enfermero
fotos o libros acerca de los trabajadores y sus sombreros
espejo
una caja o cesta

Preparación:
1. Ponga los sombreros en una caja o cesta.
2. Esta actividad es más apropiada para un grupo de 3 niños.

Actividad: Siéntese en el suelo con los sombreros alrededor suyo. Observe a los niños venir y observar los sombreros. Anímelos a probarse los sombreros. "Aldolfo, ¿te gustaría probarte el sombrero de constructor? ¡Qué sombrero más interesante! Pareces una persona que construye edificios." Muestre al niño su reflejo en el espejo si él quiere. Continúe hasta que los niños pierden interés y van a otra zona para jugar.

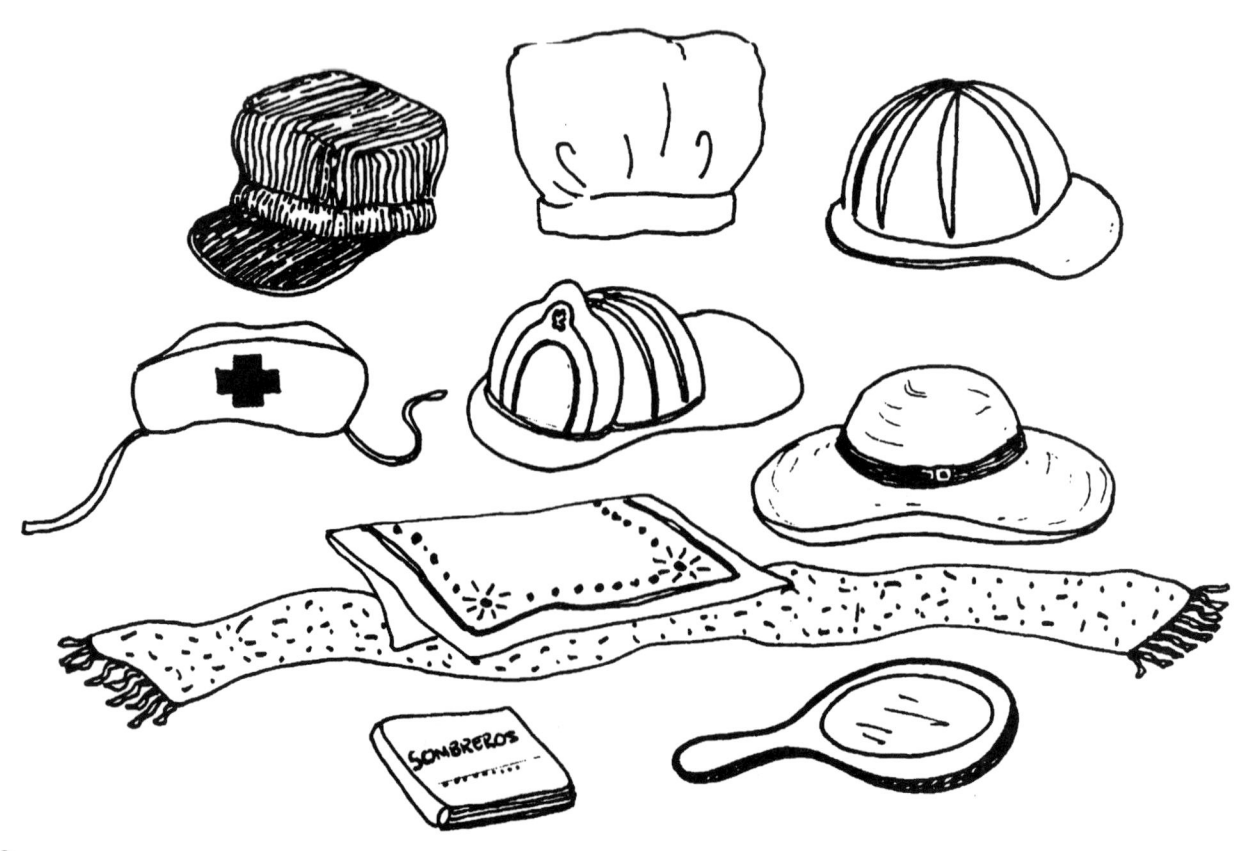

Familias y comunidades

Extensiones y variaciones:

- Ponga los sombreros en ganchos o en estantes en el centro de juego dramático para los niños mayores.
- Encuentre un libro sobre los sombreros para los niños pequeños.
- Use los sombreros de todos los días en vez de los sombreros profesionales.

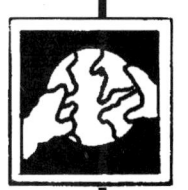

ENLACE CON LA CASA

Pregunte a las familias qué tipo de sombreros llevan. Haga una lista e ilústrela con diferentes sombreros. Ponga la lista donde los niños la pueden ver. Descubra qué sombreros llevan los miembros de la familia para trabajar.

Referencias

Bronson, M.B. (1995). *The right stuff for children birth to 8*. Washington, DC: NAEYC.

Catlin, C. (1994). *Toddlers together*. Beltsville, MD: Gryphon House.

Deiner, P. (1997). *Infants and toddlers: Development and program planning*. Fort Worth, TX: Harcourt Brace.

Dexter, S. (1995). *Joyful play with toddlers*. Seattle, WA: Parenting Press.

Hast, F. & Hollyfield, A. (1999). *Infant and toddler experiences*. St. Paul, MN: Redleaf Press.

Hawaii Early Learning Profile (HELP). (1988). Vort Corporation.

Herr, J. & Swin, T. (1999). *Creative resources for infants and toddlers*. Albany, NY: Delmar.

Sparrow, S.S., Balla, D.A., & Cicchetti, D.V. (1984). *Vineland Adaptive Behavior Scales*. Circle Pines, MN: American Guidance Service, Inc.

State Education Department, The University of the State of New York. (1996). *How I Grow: Birth Through Five: A Guidebook for Parents*. Albany, NY: Author.

Steelsmith, S. (1995). *Peekaboo and other games to play with your baby*. Seattle, WA: Parenting Press.

Szanton, E.S., editor. (1997). *Creating child-centered programs for infants and toddlers*. Washington, DC: Children's Resources International.

U.S. Consumer Product Safety Commission. (1996). *Which toy for which child? A consumer's guide for selecting suitable toys, ages birth through five*. Washington, DC: author.

Wilmes, C. & Wilmes, D. *2's experience sensory play*. Elgin, IL: Building Blocks.

Apéndice A

Hitos de desarrollo de los niños desde el nacimiento a los tres años

	Interés en los otros	Conocimiento de sí mismo	Hitos físicos y de habilidades de coordinación de los ojos y las manos
Los meses tempranos (del nacimiento a los 8 meses)	*El recién nacido prefiere la cara y la voz humanas. Dentro de las primeras 2 semanas, reconoce la cara, el olor, y la voz de la persona que lo cuida. *La sonrisa social y la mirada mútua son evidencia de la interacción social temprana. Puede iniciar y terminar estas interacciones. *Anticipa cuando alguien lo va a levantar o darle de comer, y se mueve para participar. *Ve a los adultos como objetos de interés y novedad. Busca a los adultos para jugar. Estira los brazos para que el adulto lo tome en brazos.	*Se chupa los dedos o la mano fortuitamente. *Se observa las manos. *Levanta la mano cuando un objeto se le acerca como para protegerse. *Alcanza y agarra los juguetes. *Trata de causar que pasen cosas. *Empieza a distinguir entre los amigos y los desconocidos. Muestra una preferencia de estar en brazos de la gente conocida.	*El infante pequeño usa muchos reflejos complejos: busca algo para chupar; agarra cuando va a caer; vuelve la cabeza para evitar un obstáculo de respirar; evita luz fuerte, olores fuertes y dolor. *Se mete la mano o un objeto en la boca. Empieza a tratar de alcanzar cosas interesantes. *Agarra un objeto, lo suelta, lo vuelve a agarrar, y lo vuelve a soltar. *Levanta la cabeza. Mantiene la cabeza. Se sienta sin apoyo. Da la vuelta. *Transfiere y manipula los objetos con las manos. Gatea.
Los que gatean y caminan (de 8 a 18 meses)	*Se porta de manera nerviosa con adultos desconocidos. *Le gusta explorar objetos con otro como base de establecer una relación. *Hace que otros hagan cosas que le gustan (leer libros, coger muñecas, dar la cuerda a un juguete). *Muestra bastante interés en los otros niños de su edad. *Demuestra atención intensa a la lengua adulta. *Imita actividades de los adultos como pasar la aspiradora, poner la mesa, ponerse el abrigo, llevar una bolsa 'al trabajo," usar un teléfono u otro objeto como un teléfono. *Hace pequeños escenarios dramáticos con otros niños, como cuidar a las muñecas, imitar un animal, hacer un viaje en coche o tren.	*Sabe su propio nombre. *Se sonríe y juega cuando se mira en el espejo. *Usa los músculos grandes y finos para explorar cuando se siente seguro. Frecuentemente mira para asegurarse que la persona que lo cuida está allí. *Tiene una conciencia aumentada de las oportunidades de causar que pasen cosas, pero una conciencia limitada de la responsabilidad por sus propias acciones. *Indica un fuerte sentido de sí mismo por su autoridad. Dirige las acciones de otros (por ejemplo, "¡Siéntate allí!"). *Identifica una o más partes del cuerpo. *Empieza a usar *mi, tú, yo*.	*Se sienta bien en las sillas. *Se levanta y está de pie apoyándose en los muebles. *Camina cuando alguien lo guía. Camina sólo. *Sube las escaleras. *Usa los rotuladores en papel. *Se agacha, trota, puede dar unos pasos hacia atrás.
Los niños pequeños y de dos años (de 18 meses a los 3 años)	*Muestra una conciencia aumentada de ser vigilado y evaluado por otros. *Ve a los otros como un obstáculo a su gratificación inmediata. *Empieza a reconocer que los otros tienen derechos y privilegios. *Goza más del juego con sus amigos y la exploración en grupo. *Empieza a ver los beneficios de la cooperación. *Está más consciente de las emociones de otros. *Muestra más control sobre sus impulsos y más auto-regulación con relación a otros. *Disfruta de las actividades en grupos pequeños. *Hace papeles drámaticos sencillos con otros ("Tú, bebé; mí, mamá"; ir a la tienda, preparar la cena, hacer una fiesta.)	*Muestra un fuerte sentido de sí mismo como individuo, lo cual se ve en su contestación de "NO" a las peticiones de los adultos. *Se experimenta como un ser potente, poderoso, y creativo. Lo explora todo. *LLega a ser capaz de auto-evaluación, y tiene la noción incipiente de sí mismo (bueno, malo, atractivo, feo). *Hace esfuerzos para regularse. *Usa su propio nombre y el de otros. *Identifica 6 o más partes del cuerpo.	*Garabatea con rotuladores o crayones. *Sube y baja las escaleras caminando. Puede saltar de un escalón. *Le da patadas a una pelota. *Se para en una pierna. *Dibuja un círculo. *Se para y camina en los puntapiés. *Sube la escalera caminando en un pie tras otro. *Maneja las tijeras. *Imita un trazo horizontal de crayón.

Nota: Esta lista no tiene intención de ser completa. Muchos de los comportamientos indicados aquí ocurrirán más temprano o más tarde para infantes individuales. La lista sugiere un momento aproximado cuando un comportamiento puede aparecer, pero no se debe interpretar rígidamente. Frecuentemente, pero no siempre, los comportamientos aparecen en la secuencia en que emergen. En particular para los infantes pequeños, los comportamientos mencionados en un campo coincidenen con varios otros campos de desarrollo. Algunos comportamientos se presentan bajo más de una sola categoría para poner énfasis en su relación íntima.

Desarrollo lingüístico	Conocimiento físico, espacial y temporal	Acciones resueltas y el uso de utensilios	Expresión de las emociones
*Llora para comunicar dolor o malestar. *Sonríe y vocaliza para iniciar contacto social. *Responde a las voces humanas. En el primer mes puede distinguir las voces humanas familiares de todos los otros sonidos. Mira fijamente las caras. *Usa comunicación verbal y no verbal para expresar su interés y para ejercer su influencia. *Balbucea usando muchos tipos de sonidos. Mantiene conversaciones privadas cuando está solo. *Combina vocalizaciones. Comprende los nombres de las personas y los objetos familiares. Se ríe. Escucha las conversaciones. *Para los 6 meses, distingue entre el lenguaje de la casa y otras formas de hablar.	*Se consuela chupándose el pulgar o encontrando el chupete. *Sigue con los ojos un objeto que va lentamente. *Reconoce los esperados movimientos de objetos en moción (por ejemplo, rebotar o deslizar). *Alcanza y agarra los juguetes. *Busca un juguete caído. *Recuerda detalles intricados de un objeto (como de un móvil) y muestra que lo reconoce cuando ve el objeto de nuevo. *Identifica los objetos desde varios puntos de vista. Encuentra un juguete escondido debajo de una manta cuando es colocado allí mientras que el niño lo mira. *Predice una secuencia de eventos después de ver la secuencia un par de veces.	*Se observa las manos. *Agarra el chischin cuando la mano y el chischin están en vista. *Pega o da patadas a un objeto para hacer continuar una vista o un sonido agradable. *Trata de hacer continuar un 'montar a caballo' en las rodillas rebotándose para que el adulto empiece de nuevo.	*Expresa el placer y el malestar sin ambigüedad. *Responde con más entusiasmo y placer a la persona que lo cuida que a las otras personas. Normalmente la persona que lo cuida puede consolarlo cuando está disgusto. *Sonríe y muestra evidente placer con reacción al estímulo social. Tiene mucho interés en las personas. Muestra su disgusto cuando se acaba el contacto social. *Se ríe en voz alta. *Muestra desagrado cuando pierde un juguete. *Expresa unas emociones claramente diferentes: placer, rabia, ansiedad o miedo, tristeza, alegría, emoción, desagrado, entusiasmo. *Reacción con seriedad o ansiedad a los que no conoce.
*Usa el contacto visual para vigilar a la persona que lo cuida. *Para los 8 meses, se vuelve para mirar un objeto, como una pelota, al oír la palabra "pelota" en el lenguaje de la casa. *Compende muchas más palabras de las que puede decir. Se vuelve para mirar 20 o más objetos cuando se nombran. *Crea largas frases balbuceando. *Niega con la cabeza. Dice 2 o 3 palabras claramente. *Mira los libros con dibujos con interés y señala los objetos con el dedo. *Usa señales vocales además de llorar para comunicarse. *Empieza a usar *me, tú, yo*.	*Trata de construir con bloques. *Si alguien esconde un juguete bajo una de 3 telas mientras el niño observa, mira debajo de la tela correcta para encontrar el juguete. *Persiste en buscar un juguete que quiere aún cuando el juguete está escondido debajo de objetos que distraen, como almohadas. *Cuando persigue una pelota que se rodó por debajo del sofá y salió al otro lado, el niño dará la vuelta del sofá para recoger la pelota. *Se mete el pie en el zapato y el brazo en la manga.	*Cuando un juguete con cuerda deja de moverse, el niño continúa la acción manualmente. *Usa un palo como utensilio para alcanzar un juguete. *Cuando una caja de música deja de toca, busca la llave para darle cuerda otra vez. *Trae un taburete para usar para alcanzar algo. *Rechaza a alguien o algo que no quiere. *Gatea o camina para agarrar algo o para escaparse de algo que no le gusta. *Se mete el pie en el zapato y el brazo en la manga. *Se da de comer con los dedos o una cuchara. *Maneja una taza bastante bien con pocos derrames. *Maneja bien la cuchara para darse de comer.	*Activamente les muestra cariño a las personas conocidas: las abraza, les sonríe, corre hacia ellas, se apoya contra ellas etcétera. *Muestra ansiedad al separarse de la persona que lo cuida. *Les muestra rabia a las personas y los objetos. *Expresa emociones negativas. *Muestra orgullo y placer en nuevas habilidades. *Muestra emociones intensas para los padres. *Sigue mostrando placer en nuevos logros. *Se hace valer, indicando un fuerte sentido de sí mismo.
*Combina palabras. *Escucha cuentos por un rato breve. *Su vocabulario hablado puede alcanzar 200 palabras. *Desarrolla la fantasía en su lengua. Empieza a hacer juegos imaginarios. *Define el uso de muchas cosas de la casa. *Usa frases complicadas. *Usa adjetivos y adverbios. Cuenta los eventos del día.	*Identifica un objeto familiar tocando cuando se pone en un bolso con 2 objetos más. *Usa "mañana," y "ayer." *Sabe si un niño falta mirando a los niños que están presentes. *Afirma su independencia: "Yo hago." *Se pone prendas de vestir como la gorra o las zapatillas.	*Cuando juega con un juguete con anillos para amontonar, ignora cualquier forma que no tenga agujero. Solo amontona los anillos o los otros objetos con agujeros. *Clasifica, nombra, y divide los objetos en grupos (blando o duro, pequeño o grande). *Ayuda a vestirse y desvestirse. *Usa los objetos como si fueran otra cosa (un bloque como un carro, un bloque grande como un autobús, una caja como una casa).	*Con frecuencia muestra emociones y comportamientos agresivos. *Muestra estados emocionales que se contrastan (terco y cooperativo). *Muestra más miedo (de la oscuridad, de los monstruos etc.). *Expresa las emociones con más control. *Es consciente de sus propias emociones y de las de otros. *Muestra orgullo y lo que crea y produce. *Comunica sus emociones verbalmente. Expresa las emociones y el juego imaginario. *Muestra preocupación emocional por los otros.

Basado en: Lally, Jr., Griffin, A., Fenichel, E., Segal, M., Szanton, E., & Weissbourd, B. (1995). Caring for Infants & Toddlers in Groups: Developmentally Appropriate Practice. Arlington, VA: ZERO TO THREE. Copyright 1995 por ZERO TO THREE. Reproducido con permiso.

Apéndice B

Equipo y muebles para los salones de clase para los infantes y los niños de menos de tres años

Los infantes no móviles (Del nacimiento a 8 meses)

Alfombras
Mecedoras
Sillón para adultos
Sillas para niños pequeños (con bandejas que se pueden quitar, las sillas pueden servir para jugar y para comer)
Cunas y sábanas
Estantes bajos para juguetes (2) *
Mesa de cambiar pañales*
Almohadas y esteras para gatear o grandes bloques de goma espuma
Espejos (uno para la mesa de cambiar pañales y otros para colgar en la zona de juego)
Cochecitos
Columpios para infantes
Tocador de discos compactos para escuchar música

Los infantes móviles (De 8 a 18 meses)

Las cosas para los infantes no móviles con las siguientes cosas adicionales y modificaciones:

Mesa baja (para acomodar a 6 niños) que los niños pueden usar para jugar y para levantarse*
Mesa baja para juego sensorial con agua y arena*
Versiones pequeñas para juego imaginario de un horno, una cuna, un fregadero
Bloques sencillos*
Escalera baja y tobogán pequeño con pasamanos*
En vez de almohadas y esteras, un lugar para subir y bajar de madera, plástico, o goma espuma
Columpios blandos
Túnel

Los niños pequeños hasta los dos años (De 18 a 36 meses)

Las cosas para los infantes no móviles y los infantes móviles con las siguientes adiciones y modificaciones:

Sillón cómodo de adultos para leer en vez de mecedoras
Mesa baja con sillas donde se pueden sentar todos los niños
Catres pequeños en vez de cunas
Estantes bajos para juguetes (4 o más para separar las zonas diferentes)*
Caballete pequeño*
Tricicletas y vagones pequeños
Estante bajo*

*Indica que se puede hacer a mano

Apéndice C

Materiales y juguetes para los salones de clase para los infantes y los niños de menos de tres años

Los infantes no móviles (Del nacimiento a 8 meses)

Pelotas blandas de texturas diferentes (de un diámetro de 5 pulgadas)
Libros pequeños con 4-5 páginas que son fáciles de hojear*
Bloques ligeros de tela o goma (4-6 pulgadas en tamaño)
Muñecas blandas con pelo pintado o moldeado
Juguetes de colores brillantes y de poco peso para agarrar y agitar, como sonajeros*
Móviles*
Campanas para agitar

Los infantes móviles (De 8 a 18 meses)

Crayones no tóxicos
Instrumentos para marcar ritmos
Pelotas grandes y ligeras
Libros de cartón, con historias y fotos sencillas
Bloques ligeros (apóximadamente 15-25)*
Muñecas con caras
Abalorios grandes con hilo grueso para hilar
Títeres de mano o de dedo con rasgos sencillos y de colores brillantes*
Juguetes para tirar y empujar con ruedas grandes
Rompecabezas sencillos (de 2-3 piezas) con tiradores*
Teléfono de juguete
Embudos y coladores para el juego con arena y agua
Herramientas pequeñas para la arena (pala, cubo)
Juguetes para amontonar (3 piezas)*

Los niños pequeños (De 18-24 meses)

Grandes pelotas ligeras
Pelotas pequeñas (más grande que un diámetro de 1 1/4 pulgadas)
Bloques ligeros (apóximadamente 20-40)*
Bloques grandes de plástico que son fáciles de juntar (por ejemplo, Duplo)
Figuritas pequeñas (de 2 pulgadas) de personas para poner en un tablero
Instrumentos sencillos para marcar ritmos como campanas, tambores y sonajeros
Caja de música
Tableros para poner piezas y figuritas*
Figuras pequeñas (de 3-5 pulgadas) y animalitos
Títeres pequeños (de 12 pulgadas)
Juguetes para empujar con mangos rígidos

Rompecabezas de 3-5 piezas
Cajas de actividades*
Cajas para clasificar formas geométricas sencillas*
Vehículos pequeños (de 6-8 pulgadas)

Los niños de más de 2 años

Pintura para usar con las manos y pintura de tempera
Caballete pequeño que se puede ajustar con papel grande y brochas
Tijeras desafiladas y fáciles de manejar
Pelotas grandes (de un diámetro de 10-12 pulgadas)
Libros que incluyen dibujos de cosas escondidas, cuentos sencillos
Muñecas que se pueden lavar (de 12-15 pulgadas)
Ropa para muñecas con cierres fáciles de manipular
Prácticas para abrochar, cerrar una cremallera, poner cordones
Instrumentos como panderetas y otras cosas que hacen sonido
Figuras pequeñas de personas y de animales
Rompecabezas de 4-5 piezas
Cacharros con tapas para juego imaginario
Ropa para juego imaginario
Barquitos para juego en el agua
Tamices, coladores, y ruedas de agua para juego con el agua
Vehículos pequeños (de 3-4 pulgadas)
Camiones de juguete para juego con los bloques
Herramientas grandes para juego en la arena

*Indica que se puede hacer a mano

Apéndice D

Lista de control para la selección de materiales y juguetes para los salones de clase para los infantes y los niños pequeños

¿ES SEGURO EL JUGUETE   *Sí*   *No*

—¿Es durable?

—¿Se puede romper?

—¿Es demasiado grande para ser tragado?

—¿Tiene bordes afilados?

—¿Tiene piezas pequeñas o que se pueden remover?

—¿Puede pellizcarle el dedo o la piel del niño?

—¿Es de materiales no tóxicos?

—¿Es de tela que se puede quemar?

¿FOMENTA EL JUGUETE EL DESARROLLO?

—¿Utiliza los sentidos del niño?

—¿Le hace al niño participar de una manera activa?

—¿Es apropiado para la edad del niño?

—¿Utiliza varias habilidades de desarrollo?

—¿Es apropiado para ayudarle al niño a comprender culturas y razas diferentes?

—¿Complimenta los otros juguetes en la clase?

Apéndice E

Ejemplos de metas de desarrollo para los infantes y los niños pequeños

Rutina diaria	Infantes no móviles	Infantes móviles	Niños pequeños
Llegar	*sonríe *alcanza *responde a voces *balcucea	*saluda 'hola' *vocaliza *empieza a quitarse la chaqueta	*dice 'hola' *camina llevando mochila o bolso *se quita la chaqueta *cuelga mochila o bolso en armario
Comer	*llora para indicar hambre *hace contacto visual *sonríe, vocaliza *se da la vuelta hacia voces y sonidos *alcanza/agarra el biberón	*señala/gesticula *agarra el biberón o taza *come galletas y otras comidas con las manos *empieza a usar utensilios para comer	*comunica el hambre verbalmente *sube en la silla *come independientemente *usa el pulgar y el índice para recoger objetos pequeños *indica 'más' *nombra las comidas *se lava y se seca las manos
Poner pañales	*llora para indicar malestar *hace contacto visual *sonríe, vocaliza *imita sonidos *puede dar la vuelta o patalear las piernas *agarra los objetos	*llora para indicar malestar *señala/gesticula para indicar que necesita algo *ayuda metiendo los pies en los pantalones *responde a instrucciones	*posiblemente indica verbalmente la necesidad de cambiarle el pañal o de ir al baño *inicia el uso del baño *desabrocha la ropa *se mantiene seco más tiempo *reconoce verbalmente cuando usa el baño
Vestirse	*balcucea *juega a esconderse la cara con las manos *empieza a doblarse la pierna o el brazo para cooperar *se mira en el espejo *busca objetos que deja caer	*inicia sus propios juegos de vestirse *puede quitarse ropa sencilla *ayuda con vestirse y moverse las piernas y los brazos	*puede ponerse ropa grande y sencilla *nombra la ropa y los objetos diarios *tiene opiniones fuertes acerca de colores, telas, y cosas *se quita la ropa con poca o ninguna ayuda *muestra las partes diferentes del cuerpo *sigue dos instrucciones sencillas

Rutina diaria	Los infantes no móviles	Los infantes móviles	Los niños pequeños
Dormir la siesta	*llora cuando está cansado *da la vuelta *reconoce las caras y las cosas familiares al despertarse *anticipa el regreso	*se alarga la rutina de dormirse *llora cuando está cansado *señala la cuna o el sitio para dormir	*gesticula o señala cuando está cansado *expresa verbalmente su deseo o necesidad de dormir *posiblemente resiste el sueño *ayuda con la rutina (pone las mantas en su sitio)
Juego privado	*se observa las manos y los pies *trata de alcanzar y agarrar los juguetes *se sienta con apoyo *transfiere los juguetes de una mano a otra *se chupa las manos y los dedos	*se sonríe en el espejo *puede sentarse solo *explora el ambiente y los objetos *gatea y camina con ayuda *garabatea *puede hojear un libro *busca los juguetes preferidos	*juega juegos imaginarios *explora el ambiente *juega solo *les muestra cariño a las personas y a las muñecas *pinta y dibuja *brinca *desmonta y vuelve a montar las cosas *puede nombrar fotos en un libro
Juego con los otros niños	*balbulcea *muesta disgusto cuando se le quita un juguete familiar *mantiene contacto visual	*explora los objetos con otros *muestra interés en los otros niños *inicia juegos sociales como juegos de pelota	*escucha cuentos, rimas, y música *puede completar rompecabezas sencillos *juega juegos imaginarios y hace papeles imaginarios *tira la pelota con objetivo
Salir	*posiblemente recibe a los padres alegremente o sin mucha emoción *les sonríe a los adultos *reconoce a los padres *tiene control de la cabeza cuando alguien lo lleva en brazos	*posiblemente tiene interés en la actividad y no quiere irse *posiblemente les resiente a los padres por haberse ido, y los ignora o los resiste *usa palabras como "mamá" y "adiós" *saluda, y se despide verbalmente	*contesta preguntas *puede recoger las cosas de una actividad *posiblemente protesta cuando tiene que dejar una actividad *contesta preguntas sencillas *usa pronombres personales

Basado en Martha L. Venn y Juliann Woods Cripe, Creating Child-Centered Programs for Infants and Toddlers, Washington, DC: Children's Resources International, p. 114.

Creating Child-Centered Classroom Series

Creating Child-Centered Classrooms: 3-5 Year olds
Helps teachers create active learning environments for preschool-age children, individualize teaching, and involve families in the program. Teachers learn observation techniques to teach to the strengths, interests, and needs of each child.

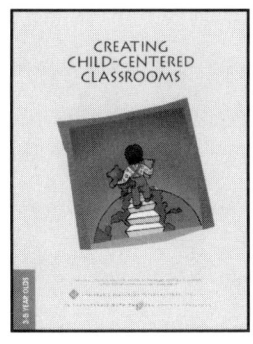

Creating Child-Centered Materials
Assists educators in designing and making their own classroom materials for active exploration. Each activity includes a "home connection" that links the child's family to the classroom learning experiences. Easy-to-follow directions allow teachers to create activities from recycled and natural materials for math, science and language arts.

Creating Inclusive Classrooms
Provides the research base, practical methods and real-world case studies that guide and support teachers through issues such as family partnerships, IEP development, and adapting the classroom environment.

Making a Difference: A Parent's Guide to Advocacy and Community Action
Provides practical advice to help parents become effective advocates in their school and communities. Step-by-step directions and real-life stories of successful advocates are interwoven to guide readers through the process of advocacy.

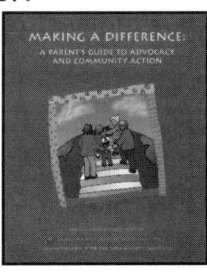

For more information, contact:

Children's Resources International
5039 Connecticut Ave., NW
Suite One
Washington, DC 20008
phone: 202-363-9002
fax: 202-363-9550
info@crinter.com
www.childrensresources.org

Note: Not all books available in Spanish

Creating Child-Centered Programs for Infants and Toddlers
Provides the research base that supports the need for quality programs. It shows caregivers how to design a safe, healthy, and responsive environment for infants and toddlers; how to support young children's learning; and how to staff and evaluate a child-centered program for infants and toddlers.

Learning Activities for Infants and Toddlers: An Easy Guide for Everyday Use
Offers caregivers more than 100 hands-on, developmentally appropriate activities that caregivers can incorporate into the child's day. Each activity includes a purpose, list of materials, and simple steps for preparation. In addition, each activity provides a "home connection," to involve parents and extend the activity at home.

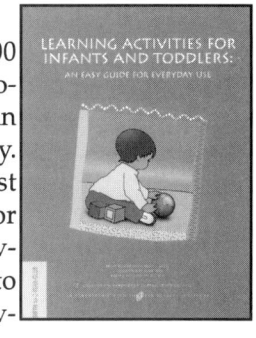

Creating Child-Centered Classrooms: 6-7 Year Olds
Provides teachers with lessons, suggestions for extending activities, assessment strategies and forms, thematic curriculum webs, and complete resource and reference lists. This volume presents four powerful themes that unify program concepts and goals: Communication, Caring, Community, and Connections.

Creating child-centered Classrooms: 8-10 year olds
Presents a unique blend of current, exemplary educational practices and sound theory to address the educational needs of children in the later early childhood years. It addresses the content areas of mathematics, literacy, social studies, science, and the visual arts.

Education and The Culture of Democracy
Explains the link between democracy and early childhood practice. This book contends that there are subtle, yet effective teaching techniques that encourage democracy: choice, individualism, creativity, equality, respect for differences, and appreciation of individuals' needs while maintaining the balance for the greater good of the group.